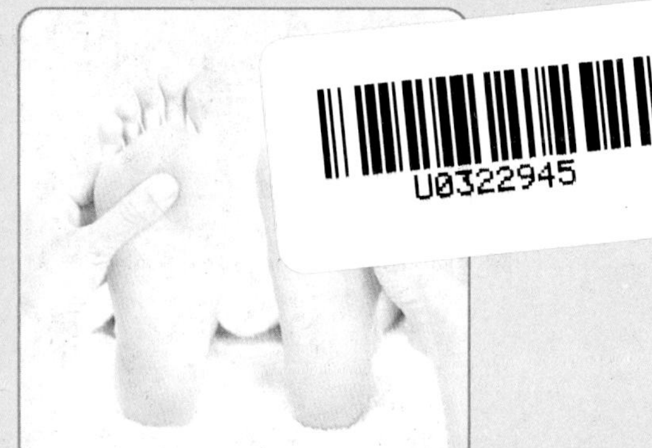

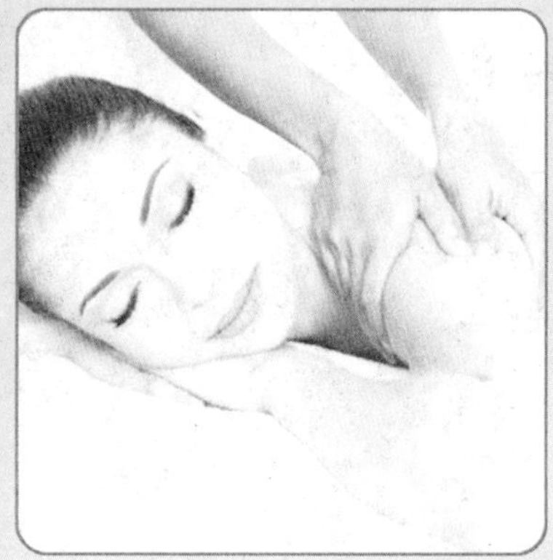

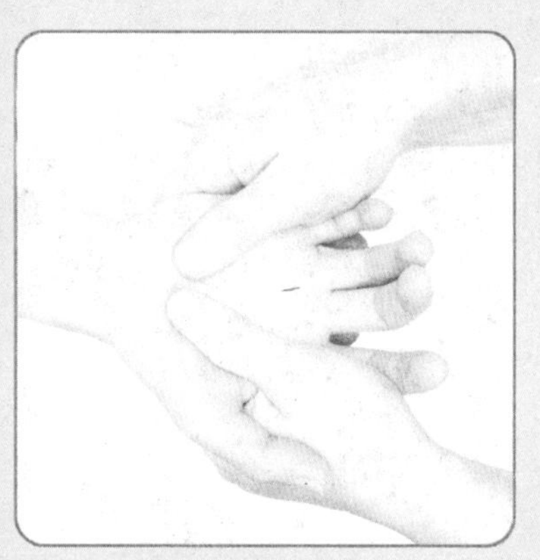

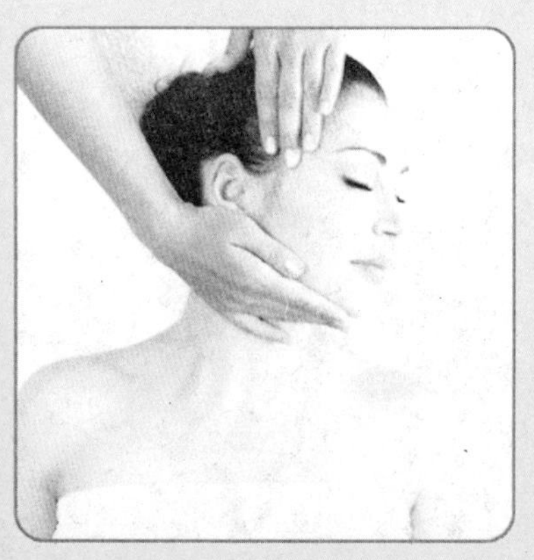

特效经穴按摩速查图典

TEXIAO JINGXUE ANMO SUCHA TUDIAN

罗杰 编著

陕西出版传媒集团
陕西科学技术出版社

图书在版编目（CIP）数据

特效经穴按摩速查图典/罗杰编著．—西安：陕西科学技术出版社，2013.11

ISBN 978－7－5369－5978－1

Ⅰ．①特…　Ⅱ．①罗…　Ⅲ．①穴位按压疗法—图解　Ⅳ．①R245.9－64

中国版本图书馆CIP数据核字（2013）第267824号

特效经穴按摩速查图典

出 版 者　陕西出版传媒集团　陕西科学技术出版社
　　　　　西安北大街131号　邮编　710003
　　　　　电话（029）87211894　传真（029）87218236
　　　　　http://www.snstp.com

发 行 者　陕西出版传媒集团　陕西科学技术出版社
　　　　　电话（029）87212206　87260001

印　　刷　北京建泰印刷有限公司

规　　格　710×1000毫米　16开本

印　　张　15.25

字　　数　220千字

版　　次　2014年3月第1版
　　　　　2014年3月第1次印刷

书　　号　ISBN 978－7－5369－5978－1

定　　价　19.80元

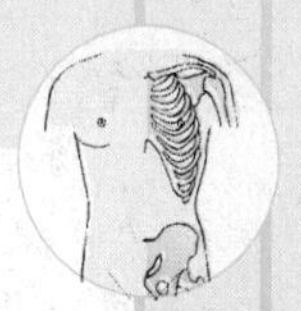

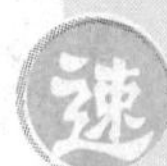
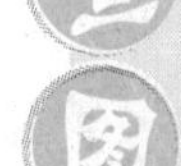
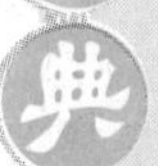

前 言 Foreword

所谓按摩，就是通过手法作用于人体的肌表，以调整人体的生理、病理状态，从而达到治病和保健的作用。依据祖国医学中的经络学说，经络贯通于人体内外、上下，联络脏腑，贯通九窍，是气血运行的途径，也是津液输布的网络。经络壅阻，人体气血不畅，阴阳失调，就会产生病变。中医认为，按摩能够平衡阴阳、调和脏腑、疏通经络、加强卫营气血功能，从而达到扶正祛邪的作用。大量科学研究实践证明，人体接受按摩以后，能使大小循环系统畅通，改善血液循环，加速人体各器官组织的新陈代谢，消除疲劳，解除病痛，具有延年益寿之功效。

可以说，按摩疗法是祖国传统医学宝库中的一朵奇葩，它以脉象、经络等中医学理论为指导，运用各种不同的按摩手法，在人体恰当的部位进行操作，对人体的神经、体液等功能施加影响，达到防治疾病、消除疲劳、增强体质、健美防衰、延年益寿的目的。由于按摩手法简单易学、效果显著，因此深受人们的喜爱，几千年来流传不衰，并已风靡全球。

然而，现代社会，由于人们生活节奏加快，各种压力不断增加，大多数人都处于一种亚健康状态，越来越多的人把关注健康的目光转向了保健按摩。为了帮助读者轻松掌握各种保健按摩的手法要领和相关知识，我们特此编写了这本《特效经穴按摩速查图典》。

《特效经穴按摩速查图典》是一本普及实用的穴位保健按摩著作，完全可以现学现用。本书共分三章，第一章介绍了经穴的基础知识，让读者对经穴有个初步的认识。第二章结合了中医按摩理论与多种临床实践经验，从人体十四条经穴的意义、取穴、按摩、针灸法、适用证、辅助六个方面，详细说明了每个穴位的治疗作用，为读者提供了权威、科学的参照。同时配以清晰的穴位图片，方便读者阅读、使用。第三章针对最为常见的疾患，例如感冒、咳嗽、失眠、不孕、痔疮、低血压等方面讲述了如何通过经穴按摩来帮助恢

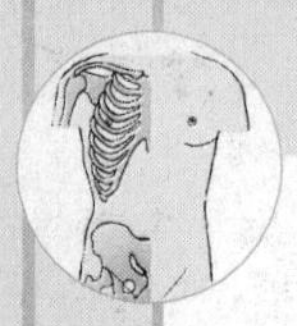

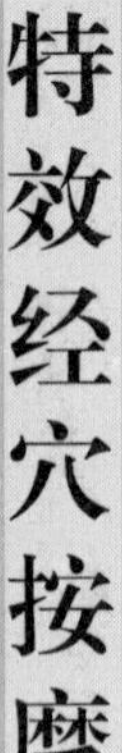

复和提高机体健康，本章还从美容养生方面，如醒脑、缓解压力、美容美发等方面来帮助你全面提高身体健康。

全书着眼于简单实用的保健和养生之法，以经穴按摩防病治病为中心，介绍了中医经穴按摩的基础知识及常用穴位、常见疾病的选穴和经穴按摩的手法，并配有相应的图示和要点说明，适用于广大百姓将自我保健法运用到家庭日常生活中。经穴按摩是中医防病治病的特色方法，其对疾病很好的治疗效果也已广泛地被现代医学所证实。按摩建立在手对身体的感知上，建立在奇妙的经络理论上。如果说我们的身体是上天造化的精妙的艺术品，随着岁月的消磨它已劳损不堪，而按摩就是修复这个残破不堪的躯体的艺术大师。用手对身体的感知，沿着那些古人体悟出来的看不见的曲线，摩、擦、滚、按，这些方法不仅可以使我们的身体重新恢复精力，而且可以让我们浮躁的心境也重归祥和。

《特效经穴按摩速查图典》文字浅显易懂，大量图示帮助读者轻松取穴，可操作性强。读者可根据目录速查到需要按摩的穴位，对证治疗，消除病患与不适，是读者居家保健、日常养生的帮手，亦可作专业推拿按摩者参考之用。

编　者

第一章 认识人体经络
——解密健康“密码”

第二章 人体十四条经穴
——从头到脚说穴位

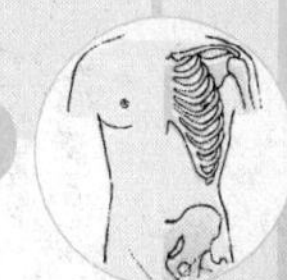

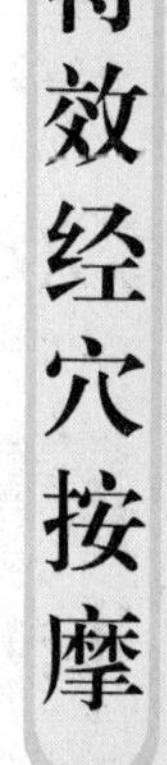
特效经穴按摩

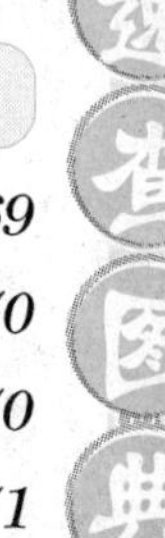
速查图典

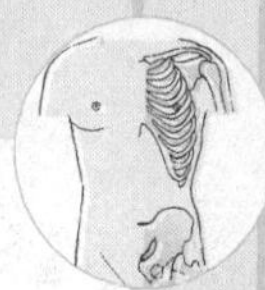

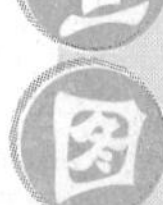

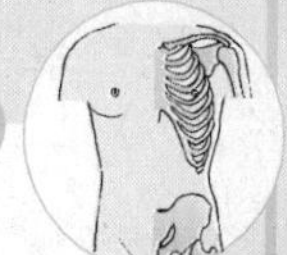

第三章　经穴按摩常见病

——手到病除显奇效

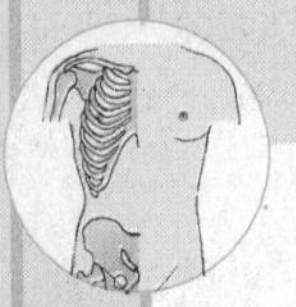

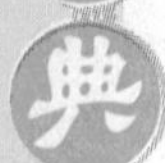

第一章　认识人体经络

——解密健康“密码”

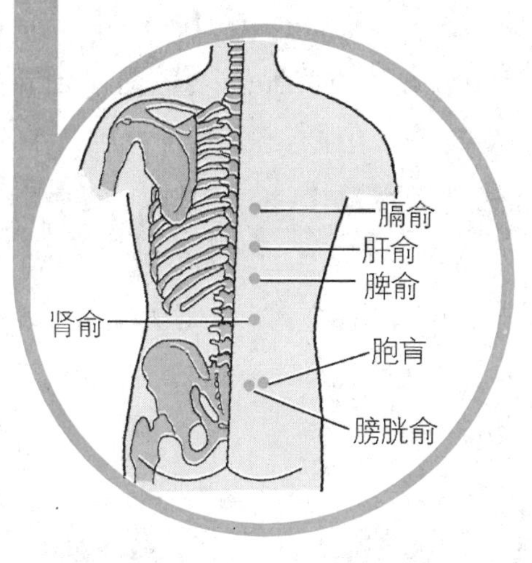

中医学认为，经络是人体全身气血运行的通路，经络与体表交汇之处即经穴所在。人体正是由这些错综复杂的经络、穴位与全身器官紧密相连构成的统一整体。知晓经穴，便能知晓身体的健康。

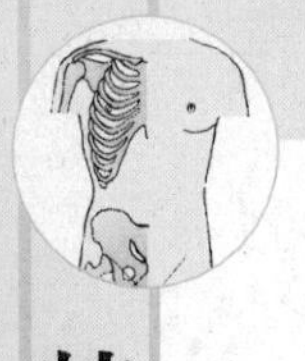

什么是经络

经络是运行气血、联系脏腑和体表及全身各部位的通道，是人体功能的调控系统。经络学也是人体针灸和按摩的基础，是中医学的重要组成部分。

“经”，即“径”，意思是“纵线”，有路径的意思。简单地说，就是经络系统中的主要路径，存在于机体内部，贯穿上下，沟通内外；“络”的原意是“网络”，简单说就是主路分出的辅路，存在于机体的表面，纵横交错，遍布全身。《灵枢·脉度》说：“经脉为里，支而横者为络，络之别者为孙。”这是将脉按大小、深浅的差异分别称为“经脉”、“络脉”和“孙脉”。经络系统的主要内容有：十二经脉、十二经别、奇经八脉、十五络脉、十二经筋、十二皮部等。其中属于经脉方面的，以十二经脉为主，属于络脉方面的，以十五络脉为主。它们纵横交贯，遍布全身，将人体内外、脏腑、肢节连成一个有机的整体。

经络的作用

首先，人体的经络联系脏腑、沟通内外。人体的五脏六腑、四肢百骸、五官九窍、皮肉筋骨等组织器官，之所以能保持相对的协调与统一，完成正常的生理活动，是依靠经络系统的联络沟通而实现的。经络中的经脉、经别与奇经八脉、十五络脉，纵横交错，入里出表，通上达下，联系人体各脏腑组织，经筋、皮部联系肢体筋肉皮肤，浮络和孙络联系人体各细微部分。这样，经络将人体联系成了一个有机的整体。经络的联络沟通作用，还反映在经络具有传导功能。体表感受病邪和各种刺激，可传导于脏腑，脏腑的生理功能失常，亦可反映于体表。这些都是经络联络沟通作用的具体表现。

其次，经络具有运行气血、营养全身的作用。《灵枢·本藏》指出：“经脉者，所以行血气而营阴阳，濡筋骨，利关节者也。”气血是人体生命活动的物质基础，全身各组织器官只有得到气血的温养和濡润才能完成正常的生理功能。经络是人体气血运行的通道，能将营养物质输布到全身各组织脏器，使脏腑组织得以营养，筋骨得以濡润，关节得以通利。

再次，经络可以抗御病邪、保卫机体。营气行于脉中，卫气行于脉外。经络“行血气”而使营卫之气密布周身，在内和调于五脏，洒陈于六腑，在外抗御病邪，防止内侵。外邪侵犯人体由表及里，先从皮毛开始。卫气充实于络脉，络脉散布于全身而密布于皮部，当外邪侵犯机体时，卫气首先发挥其抗御外邪、保卫机体的屏障作用。如《素问·缪刺论》所说：“夫邪客于形也，必先舍于皮毛，留而不去，入舍于孙脉；留而不去，入舍于络脉；留而不去，入舍于经脉；内连五脏，散于肠胃。”

另外，人体在正常状态下，经络的功能与作用是有规律的。掌握了它的规律，观察它的变化，可作为辨证施治的依据。

（1）生理方面

人体脏腑、四肢百骸、皮毛、筋骨、肌肉、血脉等组织与器官，都各具有不同的生理功能，它们之所以能够进行有机的整体活动，主要就是依靠经络在其间的密切联系；经络能保持机体的相对平衡与协调。同时，维持机体生命活动的营养物质，必须通过经络的运行，输送到全身各个组织器官，才能使它们进行正常的生理活动。总的来说，它具有流通气血，营养全身，调节机体功能，增强机体防御外邪的作用。

（2）病理方面

十二经脉和各脏腑相连，经脉有病可以传至脏腑，脏腑有病也会反映到经脉上来，经络同疾病的发生和转变有着密切的关系。外邪侵犯人体，经气不能发挥其抗御作用，病邪能够通过经络由体表传入内脏。如感受风寒在表不解，可通过手太阴肺经传入肺脏引起咳喘。反之，内脏发生病变，循经络的通路也会反映到体表上来。如胃病可见齿痛，肝病可见胁痛等，这都是本脏发病在其所属经络循行部位上的反映。

（3）诊断方面

每一经脉都有其所分属的脏和腑，并有各自所循行的部位，又各有其所属的腧穴，不同脏腑的病变可反映在所属经脉的某些穴位上，而具有明显的

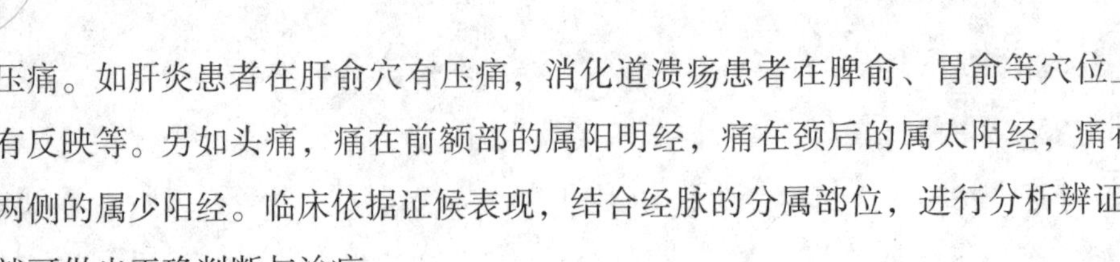

压痛。如肝炎患者在肝俞穴有压痛，消化道溃疡患者在脾俞、胃俞等穴位上有反映等。另如头痛，痛在前额部的属阳明经，痛在颈后的属太阳经，痛在两侧的属少阳经。临床依据证候表现，结合经脉的分属部位，进行分析辨证，就可做出正确判断与治疗。

（4）治疗方面

经络在治疗上也有一定的实践意义，如针灸疗法，主要运用针或灸对特定的经络腧穴，给以轻重不同的刺激，既能振奋或抑制脏腑机能，又能调理气血，还可以调节周身各器官之间的平衡，从而达到治疗目的——调动与增强人体的抗病机能，以促进机体恢复健康。

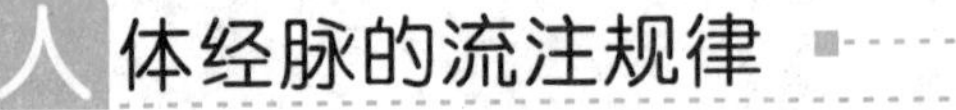

人体经脉的流注规律

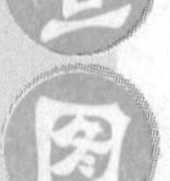

十二经脉在体表的分布和体内的流注有着明确的规律，从分布上来看，阴经分布于四肢的内侧面，阳经分布于四肢的外侧面。具体可以从头面部、躯干部和下肢部及足背部 3 个角度进行描述。

十二经脉在头面部的分布规律是：阳明在前，少阳在侧，太阳在后，即手足阳明经分布于面额部；手太阳经分布于面颊部；手足少阳经分布于耳颞部；足太阳经分布于头顶、枕项部；足厥阴经循行至顶部。

十二经脉在躯干部的分布规律是：足三阴与足阳明经分布于胸、腹部（前）；手三阳与足太阳经分布于肩胛、背、腰部（后）；手三阴、足少阳与足厥阴经分布于腋、胁、侧腹部（侧）。

十二经脉在下肢部和足背部的分布规律是：肝经在前，脾经在中线。至内踝 8 寸处交叉之后，脾经在前，肝经在中线。

明晰经脉在体表的分布，可以帮助我们认识、了解经络的循行情况，而经络是人体气血运行的通道，十二经脉则为气血运行的主要通道。流注是通过生生不息的气血流动来濡养、灌注全身的意思。气血在十二经脉内流动不息，从手太阴肺经开始，依次流至足厥阴肝经，再流至手太阴肺经。如此循环灌注，构成了一个“阴阳相贯，如环无端”的十二经脉整体循行系统，使

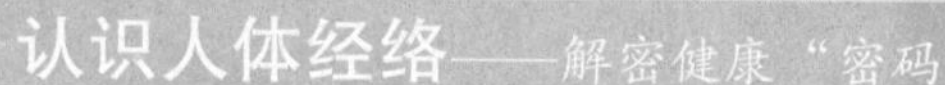

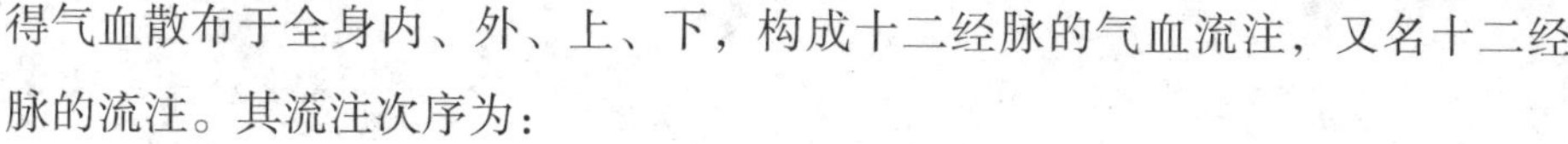

得气血散布于全身内、外、上、下，构成十二经脉的气血流注，又名十二经脉的流注。其流注次序为：

→手太阴肺经 —食指端→ 手阳明大肠经 —鼻翼旁→ 足阳明胃经 —足大趾端→ 足太阴脾经 → 心中 →
手少阴心经 —小指端→ 手太阳小肠经 —目内眦→ 足太阳膀胱经 —足小趾端→ 足少阴肾经 → 胸中 →
手厥阴心包经 —无名指端→ 手少阳三焦经 —目外眦→ 足少阳胆经 —足大趾→ 足厥阴肝经 → 肺中 →（手太阴肺经）

当外邪侵入人体，可循经络逐渐传入内部脏腑；相反，脏腑的病变，也会循经络反映于体表。根据患者体表某部位所出现的证候，便可明确辨别某经、某脏、某腑的病变，中医学依此进一步推断病变性质及其发展趋势。

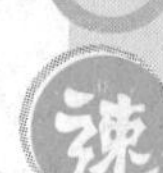

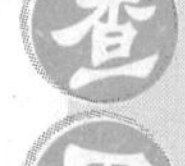

穴位是如何命名的

穴位的名称均有一定的含义，孙思邈在《千金翼方》中指出：“凡诸孔穴，名不徒设，皆有深意。”历代医家以穴位所居部位和作用为基础，结合自然界现象和医学理论等，采用取类比象的方法对穴位命名。了解穴位命名的含义，有助于熟悉、记忆穴位的部位和治疗作用。现将穴位名称择要分类说明如下：

（1）根据所在部位命名

根据穴位所在人体解剖部位而命名，如腕旁的腕骨、乳下的乳根、面部颧骨下的颧髎、第七颈椎棘突下的大椎等。

根据治疗作用命名。根据穴位对某种病症的特殊治疗作用命名，如治目疾的睛明、光明，治水肿的水分、水道，治面瘫的牵正等。

（2）利用天体地貌命名

根据自然界的天体名称如日、月、星、辰等和地貌名称如山、陵、丘、墟、溪、谷、沟、泽、池、泉、海、渎等，结合穴位所在部位的形态或气血流注的情况而命名，如日月、上星、太乙、承山、大陵、商丘、丘墟、太溪、合谷、人中、曲泽、曲池、涌泉、小海、四渎等。

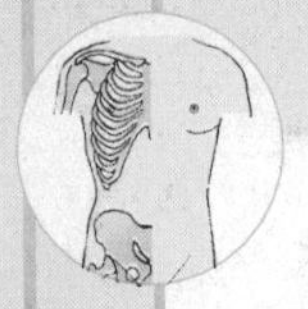
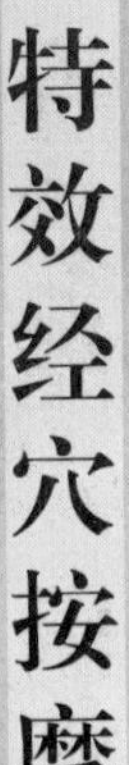

(3) 参照动植物命名

即根据动植物的名称，以形容穴位所在部位的形象而命名，如伏兔、鱼际、犊鼻、鹤顶、攒竹等。

(4) 借助建筑物命名

即根据建筑物来形容某些穴位所在部位的形态或作用特点而命名，如天井、印堂、巨阙、脑户、屋翳、膺窗、库房、地仓、气户、梁门等。

(5) 结合中医学理论命名

即根据腧穴部位或治疗作用，结合阴阳、脏腑、经络、气血等中医学理论命名，如阴陵泉、阳陵泉、心俞、肝俞、三阴交、三阳络、百会、气海、血海、神堂、魄户等。

穴位的命名

<table>
<tr><td rowspan="4">天象地理类</td><td>以日月星辰命名</td><td>如日月、上星、天枢等</td></tr>
<tr><td>以山谷丘陵命名</td><td>如承山、合谷、梁丘、大陵等</td></tr>
<tr><td>以大小水流命名</td><td>如曲池、水泉、后溪、照海、经渠等</td></tr>
<tr><td>以交通要冲命名</td><td>如水道、太冲、内关、关冲等</td></tr>
<tr><td rowspan="3">人事物象类</td><td>以动植物名称命名</td><td>如鸠尾、伏兔、犊鼻、鱼际、攒竹等</td></tr>
<tr><td>以建筑居处命名</td><td>如曲垣、天窗、地仓、玉堂、内庭、紫宫、库房、梁门、府舍等</td></tr>
<tr><td>以生活用具命名</td><td>如地机、颊车、天鼎、大钟、缺盆等</td></tr>
<tr><td rowspan="4">形态功能类</td><td>以解剖部位命名</td><td>如腕骨、大椎、巨骨等</td></tr>
<tr><td>以脏腑功能命名</td><td>如魄户、魂门、意舍、心俞等</td></tr>
<tr><td>以经络阴阳命名</td><td>如三阴交、三阳络、阴陵泉、阳陵泉等</td></tr>
<tr><td>以穴位作用命名</td><td>如承泣、听会、气海、血海、光明、水分、迎香等</td></tr>
</table>

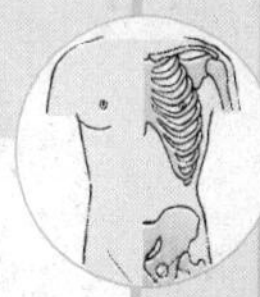

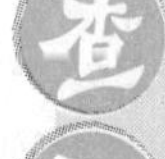

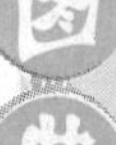

腧穴的常见取法

人体腧穴有各自的特定位置，腧穴定位准确与否，直接影响治疗效果。中医学临床常用的腧穴定位与取穴法都是比照“同身寸”而来。“同身寸”是一种比量取穴的方法，不同的人尽管身高、胖瘦各有不同，但相对于单个的人体本身来看，则有其内在必然的比例关系。所以，可以利用患者本人体表的某些部位折定分寸，作为量取穴位的长度单位。需要进一步说明的是，“同身寸”中的“寸”并没有具体数值，在不同的人体上有不同的长度，个子高的较个子矮的人更长。

（1）骨度分寸法

骨度分寸法古称“骨度法”，以骨节为主要标志测量周身各部的大小、长短，并依其尺寸按比例折算作为定穴的标准。请注意，腧穴定位、取法中所谓的“寸”，并不是我们日常用的度量尺寸，而是该穴位所在部位的骨度分寸。现将全身各部的骨度折量寸列表如下：

常用骨度分寸表（正面）

分　部	起止点	常用骨度	度量法	说　明
头面部	面额角发际（头维）之间	9寸	横寸	确定头部腧穴的横向距离
胸腹部	胸骨上窝（天突）至胸剑联合中点（歧骨）	9寸	、直寸	胸部与肋部取穴的直寸，一般根据肋骨计算，每一肋骨折作1寸6分
	胸剑联合中点（歧骨）到脐中	8寸		确定上腹部腧穴的纵向距离
	脐中至耻骨联合上缘（曲骨）	5寸		确定下腹部腧穴的纵向距离
	两乳头之间	8寸	横寸	胸腹部取穴的横寸，可根据两乳头之间的距离折量
	两肩胛骨喙突内侧缘之间	12寸	横寸	确定胸部腧穴的横向距离

续表

分　部	起止点	常用骨度	度量法	说　明
上肢部	腋前、后纹头（腋前皱襞）至肘横纹	9 寸	直寸	手三阴、手三阳经的骨度分寸，用于确定臂部腧穴的纵向距离
	肘横纹（平肘尖）至腕掌（背）侧远端横纹	12 寸		
下肢部	耻骨联合上缘至股骨内上髁上缘	18 寸	直寸	足三阴经的骨度分寸用于确定大腿部腧穴的纵向距离
	胫骨内髁下缘（阴陵泉）至内踝高点	13 寸		确定小腿内侧部腧穴的纵向距离
	股骨大转子至腘横纹（平髌尖）	19 寸		足三阴经的骨度分寸用于确定大腿前外侧部腧穴的纵向距离
	股骨内上踝高点至足底	3 寸		确定足内侧部腧穴的纵向距离

常用骨度分寸表（背面）

分　部	起止点	常用骨度	度量法	说　明
头部	耳后两乳突（完骨）之间	9 寸	横寸	确定头后部腧穴的横向距离
腰背部	两肩胛骨脊柱缘之间	6 寸	横寸	用于腰背部腧穴横向的横向定位
上肢部	腋前、后纹头至肘横纹（平尺骨鹰嘴）	9 寸	直寸	手三阴、手三阳经的骨度分寸，用于确定臂部腧穴的纵向距离
	肘横纹（平尺骨鹰嘴）至腕掌（背）侧远端横纹	12 寸		

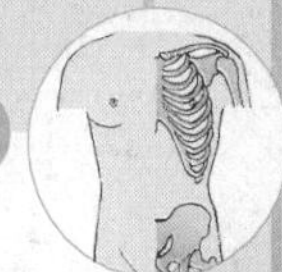

续表

分　部	起止点	常用骨度	度量法	说　明
下肢部	股骨大转子至腘横纹（平髌尖）	19 寸	直寸	足三阴经的骨度分寸用于确定大腿前外部腧穴的纵向距离
	臀沟至腘横纹	14 寸		确定大腿后侧部腧穴的纵向距离
	腘横纹（平髌尖）至外踝高点	16 寸		确定小腿外侧部腧穴的纵向距离

常用骨度分寸表（侧面）

分　部	起止点	常用骨度	度量法	说　明
头面部	前发际正中至后发际正中	12 寸	直寸	确定头部腧穴的纵向定位
	眉间（印堂）至前发际正中	3 寸		确定前或后发际及头部腧穴的纵向距离
颈部	第 7 颈椎棘突下（大椎）至后发际正中	3 寸	直寸	确定后发际及头部腧穴的纵向距离
胁部	腋窝顶点至第 11 肋游离端下方（章门）	12 寸	直寸	确定胁部腧穴的纵向距离
上肢部	腋前、后纹头至肘横纹（平尺骨鹰嘴）	9 寸	直寸	手三阴、手三阳经的骨度分寸，用于确定臂部腧穴的纵向距离
	肘横纹（平尺骨鹰嘴）至腕掌（背）侧远端横纹	12 寸		

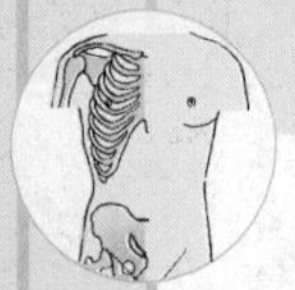
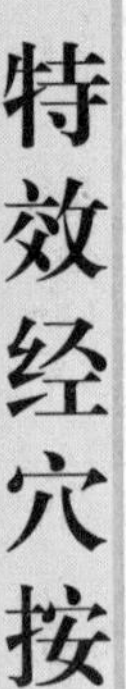

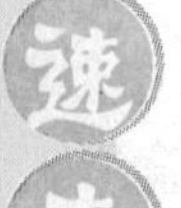
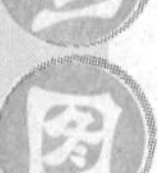
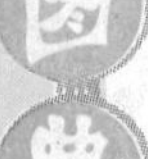

续表

分　部	起止点	常用骨度	度量法	说　明
下肢部	胫骨内髁下缘（阴陵泉）至内踝高点	13 寸	直寸	确定小腿内侧部腧穴的纵向距离
	内踝高点至足底	3 寸		确定足内侧部腧穴的纵向距离
	腘横纹（平髌尖）至外踝高点	16 寸		确定小腿外侧部腧穴的纵向距离

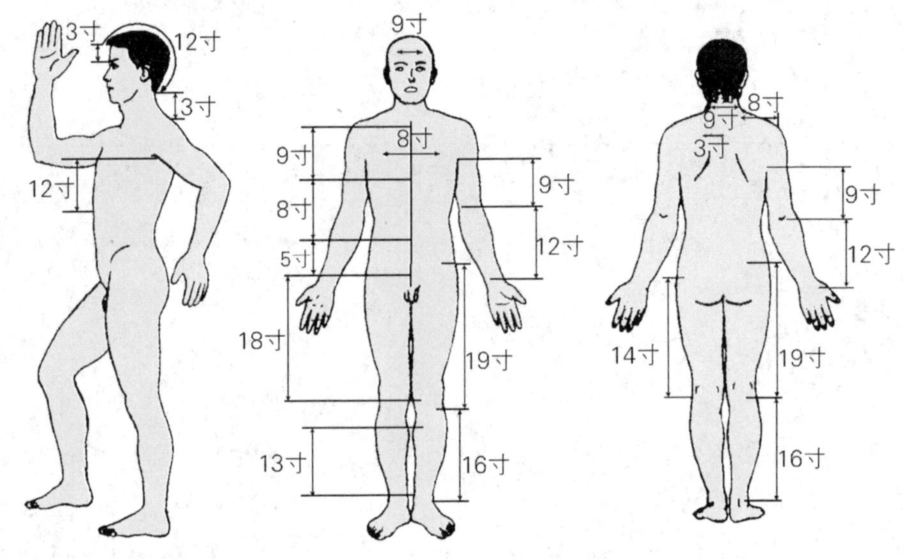

（2）手指比量

手指比量是指以患者本人的手指为标准度量取穴，故称为“同身寸”。在实际应用中，往往严格按骨度分寸取穴并不方便，所以我们多采用“同身寸”。请注意，手指寸只是对骨度分寸的一种比拟，当手指寸与体表标志不吻合时，应当优先考虑体表标志定位。

中医学临床取穴有“一横指”、“两横指”、“四横指”，即用横指比拟骨度分寸。一横大拇指作 1 寸，两横指（食指和中指）作 1 寸半，四横指（食指至小指）作 3 寸，古时以四横指为一扶，故又称“一夫法”（此处“夫”通“扶”）。

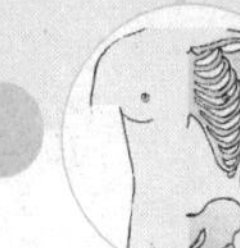

体表标志和骨度分寸是确定腧穴位置较可靠的方法，手指比量只能是应用以上方法时的一种配合“手法”。应注意，用手指比量时，最好用被取穴者的手指，不宜用取穴者的手指。

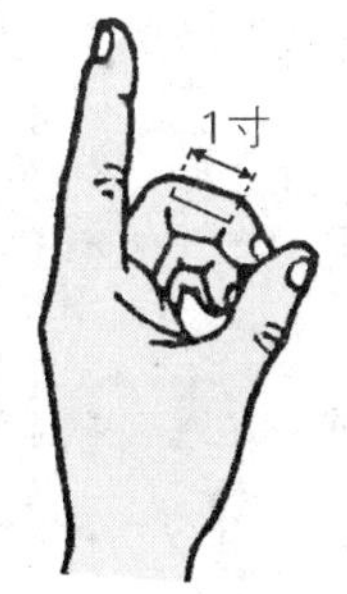

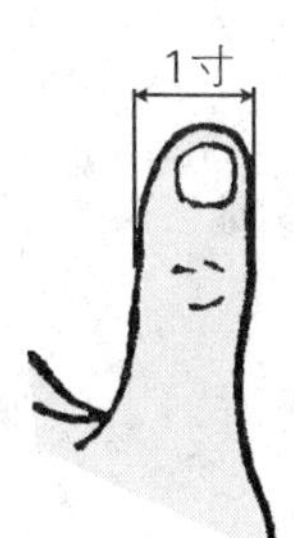

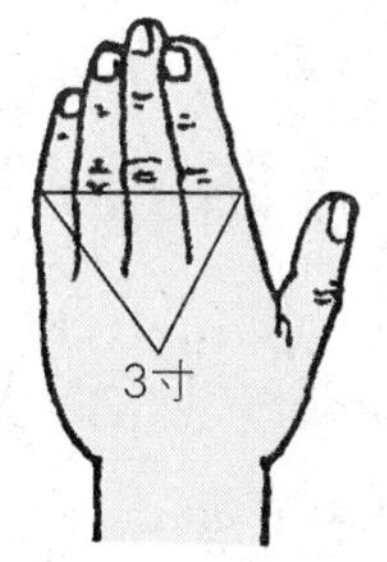

此外，临床上还有一些被称作“简便取穴”的方法，实际上是“手指比量”或“活动标志”取法的综合运用，是一种利用体位姿势和动作进行配合的快速取穴法。常用的简便取穴方法如：两手伸开，于虎口交叉，当食指端处取列缺；半握拳，当中指端所指处取劳宫；两手自然下垂，于中指端处取风市；垂肩屈肘，于平肘尖处取章门；两耳角直上连线中点取百会等。请注意，简便取穴法多作为常规取穴法的辅助，当与其他取穴法不吻合时，应当以体表标志为准。

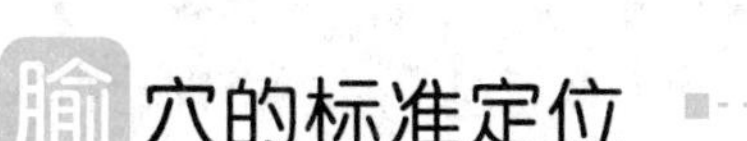

腧穴的标准定位

2006 年发布的中华人民共和国国家标准——GB/T12346 – 2006《腧穴名称与定位》，是一种法定腧穴定位标准。腧穴的标准定位可以通过体表标志确定，而体表标志又分为固定标志、活动标志。

体表标志是指分布于全身体表的骨性标志和肌性标志，可以分为固定标志、活动标志两类，分述如下：

（1）固定标志

固定标志定位是指利用五官、毛发、爪甲、乳头、脐窝和骨节凸起、凹陷及肌肉隆起等固定标志取穴的方法。比较明显的标志，如鼻尖取素髎，两眉中间取印堂，两乳中间取膻中，脐旁 2 寸取天枢，腓骨小头前下缘取阳陵泉等。常用解剖标志的体表定位方法如下：

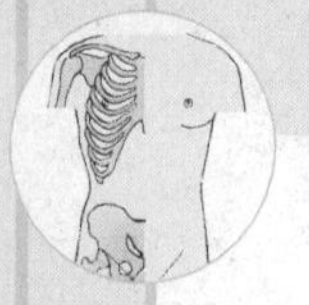
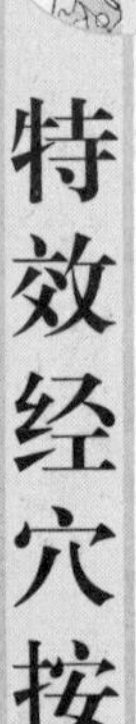

①第二肋平胸骨角，或锁骨下触及的肋骨即第二肋。

②第四肋间隙男性乳头平第四肋间隙。

③第七颈椎棘突颈后隆起最高且能随头旋转而转动者为第七颈椎棘突。

④第三胸椎棘突直立、两手下垂时，两侧肩胛冈内侧端连线与后正中线的交点。

⑤第七胸椎棘突直立、两手下垂时，两肩胛骨下角的水平线与后正中线的交点。

⑥第十二胸椎棘突直立、两手下垂时，横平两肩胛骨下角与两髂嵴最高点连线的中点。

⑦第四腰椎棘突两髂嵴最高点连线与后正中线的交点。

⑧第二骶椎两髂后上棘连线与后正中线的交点。

⑨骶管裂孔取尾骨上方左右的骶角，与两骶角平齐的后正中线上。

⑩肘横纹与肱骨内上髁、外上髁相平。

(2) 活动标志

活动标志定位是指利用关节、肌肉、皮肤随活动而出现的孔隙、凹陷、皱纹等活动标志来取穴的方法。如耳门、听宫、听会等应张口后在凹陷中取，下关应闭口时，在肌肉隆起处取。又如，曲池宜屈肘，于横纹头处取之；外展上臂时，于肩峰前下方的凹陷中取肩髃；取阳溪时，应将拇指跷起，当拇长、短伸肌腱之间的凹陷中取之；取养老时，应正坐屈肘，掌心向胸，当尺骨小头桡侧骨缝中取之。

第二章 人体十四条经穴

——从头到脚说穴位

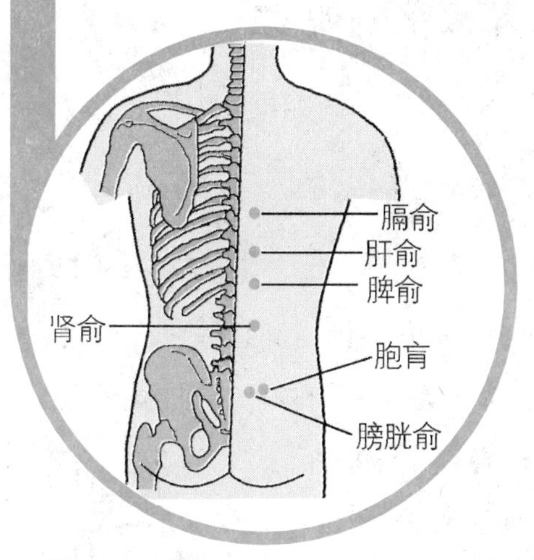

经络是由诸多经脉和络脉组成的一个颇为复杂的系统，以经脉为主体。经脉包括两个小系统，即十二经脉和奇经八脉，其中最主要的是十二经脉，十二经脉又与任脉、督脉合称为“十四经脉”。络脉之中，较大的直接分支于主干，其次为经别和十五络脉；浮现于体表的称为浮络，最为细小的称为孙络。

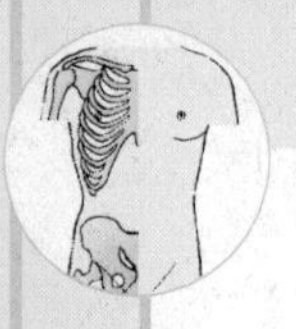

第1节 手太阴肺经

——感冒咳嗽通肺经

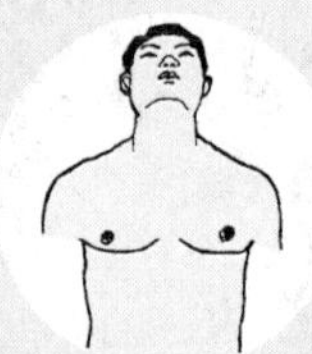

列缺穴

穴位解说 列，排列；缺，凹陷。古代称闪电和天际裂缝为列缺。手太阴脉从这里别走手阳明脉。列缺意指肺经经水在此破缺溃散并溢流四方。

取　穴 在前臂桡侧缘，桡骨茎突上方，腕横纹上1.5寸。当肱桡肌与拇长展肌肌腱之间。两手虎口相交，一手食指压在另一手的桡骨茎突上，当食指尖端到达的凹陷中为取穴部位。腕关节掌屈，在桡骨茎突上方可摸到一裂隙处，此处为取穴部位。

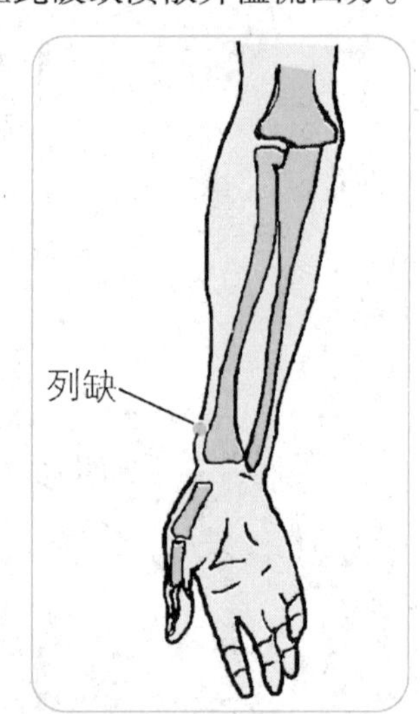

按摩方法 用食指指腹揉按，或用食指指甲尖掐按，先左手后右手，每次各揉（掐）按1~3分钟。

刺灸方法 向上斜刺0.3~0.5寸，可灸。任脉不通，则向内直刺，多提插捻转；表里不通，则横向外刺；本经受阻，则循经而通。寒则补之，热则泻之。

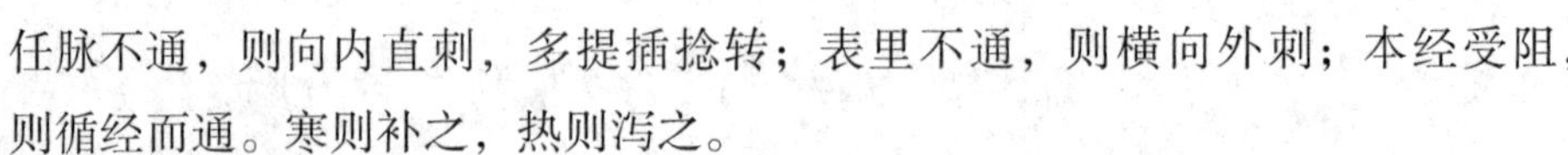

适用症状 头痛、项强、咳嗽、气喘、咽喉痛、口眼歪斜、牙痛、手腕无力。

配伍疗法 配肺俞治咳嗽、气喘，配合谷治伤风、头痛。

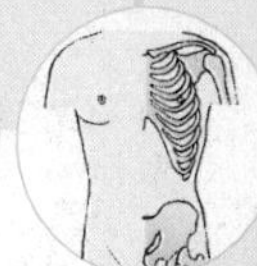

太渊穴

穴位解说 太，盛大，极；渊，深涧。因本穴位处手内横纹凹陷处，经水的流行是从地之天部流向地之地部，如经水从山之顶部流入渊之底部，故名。

取　穴 在腕掌侧横纹桡侧，桡动脉搏动处。掌心向上，当掌后第一横纹上，于桡动脉桡侧凹陷中取穴。

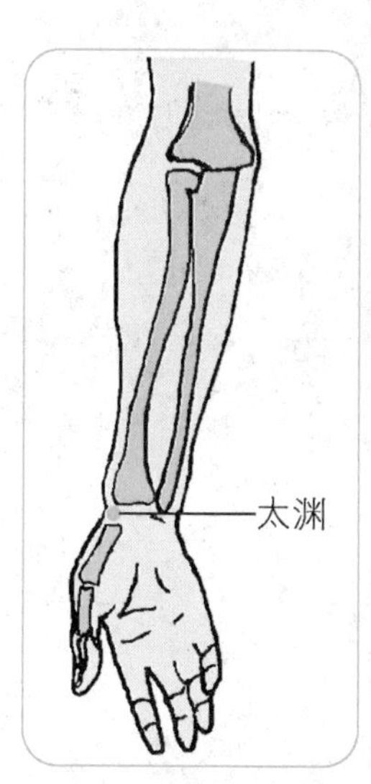

按摩方法 用大拇指的指腹和指甲尖垂直方向轻轻掐按穴位，会有酸胀的感觉。分别掐按左右两手，每次掐按穴位1~3分钟。

刺灸方法 避开桡动脉、静脉，直刺0.3~0.5寸。寒则灸补，热则泻针出气。

适用症状 咳嗽、气喘、咯血、咽喉肿痛、无脉症、呃逆、腕痛无力。

配伍疗法 配尺泽、鱼际、肺俞治咳嗽、咯血、胸痛，配人迎治无脉症。

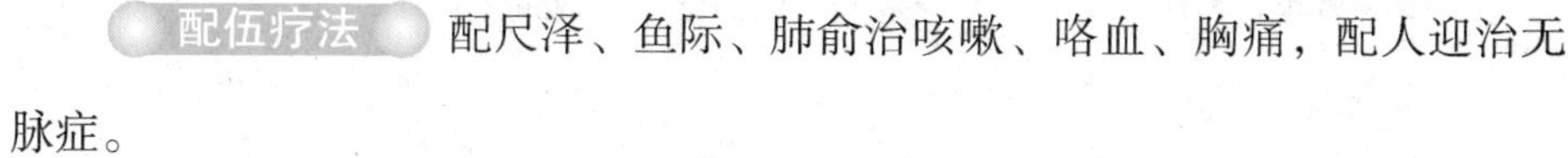

鱼际穴

穴位解说 鱼，水中之物，阴中之阳；际，会聚。本穴气血为太渊穴传来的地部经水，经列缺穴分流，太渊穴失散，传至本穴的地部经水已较稀少。其经水吸收脾土之热后大量蒸发，上达于天，穴内气血由阴向阳的这种主要变化，故名。

取　穴 在手拇指本节（第一掌指关节）后凹陷处，约当第一掌

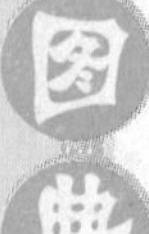

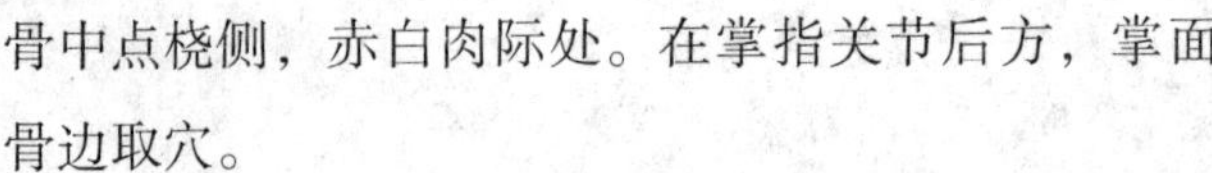

骨中点桡侧，赤白肉际处。在掌指关节后方，掌面骨边取穴。

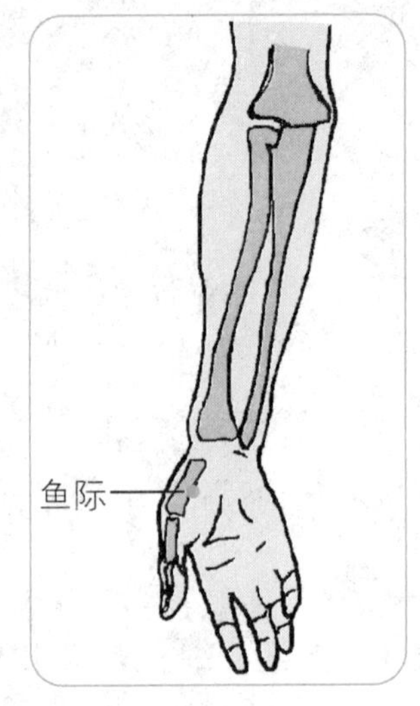

按摩方法 大拇指弯曲，用另一手指甲尖垂直方向轻轻掐按第一掌骨侧中点处，会有痛感及强烈的酸胀感。每次按 1 ~3 分钟。

刺灸方法 直刺 0.5 ~0.8 寸。寒则补而留之，热则泻气摇孔出针或凉药水针。

适用症状 感冒、咳嗽、哮喘、咯血、咽喉肿痛、失声、肺炎、乳腺炎、神经官能症、掌心热。

配伍疗法 配少商治咽喉肿痛，配孔最、尺泽治咳嗽与咯血。

天府穴

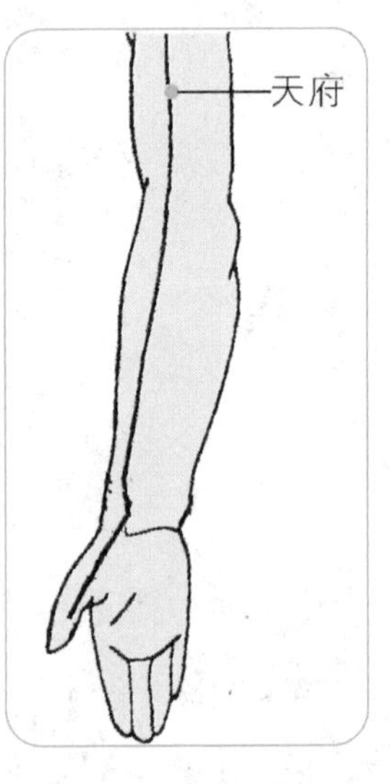

穴位解说 天，天空，指上而言；府，处所。本穴是肺气聚集之处。该穴名意指本穴为肺经阳气上输天部之门府。

取　　穴 在臂前区，肱二头肌桡侧缘，腋前纹头下 3 寸。于肱二头肌外侧沟中，腋前纹头至肘横纹的上 1/3 与下 2/3 交界处取穴。

按摩方法 用一只手的食指按摩另一只手臂上的天府穴。揉时要轻快、柔和，柔中带刚，力度适中，不要偏离穴位，也不要按而不动。速度为每分钟 120 ~150 次，每次 3 ~5 分钟。

刺灸方法 直刺 0.3 ~0.5 寸，可灸。寒则补而多灸，热则泻针出气或水针。

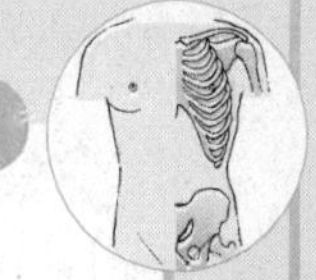

适用症状 胸痛、咳嗽、哮喘、鼻衄、心悸、甲状腺肿、上臂内侧痛。

配伍疗法 配曲池、肩髎治臂痛。

侠白穴

穴位解说 侠，挟也；白，肺之色，指气血物质在经过本穴的变化转变后所表现的特征。该穴名意指肺气经气血在此分清降浊，天部乌云化雨而落并由此变得清白之意，故名。

取　穴 在臂内侧面，肱二头肌桡侧缘，腋前纹头下4寸处，或肘横纹上5寸处。取穴时两臂下垂，本穴夹于肺之两旁。

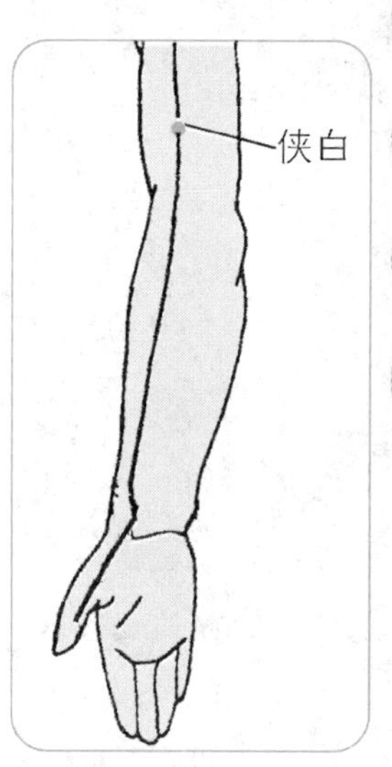

按摩方法 用食指与中指并拢，配合拇指，对此穴进行按压，或者用四指并拢，配合大拇指进行按压。每日2次，每次2分钟。

刺灸方法 直刺0.5～0.8寸。寒则先点刺出血后补而灸之，热则泻针出气或水针。

适用症状 咳嗽、哮喘、胸闷气短、心绞痛、上臂内侧痛。

配伍疗法 配曲池、肩髎治肩臂痛。

尺泽穴

穴位解说 尺，长度单位，10寸为1尺；泽，沼泽。尺，指尺部（腕至肘之前臂）。穴在尺部肘窝陷中，脉气流注于此，如水注沼泽。

取　穴 在肘横纹中，肱二头肌肌腱桡侧凹陷中。取穴时先将手

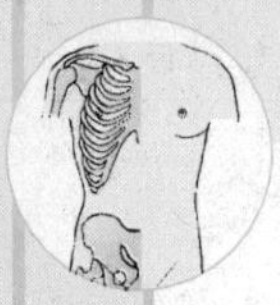

臂上举，在手臂内侧中央有粗腱，腱的外侧即是此穴。

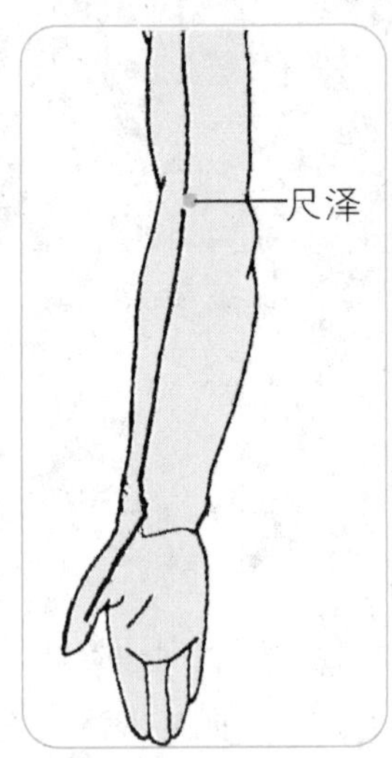

按摩方法 弯曲大拇指，以指腹按压尺泽穴，每次左右手各按压1～3分钟。

刺灸方法 直刺0.5～0.8寸，或刺出血，可灸。寒则点刺出血或灸之、补之（灸胜补），热则凉药水针或泻针出气。

适用症状 感冒、咽喉肿痛、咳嗽、哮喘、咯血、胸膜炎、乳腺炎、肘关节劳损、吐泻、小儿惊风。

配伍疗法 配太渊、经渠治咳嗽、气喘，配孔最治咯血、潮热，配曲池治肘臂挛痛。

孔最穴

穴位解说 孔，孔隙；最，极的意思。穴为手太阴肺经郄穴，经气深聚，故名。

取　　穴 在前臂前区，腕掌侧远端横纹上7寸。伸臂仰掌，于尺泽与太渊的连线上，距太渊7寸处取穴。

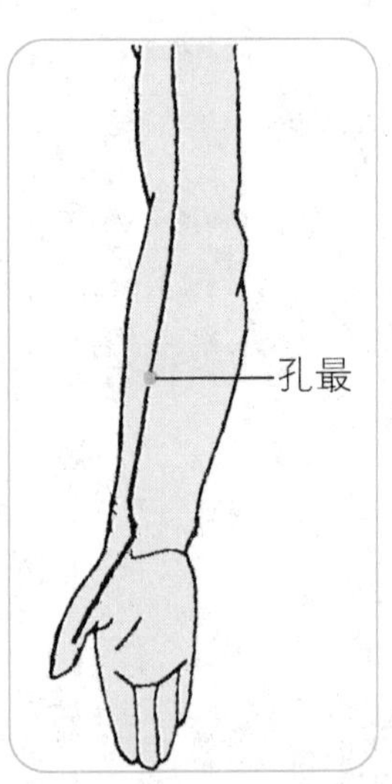

按摩方法 用拇指指甲垂直下压揉按。先按左臂穴位，再按右臂，每次各揉按1～3分钟。

刺灸方法 直刺0.5～1寸，可灸。寒则灸之或深刺补之或点刺出血，热则泻针出气或凉药水针。

适用症状 咯血、咳嗽、气喘，咽喉肿痛、热病汗不出、痔疮出血、肘臂疼痛。

配伍疗法 配肺俞、尺泽治咳嗽、气喘，配鱼际治咯血。

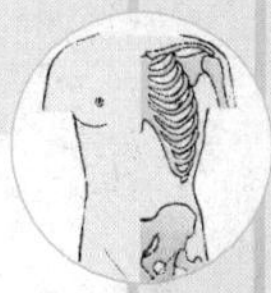

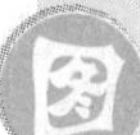

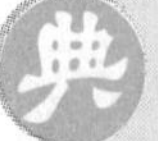

中府穴

穴位解说 本穴为肺经首穴。中，中间，指中焦；府，聚的意思。肺经起于中焦，是中焦脾胃之气聚汇肺经之处。

取　　穴 在胸前壁的外上方，云门穴下1寸，平第一肋间隙，距前正中线6寸。两手叉腰正立，锁骨外侧端下缘的三角窝处是云门穴，由此窝正中垂直向下平第一肋间隙处为取穴部位。

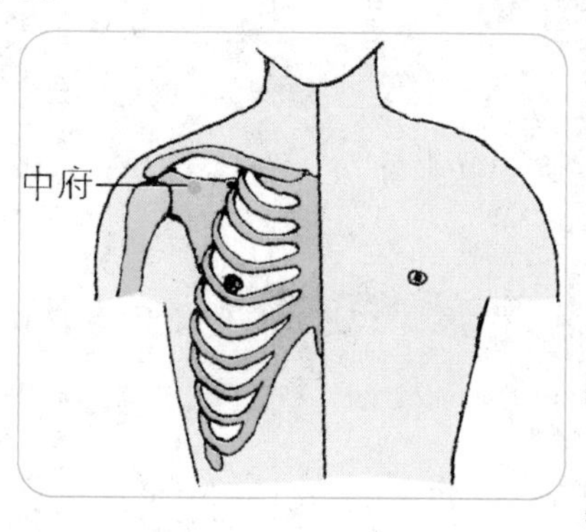

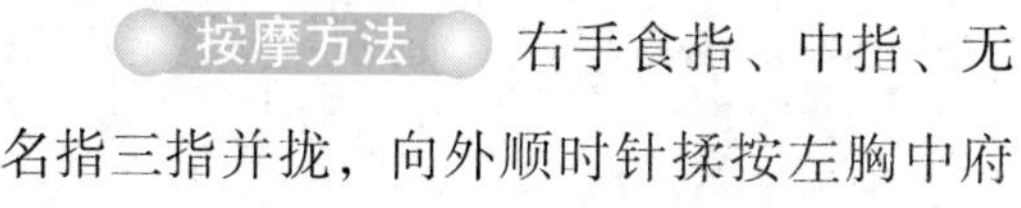

按摩方法 右手食指、中指、无名指三指并拢，向外顺时针揉按左胸中府穴，再用左手以同样方式，逆时针揉按右胸中府穴，各1～3分钟。

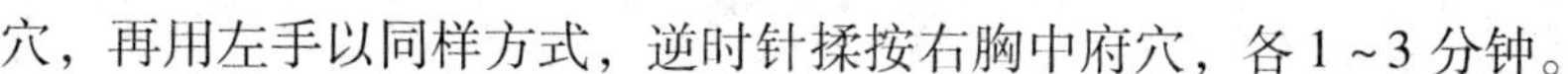

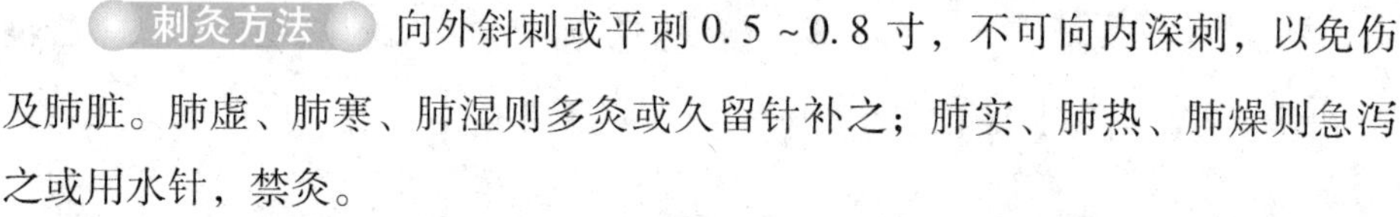

刺灸方法 向外斜刺或平刺0.5～0.8寸，不可向内深刺，以免伤及肺脏。肺虚、肺寒、肺湿则多灸或久留针补之；肺实、肺热、肺燥则急泻之或用水针，禁灸。

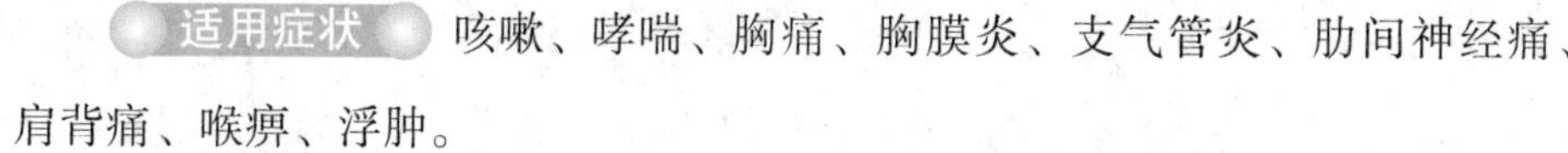

适用症状 咳嗽、哮喘、胸痛、胸膜炎、支气管炎、肋间神经痛、肩背痛、喉痹、浮肿。

配伍疗法 配肩髎治肩痛，配尺泽治咳嗽。

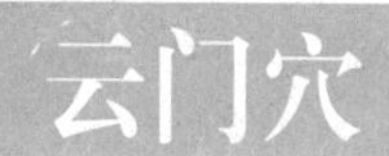

云门穴

穴位解说 云，云雾的云；门，门户。指人体的气血，似天气云雾一样，能滋生万物，而其首出之处即称为云门。

取　　穴 在胸前壁外上部，肩胛骨喙突上方，锁骨下窝凹陷处，平第一肋间隙，距前正中线6寸。直立，双手叉腰。锁骨外端下方凹陷处即是云门穴。每次3～5分钟。

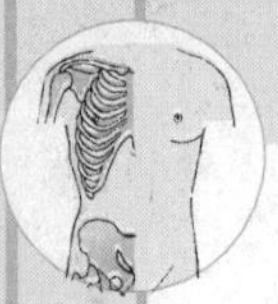

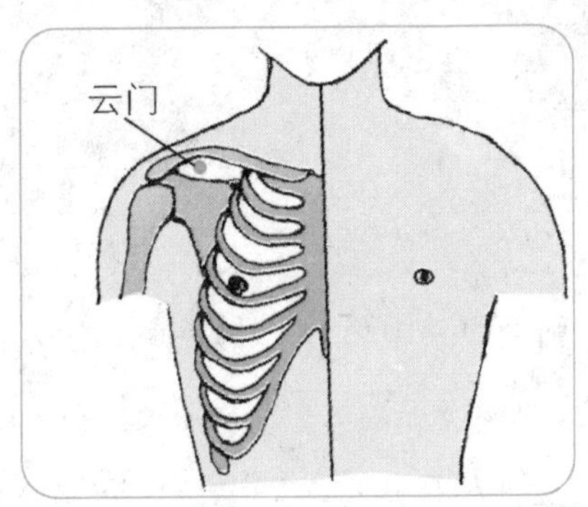

按摩方法 正立或仰卧位，以中指指腹按揉对侧的云门穴。

刺灸方法 平刺或斜刺0.5~0.8寸。寒则补而灸之或点刺出血，热则泻针出气。

适用症状 咳嗽、哮喘、胸胁痛、胸中烦热、支气管炎、心绞痛、肋间神经痛、肩周炎。

配伍疗法 配中府、肺俞、隐白、期门等穴，能有效治疗胸中痛。

少商穴

穴位解说 少，小，阴，指穴内气血物质虚少且属阴；商，古指漏刻，计时之器，滴水漏下之计时漏刻。该穴名意指本穴的气血流注方式为漏滴而下。

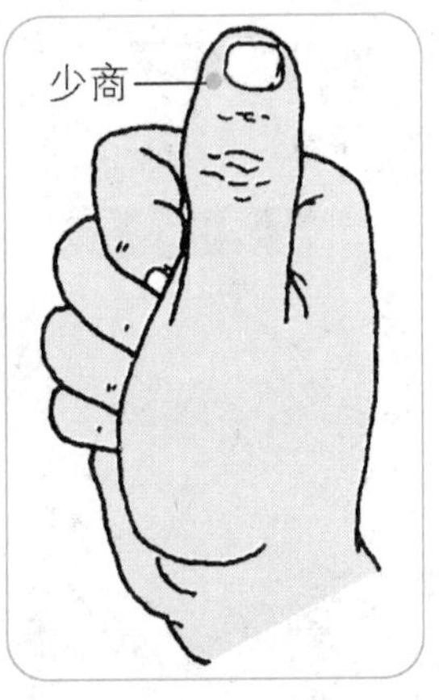

取　　穴 在手指，拇指桡侧指甲根角侧上方0.1寸处。沿爪甲桡侧画一直线与爪甲基底缘水平线交点处取穴。

按摩方法 用大拇指指甲的甲尖垂直掐按穴位，有刺痛感。依次掐按左右两手，每次各1~3分钟。

刺灸方法 直刺或斜刺0.1~0.2寸，或点刺出血，不宜灸。寒则点刺出血，热则泻针出气。

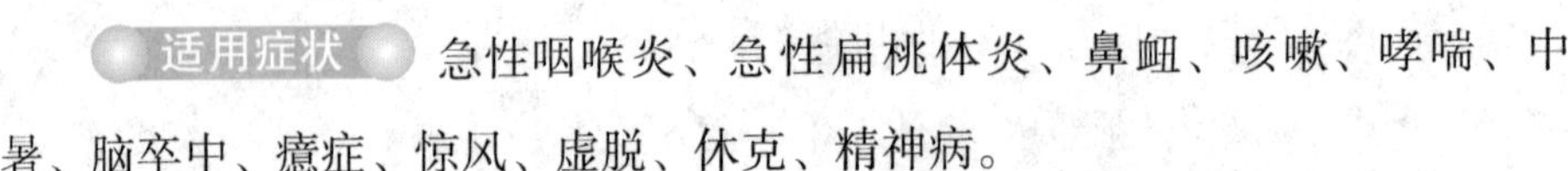

适用症状 急性咽喉炎、急性扁桃体炎、鼻衄、咳嗽、哮喘、中暑、脑卒中、癔症、惊风、虚脱、休克、精神病。

配伍疗法 配中冲治昏迷、发热，配合谷治咽喉肿痛。

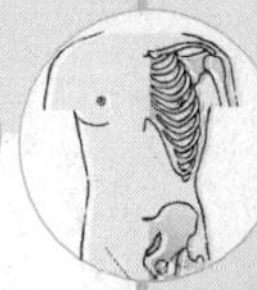

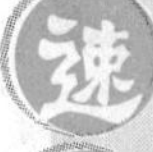
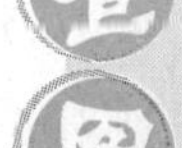
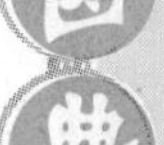

第2节 手阳明大肠经

——疼痛、肿胀找大肠经

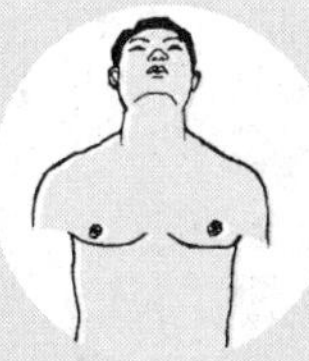
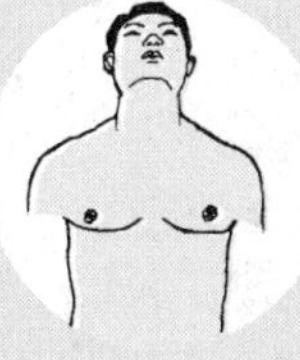

商阳穴

穴位解说 商，漏刻也，古之计时之器，此指本穴的微观形态如漏刻滴孔；阳，阳气也。该穴名意指大肠经所产生的经气由本穴的漏刻滴孔向外喷射。

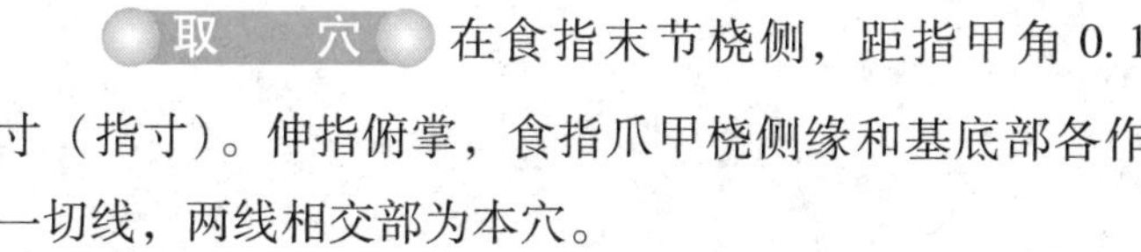

取　　穴 在食指末节桡侧，距指甲角 0.1 寸（指寸）。伸指俯掌，食指爪甲桡侧缘和基底部各作一切线，两线相交部为本穴。

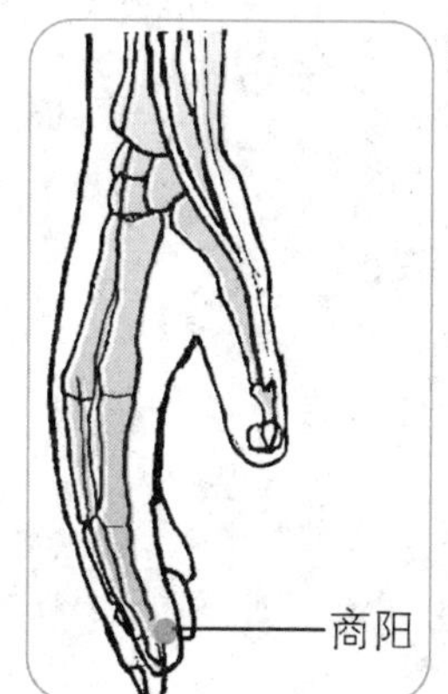

按摩方法 用大拇指指甲尖沿垂直方向，掐、按靠着拇指旁侧的穴道，会有一种特殊的刺痛感。分别掐按左右两手，每天分别掐按 1～3 分钟。

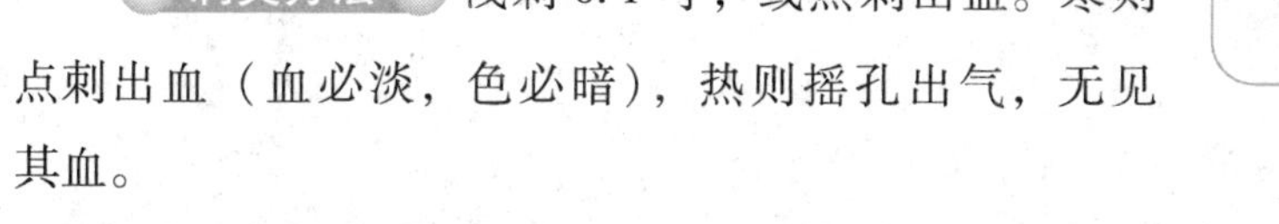

刺灸方法 浅刺 0.1 寸，或点刺出血。寒则点刺出血（血必淡，色必暗），热则摇孔出气，无见其血。

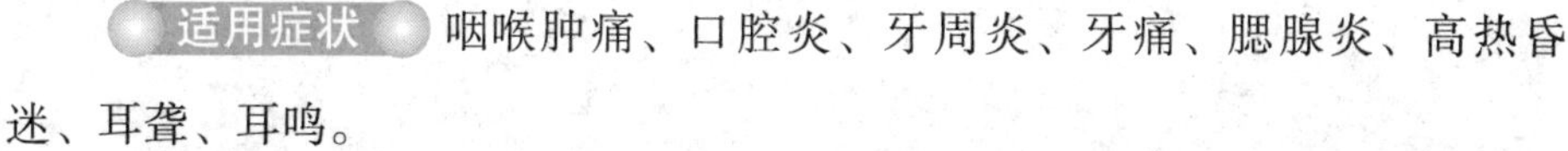

适用症状 咽喉肿痛、口腔炎、牙周炎、牙痛、腮腺炎、高热昏迷、耳聋、耳鸣。

配伍疗法 配少商点刺出血治热病、昏迷。

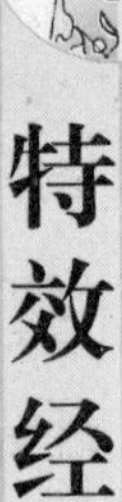

二间穴

穴位解说　二，概数，大指第二；间，空隙，间隔。本穴可以解释为手阳明大肠经的第二个穴位所处为空隙之处。

取　穴　微握拳，在食指本节（第二掌指关节）前，桡侧凹陷处。握拳，第二掌指关节前缘桡侧皮肤褶皱顶点。

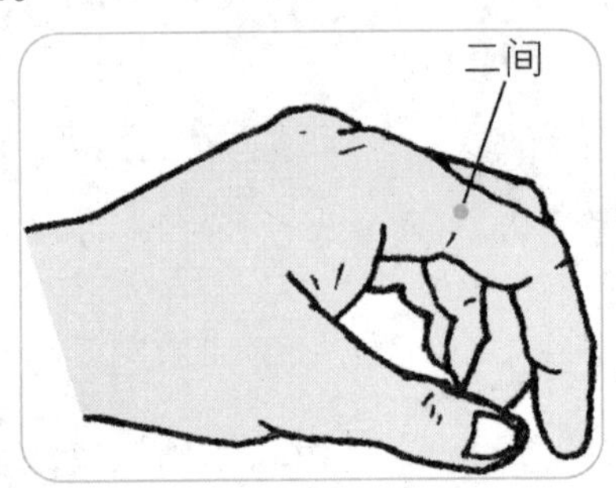

按摩方法　用双手拇指指腹部端按压此穴位。每次 2 分钟左右。每日 2 次，力度适中。

刺灸方法　直刺 0.2 ~ 0.3 寸，可灸。寒则补而灸之或点刺出血，热则泻针出气。

适用症状　牙痛、咽喉肿痛、目赤痛、食指关节肿痛、鼻衄、口歪、面神经炎、腰痛、三叉神经痛。

配伍疗法　配合谷治牙痛。

三间穴

穴位解说　三，第三；间，间隔。该穴意指手阳明大肠经第三个穴位的气血物质所处为比二间穴稍高的空间层次。

取　穴　微握拳，在食指桡侧，第二掌指关节后，第二掌骨小头上方处。半握拳，食指桡侧之赤白肉际上，食指掌指关节后缘的凹陷处为取穴部位。

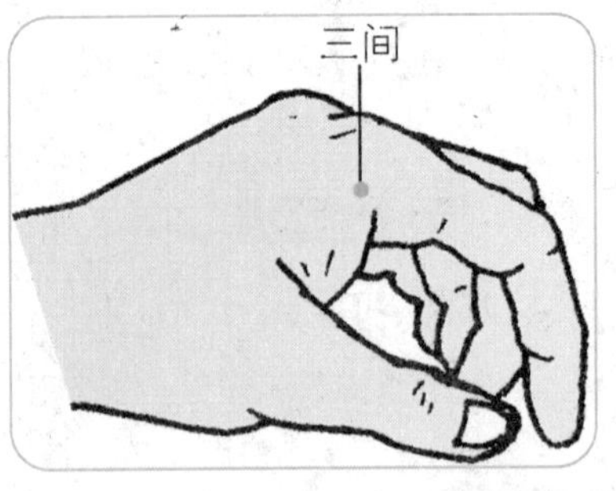

按摩方法　用指甲垂直掐按穴位，有酸痛感；分别掐按左右两手，每次各 1 ~ 3 分钟。

刺灸方法 直刺0.3～0.5寸。寒则补而灸之，热则泻针出气。

适用症状 感冒、急性结膜炎、扁桃体炎、腮腺炎、牙痛、面神经炎、三叉神经痛、手指及手背红肿、胃肠炎、青光眼。

配伍疗法 配少商治唇干饮不下。

合谷穴

穴位解说 合，汇也，聚也；谷，两山之间的空隙也。该穴名意是因为他的位置在大拇指和食指的虎口间，拇指和食指像两座山，虎口似一山谷，合谷穴在其中，故名。

取　　穴 在手背，第一、第二掌骨之间，当第二掌骨桡侧中点处。以一手的拇指掌面指关节横纹，放在另一手的虎口上，屈指，当拇指尖尽处为取穴部位。

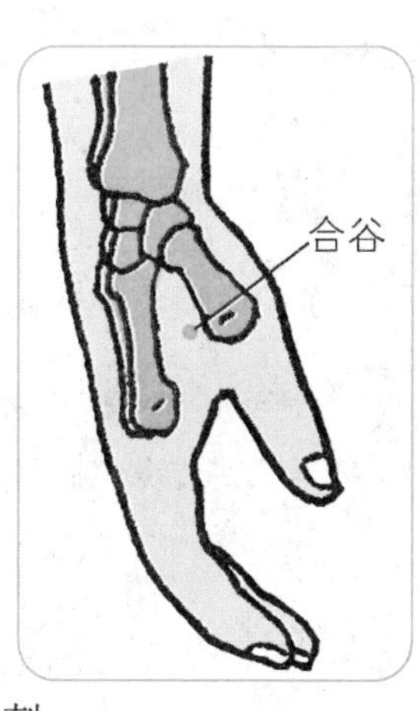

按摩方法 用大拇指的指腹垂直按压穴位，有酸痛胀感；分别按压左、右两手，每次各按1～3分钟。

刺灸方法 直刺0.5～0.8寸，针刺时手呈半握拳状。虚寒则补而灸之，实热则泻之。孕妇不宜针刺。

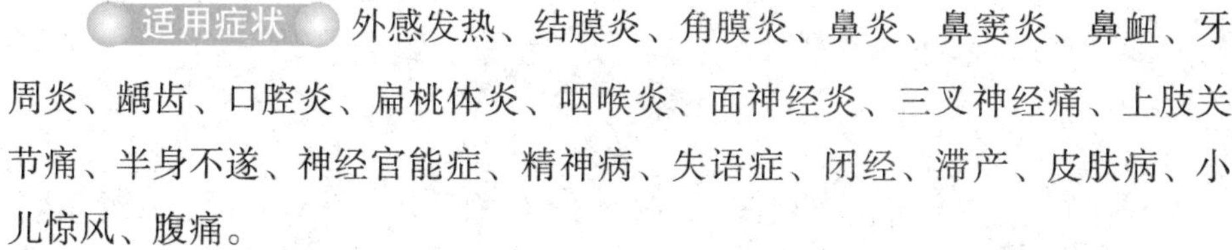

适用症状 外感发热、结膜炎、角膜炎、鼻炎、鼻窦炎、鼻衄、牙周炎、龋齿、口腔炎、扁桃体炎、咽喉炎、面神经炎、三叉神经痛、上肢关节痛、半身不遂、神经官能症、精神病、失语症、闭经、滞产、皮肤病、小儿惊风、腹痛。

配伍疗法 配太阳治头痛，配太冲治目赤肿痛，配迎香治鼻疾，配少商治咽喉肿痛，配三阴交治经闭、滞产，配地仓、颊车治眼歪斜。

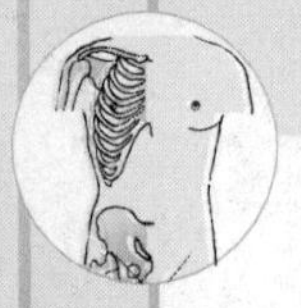

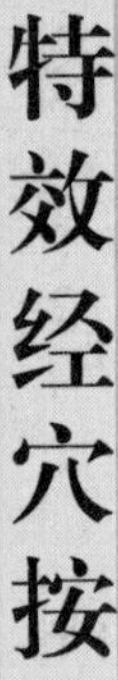

阳溪穴

穴位解说 阳，热也，气也，指本穴的气血物质为阳热之气；溪，路径也。阳溪即指此穴属阳，位于两筋之间的低洼处，经络的气血就像溪水那样从此处流过。

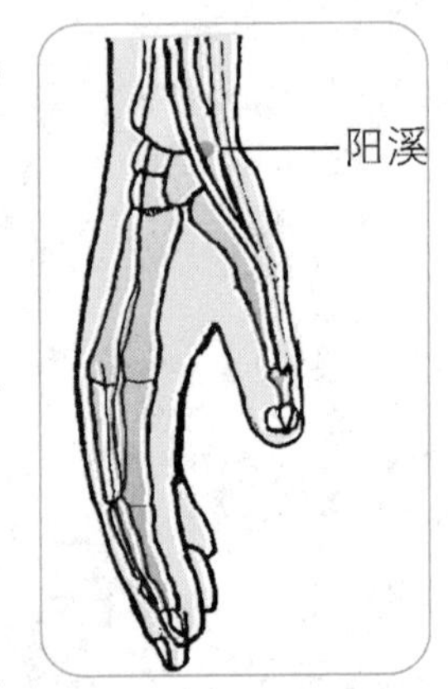

取　穴 在腕背横纹桡侧，手拇指向上跷起时，当拇短伸肌腱和拇长伸肌腱之间的凹陷中。拇指向上跷起，腕横纹前露出两条筋，即拇长伸肌腱和拇短伸肌腱，两筋与腕骨、桡骨茎突所形成的凹陷为取穴部位。

按摩方法 用指甲垂直掐按穴位，会产生颇为酸胀的感觉；分别掐按左右手，每次各掐按 1 ~ 3 分钟。

刺灸方法 直刺 0.5 ~ 0.8 寸，可灸。寒则点刺出血而后温灸，热则泻针出气。

适用症状 头痛、外眼炎症、牙痛、耳聋、耳鸣、咽喉肿痛、面神经炎、腕关节炎、腱鞘炎、热病心烦、癫痫、癔病、精神病。

配伍疗法 配合谷、通天治风热、头痛，辅以后溪、前谷、阳谷治耳聋、耳鸣。

温溜穴

穴位解说 温，温热也，是对穴内气血物质性状的描述；溜，悄悄地走失。该穴名意指偏历穴传来的天部之气在本穴仍保留原来的余热而缓缓地散热蒸发，形如悄悄溜走一般，故名。

取　穴 屈肘，在前臂背面桡侧，当阳溪与曲池连线上，腕横纹上 5 寸。

按摩方法 将手中拇指横放在手臂上，用余下的四肢握在手臂上，

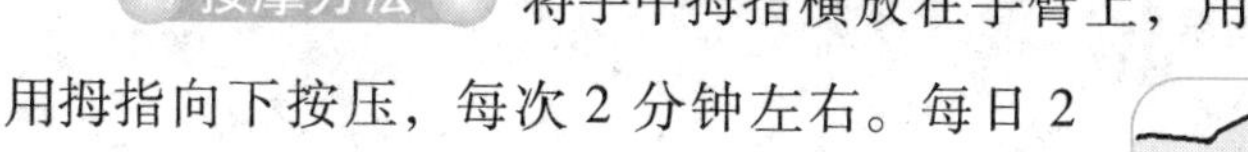

用拇指向下按压，每次 2 分钟左右。每日 2 次，力度适中。

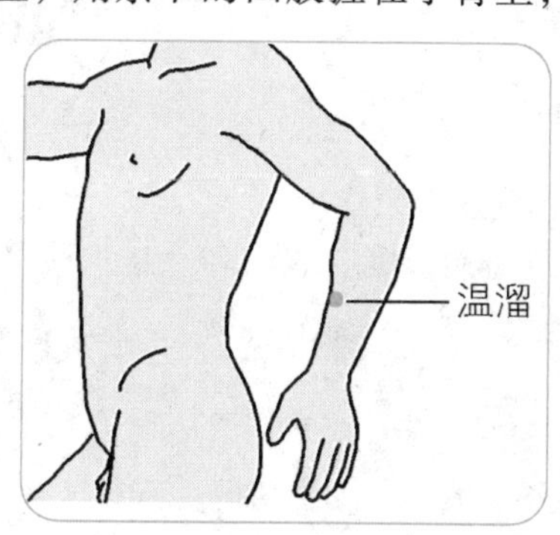

刺灸方法 直刺 0.5 ~ 0.8 寸。有余气则泻，不足则补，偏寒加灸。

适用症状 头痛、颜面疖肿、面神经炎、扁桃体炎、腮腺炎、口腔炎、舌炎、咽喉肿痛、前臂疼痛、癫狂、肢肿。

配伍疗法 配合谷治头痛。

下廉穴

穴位解说 下，与上相对，指下部或下方；廉，指边缘。该穴名意指位于上廉之下，桡骨的外下方，故名。

取　　穴 在前臂背面桡侧，当阳溪与曲池连线上，肘横纹下 4 寸。阳溪与曲池之连线上，上 1/3 与下 2/3 交界处为取穴部位。

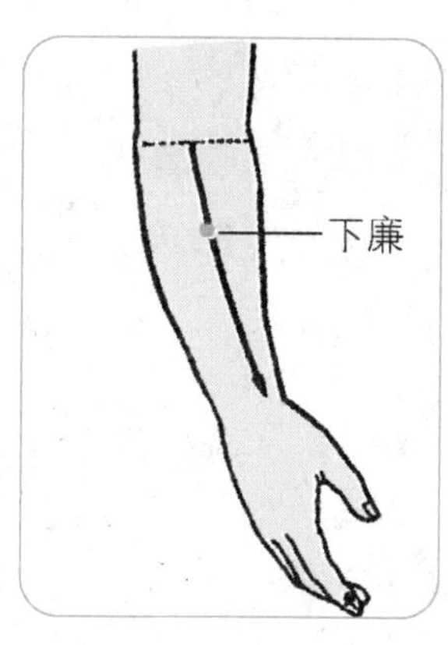

按摩方法 以一手的拇指按压另一手臂上的下廉穴。按压此穴时，时间不需太久，力度以穴位有酸胀感为宜。对儿童施治时，力度不可太大，时间也不可太久。每次 3 ~ 5 分钟，每日 2 ~ 3 次。

刺灸方法 直刺 0.5 ~ 1 寸。热则泻针出气或凉药水针，寒则补针多留或灸。

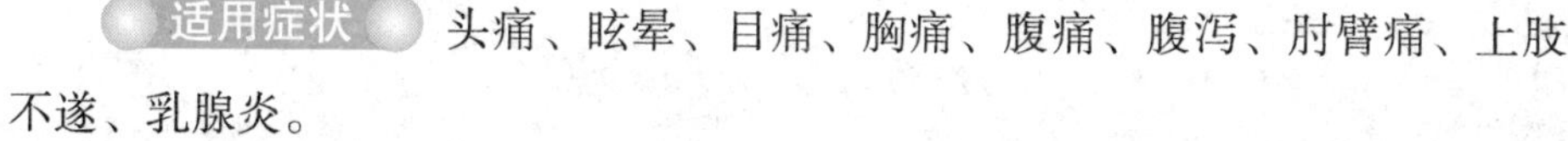

适用症状 头痛、眩晕、目痛、胸痛、腹痛、腹泻、肘臂痛、上肢不遂、乳腺炎。

配伍疗法 配风池、印堂治头痛，配阳溪、合谷、商阳治牙痛，配曲池、神阙治腹痛。

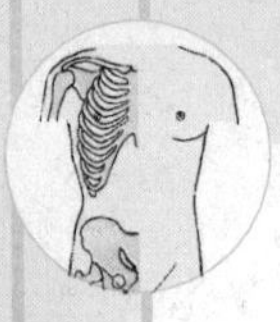

手三里穴

穴位解说 手，指穴位所在部位为手部；三里，指穴内气血畅质所覆盖的范围。该穴名意指大肠经冷降的浊气在此处覆盖，范围如三里之广。

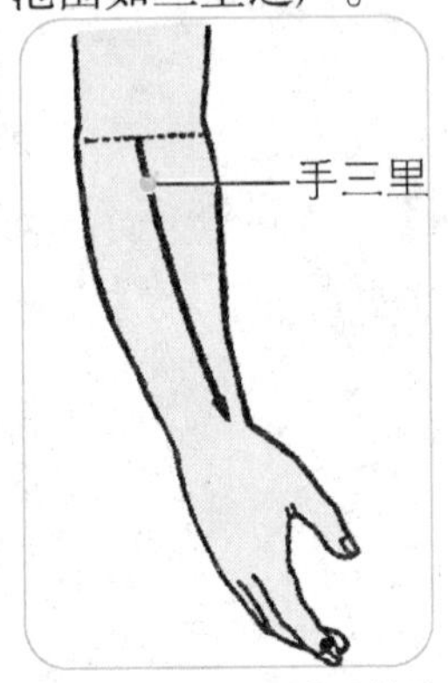

取　穴 在前臂背面桡侧，当阳溪与曲池连线上，肘横纹下2寸。取穴时伸直前臂，手肘弯曲处向前三指，在阳溪与曲池连线上，用手按之疼痛处即是。

按摩方法 用一手的大拇指垂直弹拔另一该手臂的手三里穴。弹拔时，用手臂发力，带动腕部活动，不可直接用腕部发力，以免造成腕部损伤。弹拨该处酸痛感明显。

刺灸方法 直刺0.8～1.2寸。寒盛则补之或点刺出血，湿盛则泻之，热盛则泻针出气或凉药水针。

适用症状 牙痛颊肿、感冒、面神经炎、眼目诸疾、肘关节炎与劳损、乳腺炎、肠炎、高血压病、半身不遂、颈淋巴结核、溃疡病。

配伍疗法 配通里、前谷、合谷、天鼎治失盲，配头维、四白、睛明、太冲、曲池治视物不明。

曲池穴

穴位解说 曲，隐秘也，不被察觉之意；池，水的围合之所。意指本穴物质为手三里穴降地之雨气化而来，位处地之上部，性湿浊滞重，有如雾露，为隐秘之水，故名。

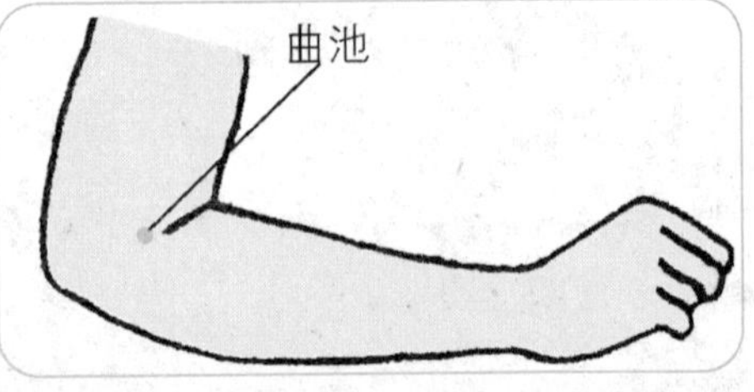

取　穴 在肘横纹外侧端，屈肘时当尺泽与肱骨外上髁连线中点。仰掌屈肘成45°，肘关节桡侧，肘横纹尽处为取穴部位。

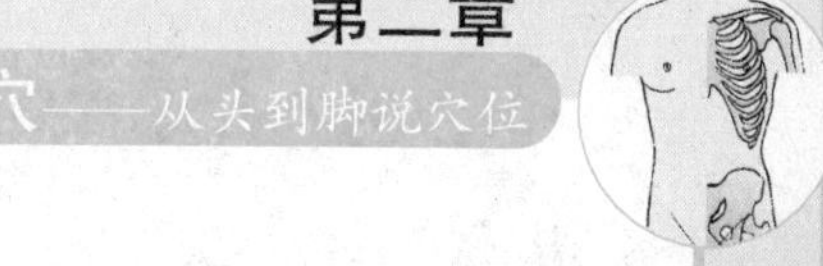

按摩方法 用一手轻握另一手肘下，弯曲大拇指以指腹垂直掐按穴位。每次按压，先左手后右手，每天早、晚各1次，每次掐揉1～3分钟。

刺灸方法 直刺1～1.5寸，可灸。寒则补而灸之，热则泻之或凉药水针。

适用症状 热病、高血压、扁桃体炎、甲状腺肿大、急性胃肠炎、咽痛、半身不遂、肩痛不举、膝关节肿痛、头痛、头晕、目赤肿痛、视物不清、牙痛、月经不调、风疹、湿疹、荨麻疹、疥疮、丹毒、腹痛、吐泻、癫狂、瘛疭、瘰疬。

配伍疗法 配外关、阳溪、合谷治上肢不遂，配大椎、鱼际、合谷、外关治咳嗽，配乳根、内关、膻中、合谷、前谷、后溪、少泽治缺乳。

肘髎穴

穴位解说 肘，肘部，指穴所在部位；髎，孔隙，指穴内气血的运行通道为孔隙。肘髎即指肘关节处大骨外廉凹陷处。

取　　穴 在臂外侧，肱骨外上髁上缘，髁上嵴的前缘。屈肘，曲池上方1寸，当肱骨边缘处取穴。

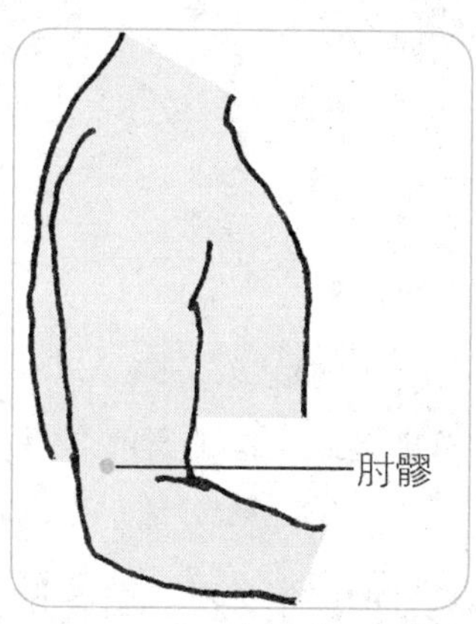

按摩方法 采用按、揉、点等手法，每次2～3分钟，每日2～3次。

刺灸方法 直刺0.5～1寸。寒则通之，湿则泻之，热则凉药水针。

适用症状 肩周炎、肘关节炎与劳损、肱骨外上髁炎、脑卒中、偏瘫、肘臂疾病。

配伍疗法 配曲池治肘臂酸痛、麻木、挛急。

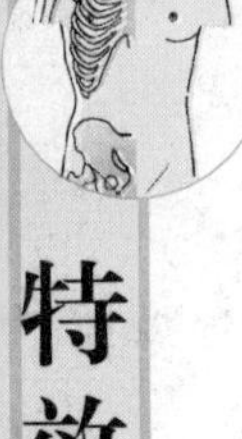

臂臑穴

穴位解说 臂，通指上肢；臑，上臂肉隆起处。此穴位于上臂（臂）三角肌（臑）止点处，故名。

取　穴 在臂外侧，三角肌止点处，当曲池与肩髃连线上，曲池上7寸。屈肘，紧握拳，上肢用力令其紧张，三角肌下端偏内侧处为取穴部位。

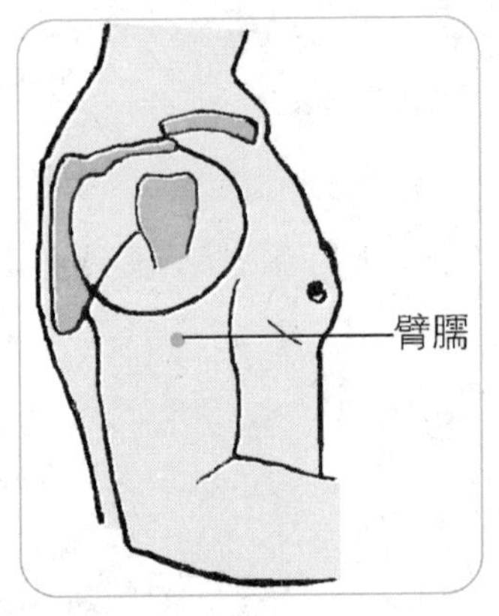

按摩方法 以一只手的食指和中指共同作圈状按压另一手臂的臂臑穴，可适当用力，以达到更好的效果。每次4～5分钟，每日2～3次。

刺灸方法 直刺或向上斜刺0.8～1寸。实则泻针出气，虚则补之或微灸。

适用症状 结膜炎、麦粒肿、角膜炎、屈光不正、色弱、肩周炎、肩臂痛、脑卒中偏瘫、甲状腺肿、瘰疬。

配伍疗法 配肩髃、曲池、合谷、支正、小海治肩臂疼痛，配照海、四白、睛明、光明、承泣、太冲治目赤痛，配太冲、外关、曲池治上肢不遂。

肩髃穴

穴位解说 肩，肩部；髃，隅角。肩髃即指此穴位于肩前之隅角。

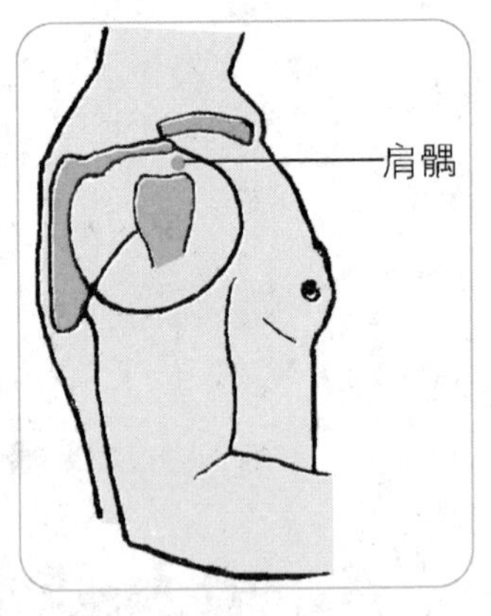

取　穴 在肩部，三角肌上，臂外展或向前平伸时，当肩峰前下方凹陷处。上臂外展至水平位，在肩峰外侧缘前后端关节上出现2个凹陷，前面的凹陷为取穴部位。

按摩方法 中指和食指并拢，以指腹垂直按压穴位，两肩按摩方法相同，每日早、

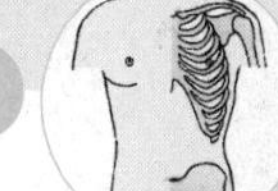

晚，左、右各按压1～3分钟。

刺灸方法 直刺或向下斜刺0.8～1.5寸。寒则补而灸之，热则泻之或凉药水针。

适用症状 颈项强痛、肩周炎、偏瘫、瘾疹、瘰疬。

配伍疗法 配曲池、外关、手三里治上肢不遂，配上廉、下廉治肩周炎。

天鼎穴

穴位解说 天，天空，指上而言；鼎，古器物名，此处比喻人的头颅。头形似鼎，穴在耳下颈部。

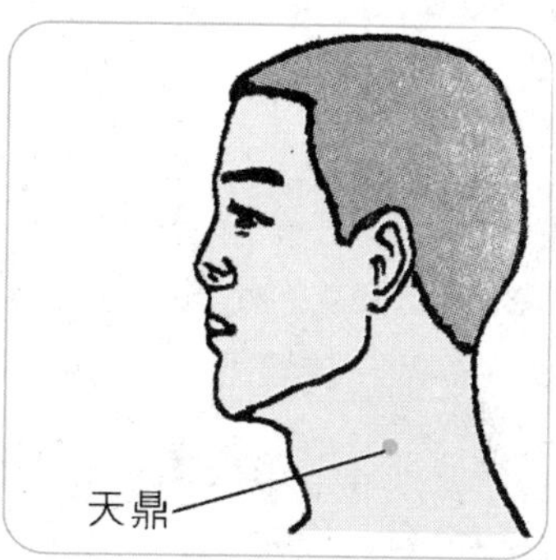

取　　穴 在颈外侧部，胸锁乳突肌后缘，当喉结旁，扶突与缺盆连线中点。于扶突穴下1寸，胸锁乳突肌胸骨头与锁骨头汇合处取穴。

按摩方法 用手指指腹按压此穴，做环状运动。每次按压3～5分钟。

刺灸方法 直刺0.5～0.8寸。寒则补之并久留针，热则泻之。

适用症状 暴喑、气哽、咽喉肿痛、瘰疬、瘿气、听力减退、膈肌痉挛。

配伍疗法 配少商治咽喉肿痛，配合谷治瘿气。

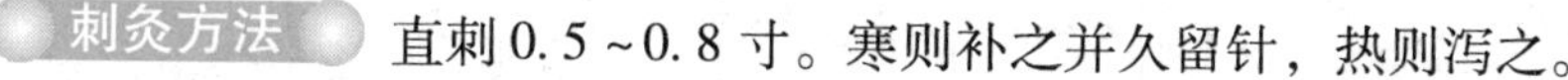

口禾髎穴

穴位解说 口，口部；禾，谷物；髎，间隙。意指谷物从口入胃，本穴就位于口旁骨隙中。

取　　穴 在面部，横平人中沟上1/3与下2/3交点，鼻孔外缘直

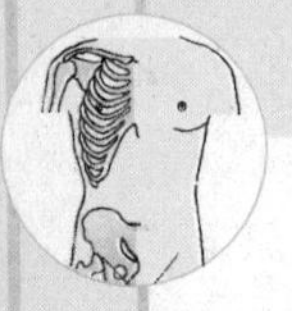

下。在上唇部鼻孔外缘直下，平人中穴，此处为取穴部位。

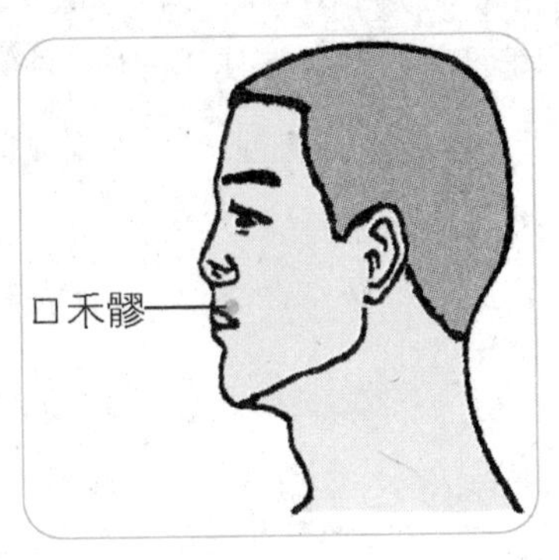

按摩方法 用两手手指指腹按摩，做环状运动。每次按摩 2 分钟左右。

刺灸方法 直刺或斜刺 0.3 ~0.5 寸，禁灸。寒则通之，热则泻之。

适用症状 鼻塞、流鼻涕、鼻衄、口㖞、口噤、龋齿、牙龈脓肿。

配伍疗法 配上星治鼻衄，配地仓治口眼歪斜。

扶突穴

穴位解说 扶，旁边；突，隆起，指喉结。扶突意为此穴在喉结旁。

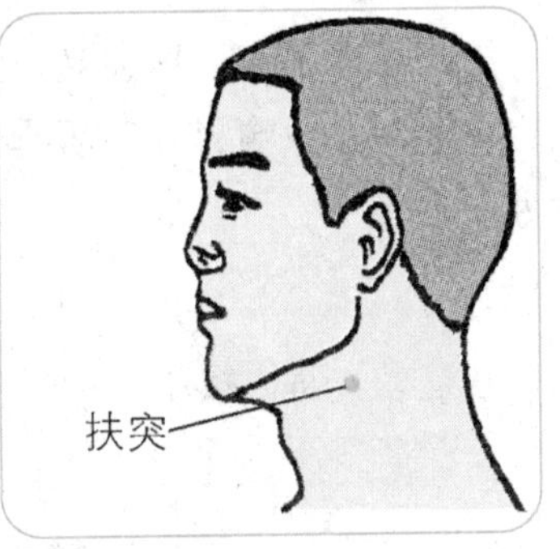

取　　穴 在颈外侧，结喉旁，胸锁乳突肌前、后缘之间。于平甲状软骨，胸锁乳突肌的肌中取穴。

按摩方法 食指和中指并拢，以指腹按压穴位，每次左、右各按压 1 ~3 分钟。

刺灸方法 直刺 0.5 ~0.8 寸。避开颈动脉。

适用症状 咳嗽、哮喘、咽喉肿痛、急性喉炎、呃逆、癔病性失语、颈淋巴结结核、甲状腺肿、高血压病、三叉神经痛、肩臂痛、皮肤病、偏瘫。

配伍疗法 配合谷治瘿气。

迎香穴

穴位解说 迎，迎受；香，脾胃五谷之气。本穴位于鼻旁，意指接受胃经供给的气血，能迎来香气，改善嗅觉。

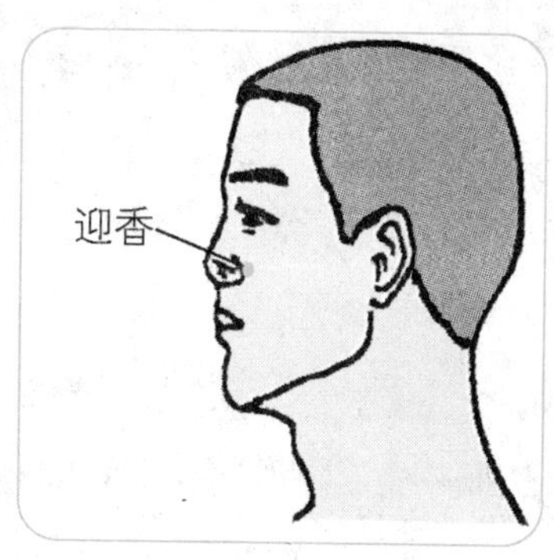

取　穴 在鼻翼外缘中点旁，当鼻唇沟中。采用正坐姿势，在鼻翼旁开约 1 厘米皱纹中取穴。

按摩方法 端坐位，两手的食指或中指指腹同时点揉鼻翼两侧迎香穴，用力适度，以有酸胀感为佳，每次点揉 3 ~5 分钟，早、晚各 1 次。

刺灸方法 斜刺或平刺 0.3 ~0.5 寸，禁灸。寒则通之，热则泻之。

适用症状 鼻塞、流鼻涕、鼻衄、牙龈脓肿、口歪、面痒、胆道蛔虫症。

配伍疗法 配印堂、合谷主治急、慢性鼻炎，配四白、地仓治疗面神经麻痹、面肌痉挛，配阳陵泉、丘墟主治胆道蛔虫症。

第 3 节 足阳明胃经

——求生必须通胃经

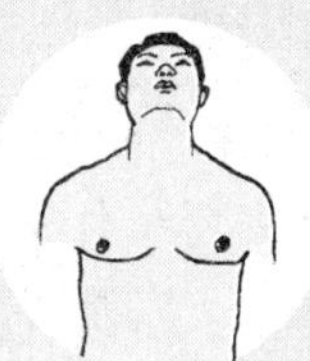

巨髎穴

穴位解说 巨，巨大也；髎，孔隙。意指此穴正值颧骨下，凹陷较巨大，故名。

取　穴 在面部，瞳孔直下，平鼻翼下缘处，当鼻唇沟外侧。正坐平视，瞳孔直下垂直线与鼻翼下缘水平线的交点处为取穴部位。

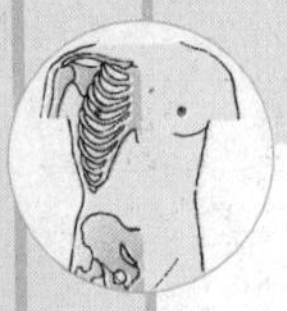

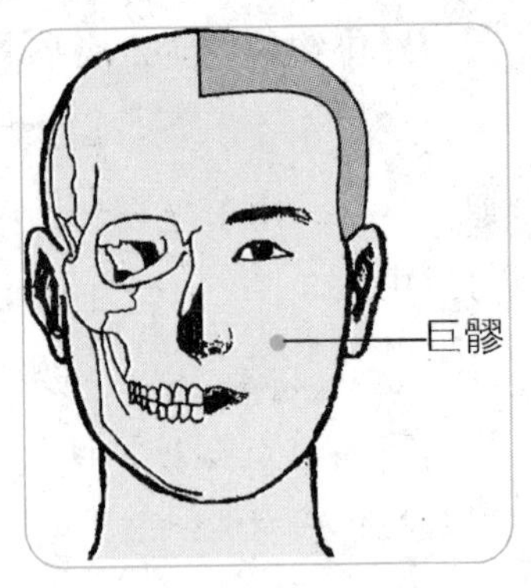

按摩方法 用两手手指指腹按压此穴，做环状运动。注意施力时，方向要朝颧骨方向。

刺灸方法 斜刺或平刺 0.3～0.5 寸。寒则补而灸之，热则泻针出气。

适用症状 眼部疾病、鼻衄、牙痛、三叉神经痛、面神经炎、上颌窦炎、口眼歪斜。

配伍疗法 配合谷治牙痛，配地仓、颊车治口眼歪斜。

承泣穴

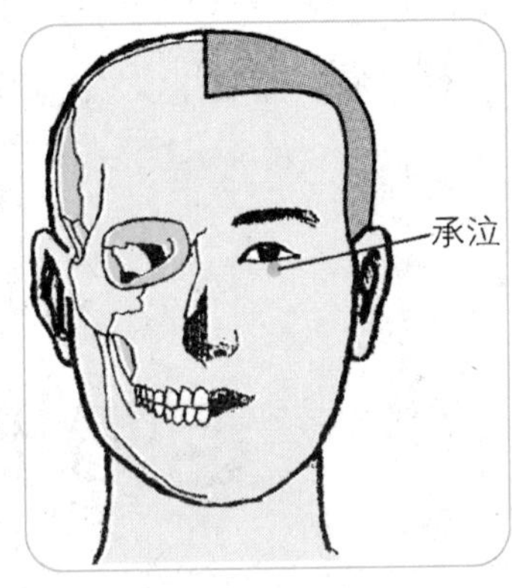

穴位解说 承，承受；泣，泪水，流泪。意指穴在目下，犹如承受泪水的部位。

取　　穴 在面部，瞳孔直下，当眼球与眶下缘之间。于瞳孔直下 7 分，下眼眶边上取穴。

按摩方法 双手食指伸直，以食指指腹揉按左右穴位，每次 1～3 分钟。

刺灸方法 直刺 0.5～1 寸，不宜提插。寒则补之，热则泻之。

适用症状 外眼炎症、泪囊炎、屈光不正、夜盲症、青光眼、视神经炎、视网膜炎、视神经萎缩、白内障、眶下神经痛、口眼歪斜、面肌痉挛。

配伍疗法 配太阳治目赤肿痛，配阳白治口眼歪斜。

地仓穴

穴位解说 地，脾胃之土也；仓，五谷存储聚散之所也。意指该穴

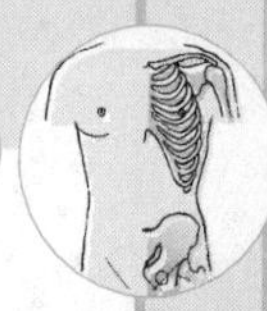

位于口角之旁，面下之部，口能容纳食物，且入于胃，故名。

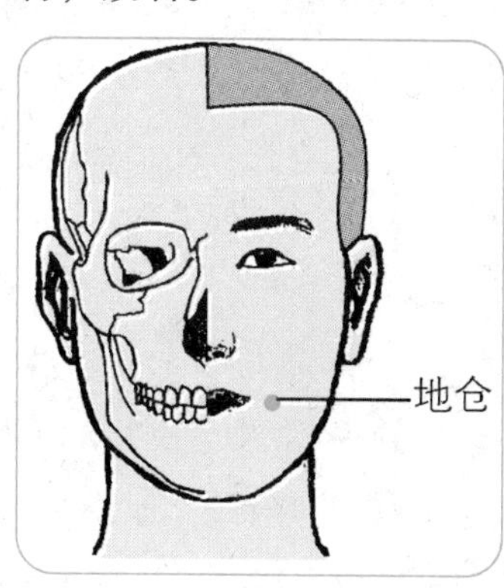

取　穴 在面部，口角外侧，上直对瞳孔。于口角旁约0.4寸，上直对瞳孔处取穴。

按摩方法 双手食指伸直，以食指指腹揉按左右穴位，每次1~3分钟。

刺灸方法 斜刺或平刺0.5~0.8寸。可向颊车穴透刺。寒则通之补之，热则泻之。

适用症状 流涎、面肌痉挛、面神经炎、牙痛、三叉神经痛、唇缓不收、口眼歪斜、口腔黏膜炎。

配伍疗法 配颊车、合谷治口歪、流涎。

大迎穴

穴位解说 大，大小之大，多也；迎，迎接，接受。该穴名意指胃经气血物质的大部分由本穴上输头部。

取　穴 在下颌角前方，咬肌附着部前缘凹陷中，当面动脉搏动处。闭口鼓气，下颌角前下方沟形凹陷处为取穴部位。

按摩方法 以双手拇指指腹按于大迎穴，其他手指支持于面部。按摩时，用力要适度，幅度要适中。每次2分钟，每日3次。

刺灸方法 斜刺或平刺0.3~0.5寸，避开动脉。寒则补而灸之，热则泻之。

适用症状 面肌痉挛、面神经炎、三叉神经痛、腮腺炎、牙痛颊肿、口腔黏膜炎、口眼歪斜。

配伍疗法 配颊车治牙痛，配承泣、四白、地仓、颊车、头维治眼睑痉挛。

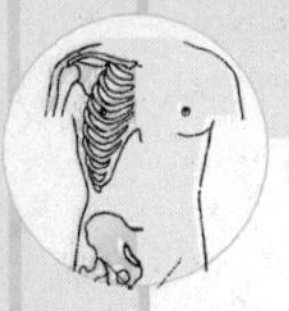

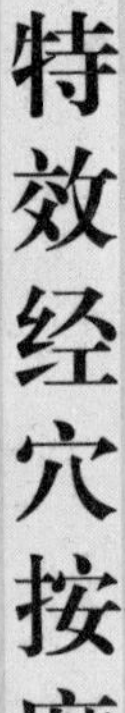

颊车穴

穴位解说 颊，指穴所在的部位为面颊；车，运载工具也。意指本穴如车载一般，将气血物质循胃经输送于头，故名。

取　穴 在面颊部，下颌角前上方约一横指（中指），当咀嚼时咬肌隆起，按之凹陷处。于头部侧面下颌骨边角上，向鼻子斜向约1厘米处的凹陷中取穴。

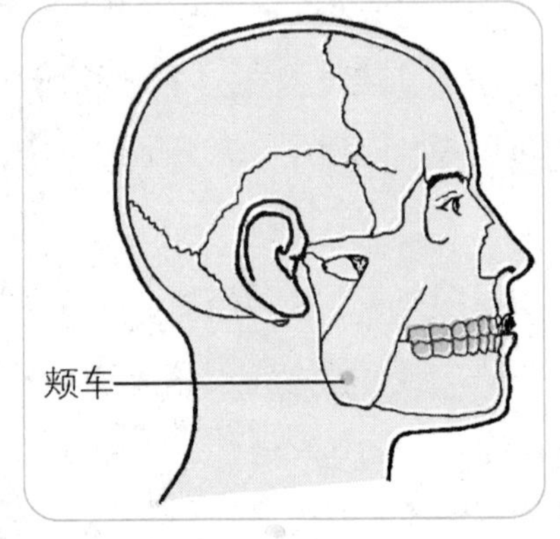

按摩方法 正坐，举起双手，指尖向上，掌心向内，以中指或食指指腹点揉两侧颊车穴。点揉时指腹紧贴皮肤，不能与皮肤表面形成摩擦。点揉该穴时力度要均匀、柔和、渗透，以感觉酸痛为佳。每天早、晚各1次，每次3～5分钟，双侧颊车穴同时点揉。

刺灸方法 直刺0.3～0.5寸，或平刺0.5～1寸。寒则补而灸之，热则泻之。

适用症状 牙痛颊肿、牙关不利、面神经炎、三叉神经痛、口眼歪斜、口腔炎、腮腺炎、下颌关节炎、失音。

配伍疗法 配下关、阳白、合谷治三叉神经痛，配支沟、内关、鱼际治失音。

下关穴

穴位解说 下，下方；关，关界，指颧骨弓。穴在其下缘，与上关相对。

取　穴 在面部，耳前方，当颧弓下缘中央与下颌切迹所形成的凹陷中。闭口，由耳屏向前摸有一高骨，其下方有一凹陷，若张口，则该凹陷闭合和突起，此凹陷为取穴部位。

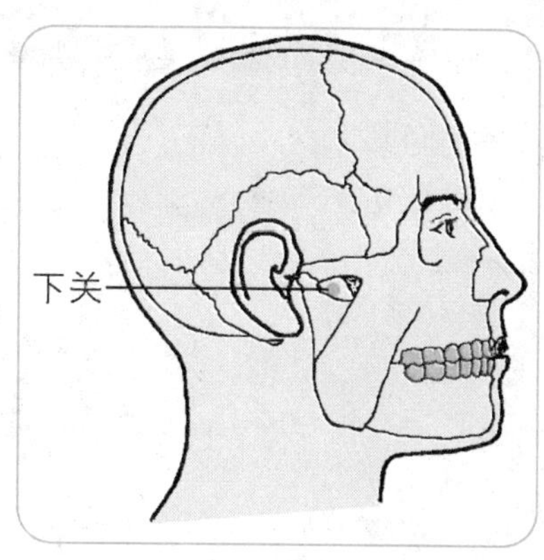

按摩方法 正坐，举起双手，指尖向上，掌心向内，以中指或食指指腹点揉两侧下关穴。点揉时指腹要紧贴皮肤，不能与皮肤表面形成摩擦。点揉该穴时力度要均匀、柔和、渗透。每天早、晚各1次，每次3~5分钟，双侧下关穴同时点揉。

刺灸方法 直刺0.5~1寸，可灸。寒则补而灸之，热则泻针出气。

适用症状 耳聋、耳鸣、耳中流脓、牙痛、鼻塞、鼻炎、牙关开合不利、口眼歪斜、张口困难、面痛、三叉神经痛。

配伍疗法 配颧髎、迎香治鼻炎，配翳风治耳疾。

头维穴

穴位解说 头，头部；维，隅角，维护。穴在头之额角部位。该穴位意指两侧的头维穴就像是侍立于头部两侧的卫兵一样，维护着我们头脑的健康，故名。

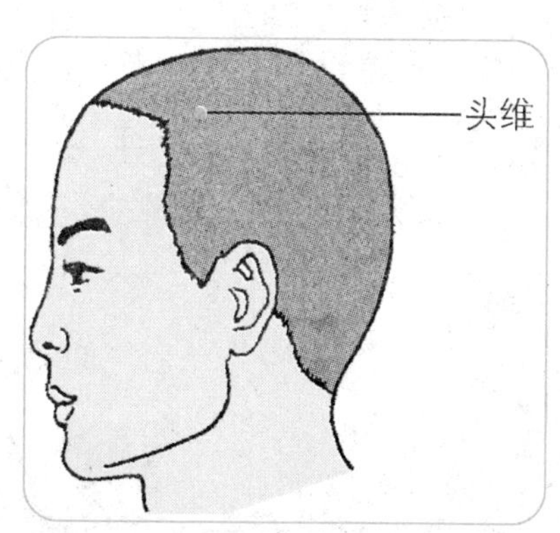

取　　穴 在头侧部，当额角发际直上0.5寸，头正中线旁4.5寸。鬓角前缘向上直线与前发际交点上5分处为取穴部位。

按摩方法 正坐，举起双手，指尖向上，掌心向内，以中指或食指指腹点揉两侧头维穴。点揉时指腹要紧贴皮肤，不能摩擦头皮和头发。点揉该穴时力度要均匀、柔和、渗透。每天早、晚各1次，每次3~5分钟，双侧头维穴同时点揉。

刺灸方法 平刺0.5~1寸。寒则补而灸之，热则泻之。

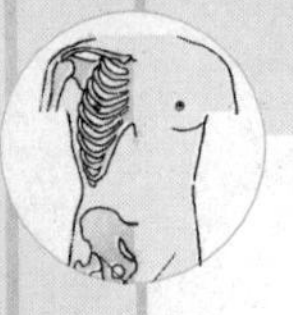

适用症状 头痛、头晕、目眩、眼痛、迎风流泪、视物不清、眼睑痉挛、结膜炎。

配伍疗法 配合谷治头痛，配太冲治目眩。

人迎穴

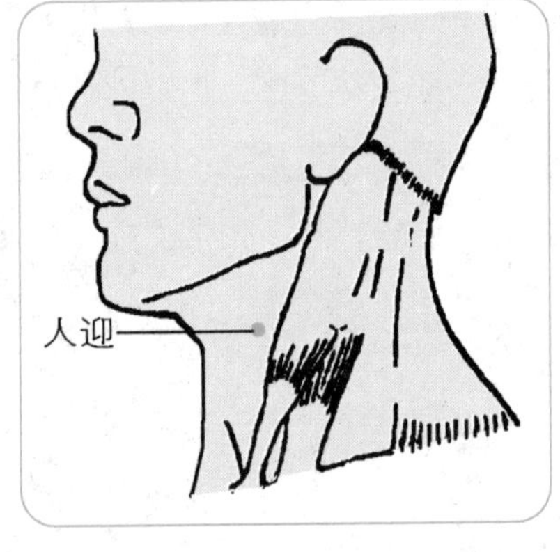

穴位解说 人，民众也；迎，迎受也。人迎意指胃经气血由本穴向胸膜以下的身体部位传输。头部为君，其所受气血为大，胸腹手足部为民，气血物质的配送方式不同，故名。

取　穴 在颈部，喉结旁，当胸锁乳突肌前缘，颈总动脉搏动处。摸颈总动脉搏动之内侧缘，平喉结处为取穴部位。

按摩方法 以拇指指腹轻轻上下按压人迎穴，左、右各1~3分钟。

刺灸方法 直刺0.5~1.2寸，避开颈总动脉。寒则补而灸之，热则泻针出气。

适用症状 高血压病、哮喘、咽喉肿痛、瘰疬、甲状腺肿、声音嘶哑、偏瘫、饮食难下、慢性支气管炎。

配伍疗法 配水突、气舍治饮食难下是，配翳风穴治偏头痛，配大椎、太冲治高血压病。

水突穴

穴位解说 水，水谷，食物；突，穿过，有碰撞之意。该穴名意指此穴主治水饮上呛，咳逆上气，故名。

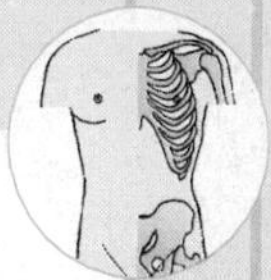

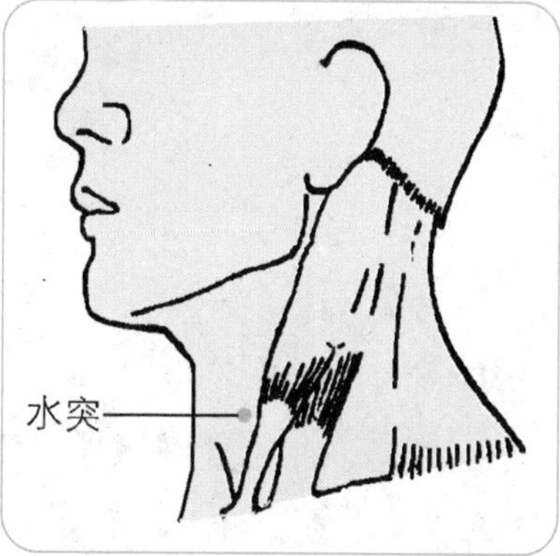

取　　穴　在颈部，胸锁乳突肌前缘，当人迎与气舍连线的中点。人迎直下约1寸，胸锁乳突肌的前缘为取穴部位。

按摩方法　用两手手指指腹端按压此穴。力度适中。每次拉压3～5分钟。

刺灸方法　直刺0.3～0.5寸。寒则补之，热则泻之。

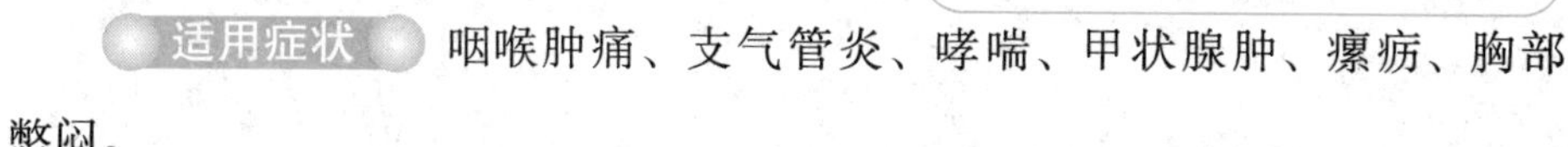

适用症状　咽喉肿痛、支气管炎、哮喘、甲状腺肿、瘰疬、胸部憋闷。

配伍疗法　配人迎、气舍、气户治胸满气逆，配天突治咳嗽、气喘。

气舍穴

穴位解说　气，空气，指肺胃之气；舍，宅舍。穴在气管旁，犹如气之宅舍。

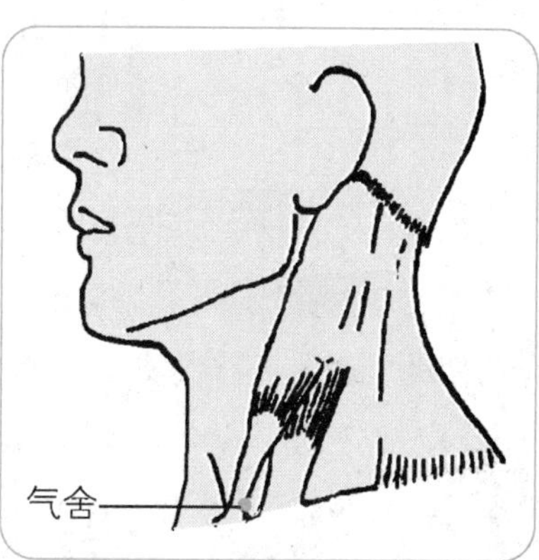

取　　穴　在颈部，当锁骨内侧端的上缘，胸锁乳突肌的胸骨头与锁骨头之间。于上胸部，锁骨根部稍中之处取穴。

按摩方法　用两手手指腹按压此穴。注意用力要适中。每次按压3～5分钟。

刺灸方法　直刺0.3～0.5寸，可灸。寒则补而灸之，热则泻之。

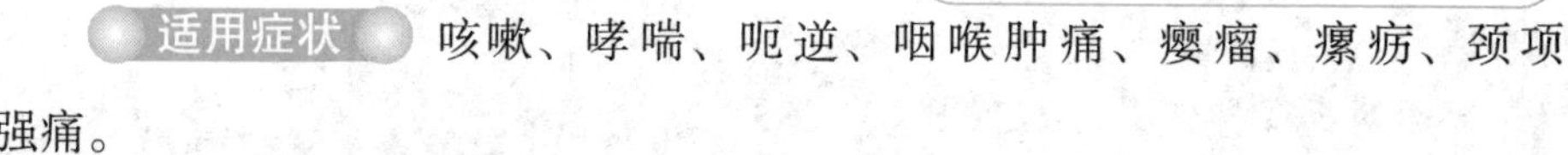

适用症状　咳嗽、哮喘、呃逆、咽喉肿痛、瘿瘤、瘰疬、颈项强痛。

配伍疗法　配水突治瘿瘤。

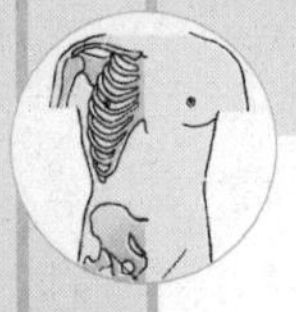

缺盆穴

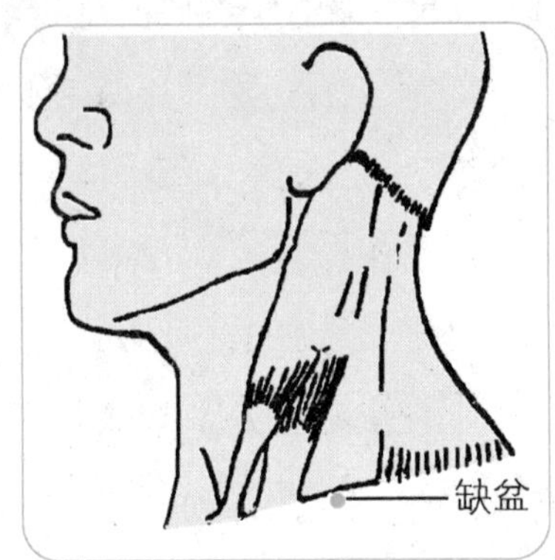

穴位解说 缺，凹陷；盆，器物名。意指本穴位于锁骨上窝之凹陷，犹如不完整的盆中，故名。

取　　穴 在锁骨上窝中央，距前正中线4寸。在锁骨上窝中央，距前正中线4寸取穴。

按摩方法 用双手手指指端按压此穴，并做环状运动。每次按压3～5分钟。

刺灸方法 直刺或向后背横刺0.3～0.5寸，不可深刺，以防止刺伤胸膜，引起气胸。寒则点刺出血或补而灸之，热则泻针出气。

适用症状 咽喉肿痛、支气管炎、胸膜炎、哮喘、瘰疬、淋巴结肿大。

配伍疗法 配肺俞治咳嗽。

乳中穴

穴位解说 乳，乳头；中，正中。穴在乳头正中，以部位命名。

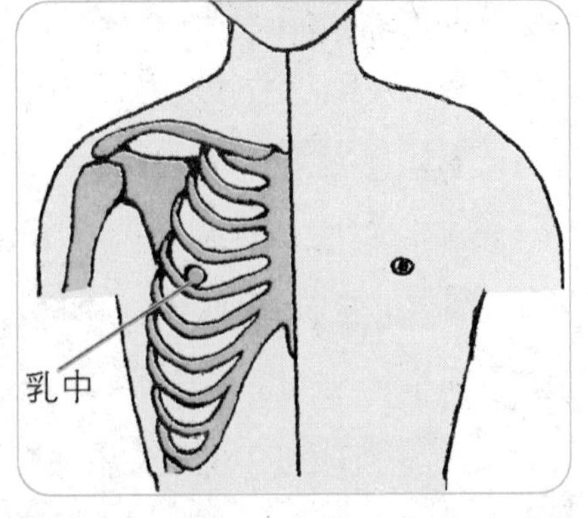

取　　穴 在胸部，乳头中央。于第四肋间隙，乳头中央，距前正中线4寸取穴。

按摩方法 用两手的中指同时用力揉按穴道，有酸胀的感觉。每天早、晚轮流用两手揉按穴位，每次揉按1～3分钟。

刺灸方法 本穴只作胸腹部穴位定位标志。寒则灸之，热则凉药敷之，不宜针刺。

适用症状 猝癫、小儿暴疠、中暑、热渴、胞衣不下、乳汁不畅。

配伍疗法 配膺窗、乳根、巨虚、下廉、太冲、复溜治乳痈。

膺窗穴

穴位解说 膺，胸也；窗，空孔也。该穴在胸的上部，犹如胸室之窗，故名。

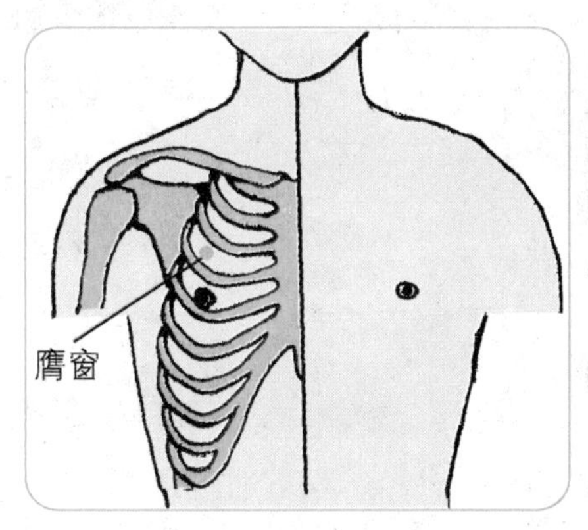

取　穴 在胸部，当第三肋间隙，距前正中线4寸。于第三肋间隙，在乳头中心线上，距离乳头二指处取穴。

按摩方法 用双手手指指端按压此穴，并做环状运动。每次按压3～5分钟。

刺灸方法 斜刺或平刺0.5～0.8寸，可灸。寒则补灸之，热则泻之。

适用症状 咳嗽、哮喘、胸胁胀痛、乳腺炎、心律失常、心动过速。

配伍疗法 配屋翳治乳痈。

不容穴

穴位解说 不，不可；容，容纳。该穴名意指其能主治腹满，不能受纳水谷，故名。

取　穴 在上腹部，当脐中上6寸，距前正中线旁开2寸。将左手置于右手旁之上，掌心向下放于脐上6寸，旁开正中线2寸处取穴。

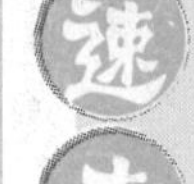

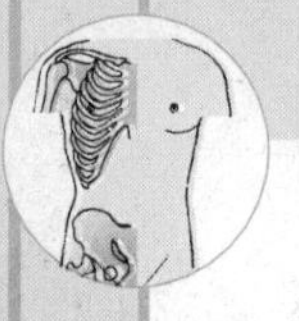

按摩方法 用双手手指指端按压此穴，并做环状运动。力度要轻。每次3分钟左右，每日2次。

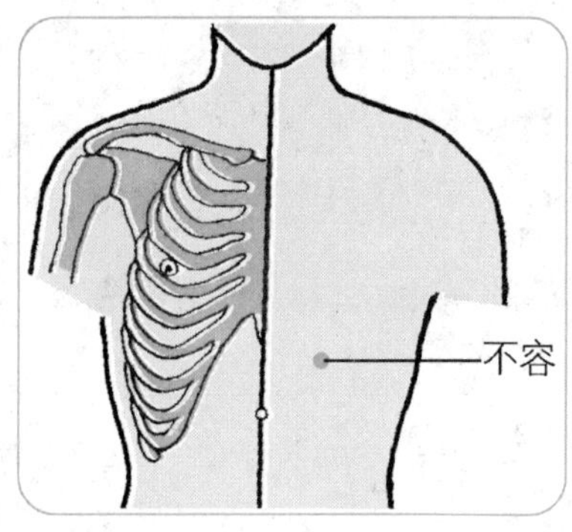

刺灸方法 直刺0.5~0.8寸，可灸。寒则补而灸之，热则泻之。

适用症状 胃痛、呕吐、食欲不振、腹胀。

配伍疗法 配中脘治胃病。

乳根穴

穴位解说 乳，乳房；根，根部。穴在乳房根部，以部位命名。

取　　穴 在胸部，当乳头直下，乳房根部，第五肋间隙，距前正中线4寸。在乳头中央直下一肋间处取穴。

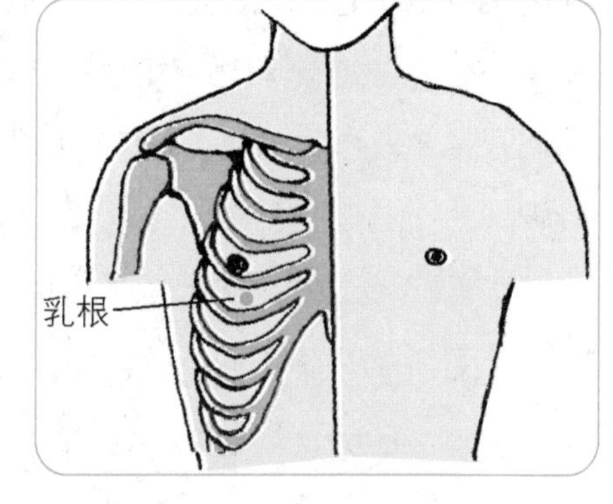

按摩方法 以中指，食指指腹着力按压。每天早、晚各揉按3~5分钟。

刺灸方法 斜刺或平刺0.5~0.8寸，可灸。寒则补而灸之，热则泻之。

适用症状 乳汁不足、乳腺炎、胸胁痛、噎嗝、肋间神经痛。

配伍疗法 配少泽、膻中治乳痈，配少泽、足三里治乳少。

水道穴

穴位解说 水，水液；道，道路。穴位深部相当于小肠并靠近膀胱，有通利水道的作用，故名。

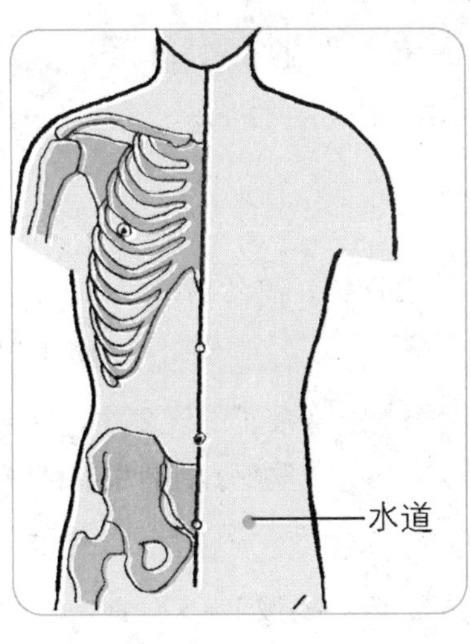

取　穴 在下腹部，当脐中下3寸，距前正中线2寸。仰卧位，在天枢直下3寸，任脉旁开2寸处取穴。

按摩方法 用双手手指指端按压此穴，做由内向外运动。每次3分钟左右，每日2次。

刺灸方法 直刺1～1.5寸，可灸。寒则点刺出血或补而灸之，热则泻针出气或水针。

适用症状 小腹胀满、尿路感染、多尿、夜尿症、肾炎、水肿、尿潴留、月经不调、痛经。

配伍疗法 配三阴交、中极治痛经、不孕。

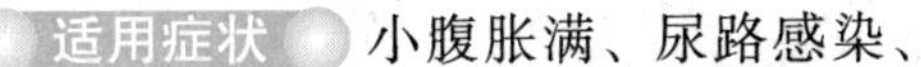

滑肉门穴

穴位解说 滑，美好；肉，肌肉；门，门户。滑肉，为初步消化后的精细食物。意指食物至此已分清别浊，犹如精细食物通过之门户。

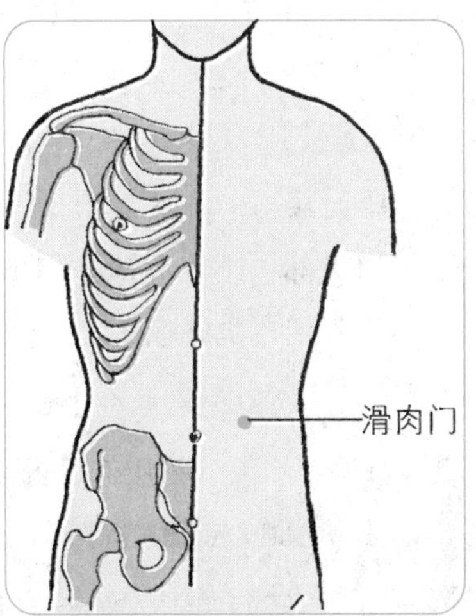

取　穴 在上腹部，当脐中上1寸，距前正中线2寸。于水分穴旁开2寸处取穴。

按摩方法 以食指、中指、无名指三指，指腹垂直下按，再向外拉，用力揉按，早、晚各1次，每次揉按1～3分钟。

刺灸方法 直刺0.8～1.2寸，可灸。寒则补之，热则泻之。

适用症状 胃痛、呕吐、癫狂。

配伍疗法 配足三里治胃痛。

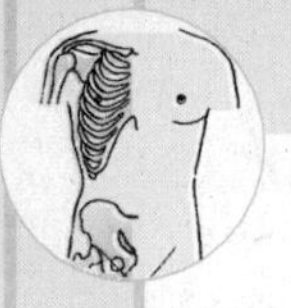

气冲穴

穴位解说　气，指经气；冲，冲要。意指穴在气街部位，为经气流注之冲要，故名。

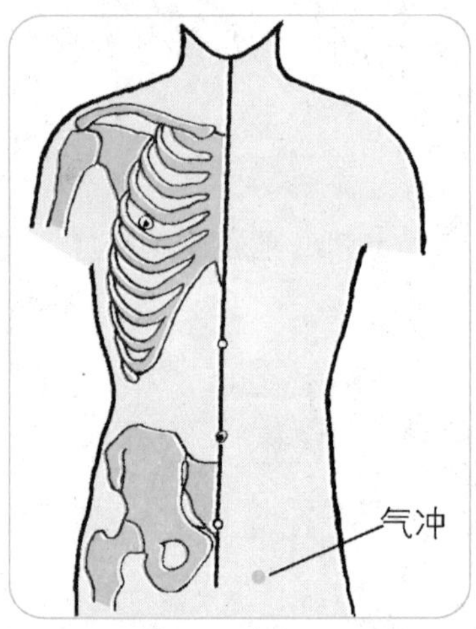

取　　穴　在腹股沟稍上方，当脐中下5寸，距前正中线2寸。可采用正坐或仰卧的姿势，于上胸部，锁骨根部稍中之处取穴。

按摩方法　以食指指腹揉按，每日早、晚各揉按1～3分钟。

刺灸方法　直刺0.3～0.5寸，不宜灸。寒则补之，热则泻之。

适用症状　咽喉肿痛、气喘、呃逆、瘰疬、颈项强、瘿瘤、小腹疼痛、疝气、外阴肿痛、月经不调、不孕、胎产诸疾、阴茎肿痛、阳痿。

配伍疗法　配气海治肠鸣、腹痛，配水突治瘿瘤。

天枢穴

穴位解说　天，指上部；枢，指枢纽。古时候根据肚脐来分上、下腹部，脐上应天，属天部；脐下应地，属地部。穴当肚脐两旁，为胃肠气机之枢纽，故名。

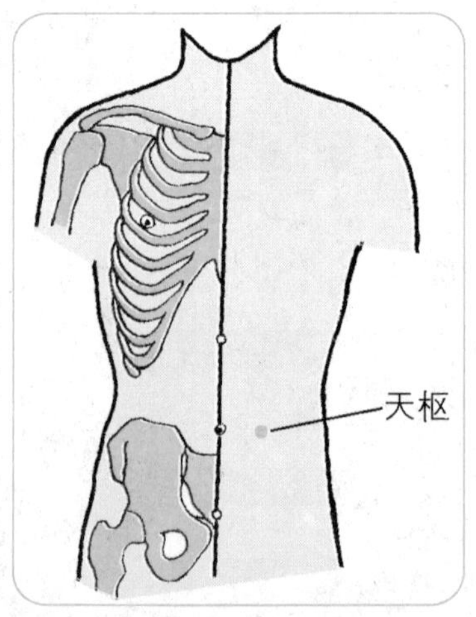

取　　穴　在上腹部，横平脐中，前正中线旁开2寸。采用仰卧的姿势，于人体中腹部，肚脐两侧2寸处，肚脐向左右三指宽处取穴。

按摩方法　双手掌心向下，以食指、中指、无名指三个手指头垂直下按并向外按压。

施力点在中指指腹。每天早、晚各按1次，每次按揉1~3分钟。

刺灸方法 直刺1~1.5寸，可灸。寒则补而灸之，热则针出气或水针。

适用症状 腹胀、肠鸣、绕脐腹痛、便秘、泄泻、痢疾、月经不调、痛经。

配伍疗法 配曲池、梁门、阴陵泉治寒湿泄泻，配合谷、足三里治热结便秘。

大巨穴

穴位解说 大，大小之大；巨，巨大。意指当腹部隆起最高、最大处为该穴，故名。

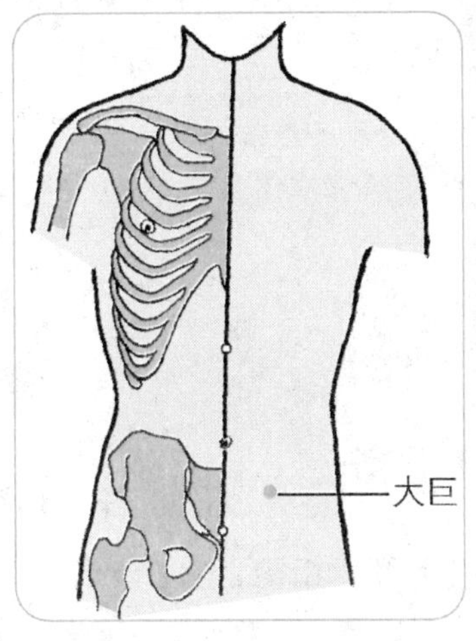

取　　穴 在下腹部，当脐中下2寸，距前正中线2寸。于人体下腹部，从肚脐到耻骨上方画一线，将此线四等分，从肚脐往下四分之三点的左右三指宽处取穴。

按摩方法 用双手手指指端按压此穴，并做环状运动。每次3分钟左右，每日2次。

刺灸方法 直刺1~1.5寸，可灸。寒则点刺出血或补而灸之，热则泻针出气。

适用症状 小腹胀满、小便不利、疝气、遗精、早泄、便秘、腰疼、月经痛。

配伍疗法 配中极、次髎治小便不利。

伏兔穴

穴位解说 伏，俯伏；兔，兔子。穴位局部肌肉隆起，形如俯伏之兔。

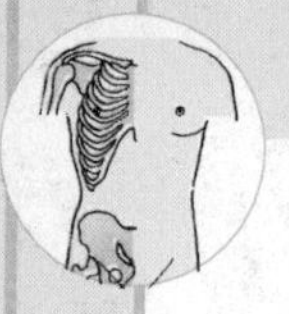

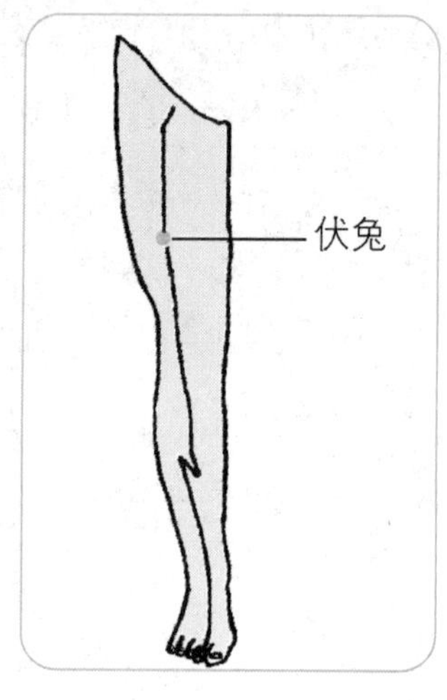

取　穴 在大腿前面，当髂前上棘与髌底外侧端的连线上，髌底上6寸。被取穴者正坐屈膝成90°，取穴者以手掌后第一横纹中点按在髌骨上缘中点，手指并拢压在被取穴者的大腿上，当中指尖端所达处为取穴部位。

按摩方法 用双手食、中、无名三指垂直揉按，或者可轻握拳，用手背指节突起处揉按。每天早晚各按1次，每次揉按1~3分钟。

刺灸方法 直刺0.6~1.2寸。寒则补而灸之，热则泻针出气或水针。

适用症状 腰腿痛、下肢麻木、瘫痪、脚气、荨麻疹、疝气、腹胀。

配伍疗法 配归来治疝气，配委中、足三里治下肢麻木，配合谷、曲池治荨麻疹。

梁丘穴

穴位解说 梁，山梁也；丘，丘陵、土堆也。梁丘名意指穴当膝上，犹如山梁之上，故名。

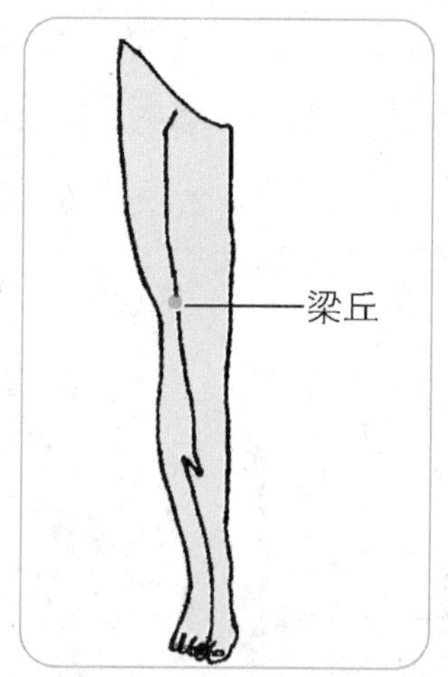

取　穴 屈膝，在大腿前面，当髂前上棘与髌底外侧端的连线上，髌底上2寸。下肢用力蹬直时，髌骨外上缘上方可见一凹陷，此凹陷正中处为取穴部位。

按摩方法 可用大拇指按揉此穴。按摩时，应用力沉稳，使力道深透。每次3~4分钟，每日3次。

刺灸方法 直刺1~1.2寸。可灸。寒则点刺出血或补而灸之，热则泻针出气或水针。

适用症状 头痛、膝关节痛、腿膝风湿痹痛、胃痛、腹泻、乳腺炎、下肢不遂、浮肿。

配伍疗法 配阴市、伏兔治下肢不遂，配内庭治胃热胃痛，配足三里、少泽、曲池治乳痛。

足三里穴

穴位解说 足，指穴位在足部；三里，指穴内物质作用的范围。古有以里为寸之说，穴在下肢，位于膝下 3 寸。

取　穴 在小腿前外侧，当犊鼻下 3 寸，距胫骨前缘一横指（中指）。采用站位，用同侧手张开虎口围住髌骨上外缘，余四指向下，中指尖处为取穴部位。

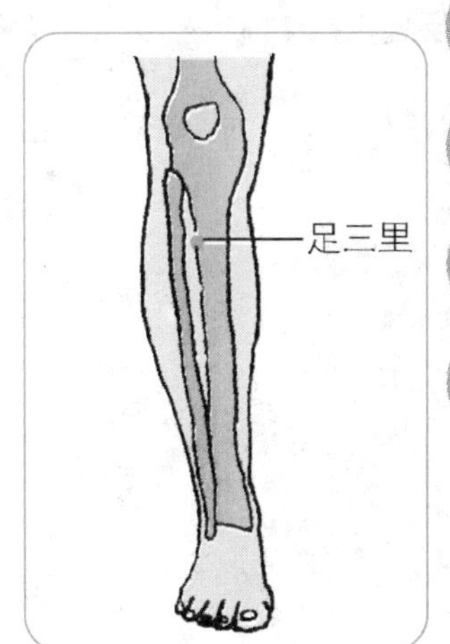

按摩方法 用中指的指腹垂直用力按压穴位，有酸痛、胀、麻的感觉。每天早、晚各按压 1 次，每次 1～3 分钟。

刺灸方法 直刺 1～2 寸。寒则补而灸之，热则泻针出气或水针。强壮保健常用温灸法。

适用症状 胃痛、呕吐、噎嗝、腹胀、肠鸣、泄泻、疳积、消化不良、痢疾、便秘、腹痛、乳痈、虚劳羸瘦、咳嗽气喘、心悸气短、乏力、头晕失眠、癫狂、膝关节疼痛、膝胫酸痛、中风偏瘫、脚气水肿。

配伍疗法 配丰隆治乳痈，配太冲、三阴交治痛经，配心俞、通里治心悸。

上巨虚穴

穴位解说 上，上部也；巨，范围巨大也；虚，中空也。由于胫、

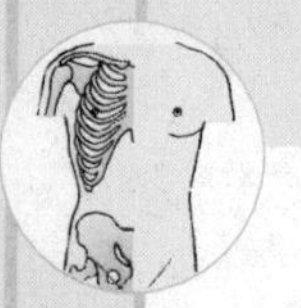

腓骨之间有大的孔隙，该穴位于此空隙的上方，与下巨虚相对，故名。

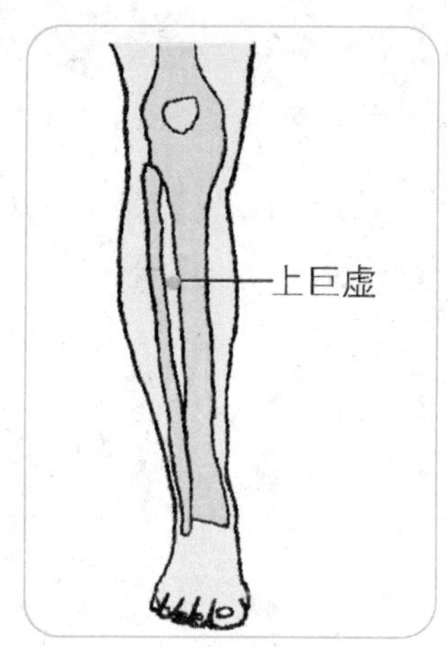

取　穴　在小腿前外侧，当犊鼻下6寸，距胫骨前缘一横指（中指）。于足三里下巨虚连线的中点取穴。

按摩方法　用双手指指端垂直用力按压此穴。每日2次，每次5分钟左右。

刺灸方法　直刺1~1.5寸，可灸。寒则点刺出血或补而灸之，热则泻针出气或水针。

适用症状　肠鸣、腹痛、泄泻、便秘、肠痈、面部痤疮、膝胫酸痛、下肢痿痹、脚气、阑尾炎。

配伍疗法　配地机、脾俞治腹胀，配胃俞治消化不良，配中脘、神门治肠鸣。

下巨虚穴

穴位解说　下，下部也；巨，范围巨大也；虚，中空。由于胫骨、腓骨之间形成较大的空隙，即中空。穴在此空隙下方，与上巨虚相对。

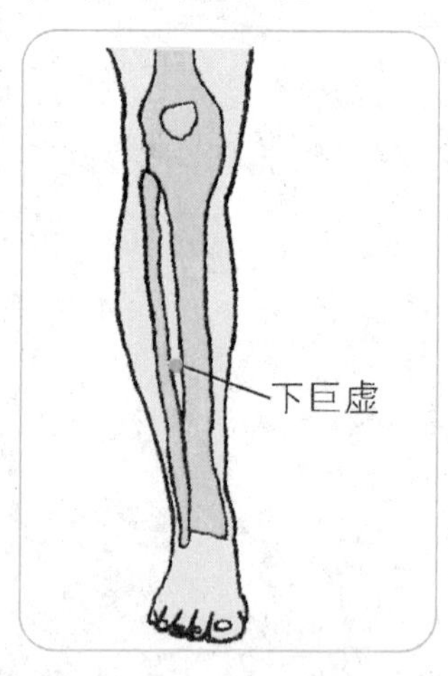

取　穴　在小腿前外侧，当犊鼻下9寸，距胫骨前缘一横指（中指）。条口下约一横指，距胫骨前嵴约一横指处为取穴部位。

按摩方法　用双手指指端垂直用力按压此穴。每日2次，每次5分钟左右。

刺灸方法　直刺1~1.5寸，可灸。寒则补而灸之，热则泻针出气。

适用症状　小腹痛、腰脊痛、泄泻、痢

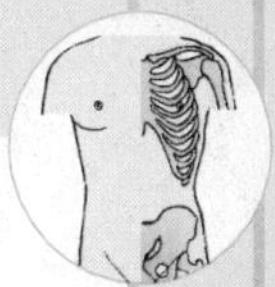

疾、下肢痿痹、肋间神经痛、癫痫、精神病、胰腺炎。

配伍疗法 配天枢、气海治腹痛。

丰隆穴

穴位解说 丰，丰满；隆，隆盛。穴位所处肌肉丰满隆盛，故名。

取　　穴 在小腿前外侧，当外踝尖上8寸，条口外，距胫骨前缘二横指（中指）。平腘横纹与足腕横纹连线之中点，在胫骨、腓骨之间，距胫骨前嵴约二横指处为取穴部位。

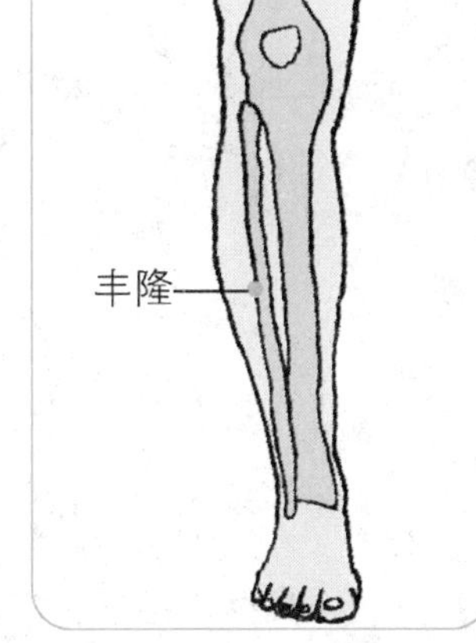

按摩方法 用食指、中指、无名指的指腹按压（中指用力）穴位，有酸痛感。每天早、晚各按压1次，每次1~3分钟。

刺灸方法 直刺1~1.5寸，可灸。寒则补而灸之，热则泻针出气。

适用症状 咳嗽、哮喘、痰多、咽喉肿痛、头痛、眩晕、癔病、癫痫、精神病、小腿酸痛、麻木、下肢瘫痪、腹胀、便秘。

配伍疗法 配合谷、尺泽治哮喘，配劳宫、少商治呃逆，配涌泉、本神治癫痫。

解溪穴

穴位解说 解，散也；溪，地面流行的经水。意指胃经的地部经水由本穴散解，流溢四方。

取　　穴 在足背与小腿交界处的横纹中央凹陷中，当踝长伸肌肌腱与足拇趾长伸肌肌腱之间。足背屈，踝关节前横纹中两条大筋之间的凹陷中，与第二足趾正对处为取穴部位。

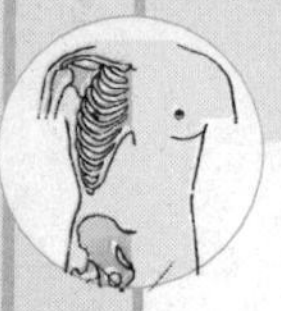

按摩方法 取坐位，俯身，双手拇指分别按压同侧脚背上的解溪穴。每天早、晚各1次，每次2~3分钟。

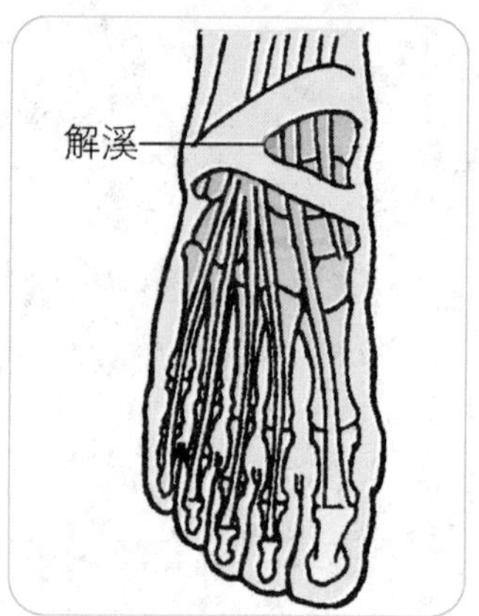

刺灸方法 直刺0.3~0.5寸，可灸。寒则逆经而刺，热则循经而刺。

适用症状 踝关节疼痛、足下垂、下肢痿痹、头痛、头晕、癫狂、腹胀、便秘、胃肠炎。

配伍疗法 配内庭、太白治腹胀，配外关、天枢、腹结治便秘，配本神、太冲治癫痫。

内庭穴

穴位解说 内，入也；庭，指门庭。穴在足背第二、第三趾间缝纹端，趾缝如门，喻穴在纳入门庭之处，故名。

取　穴 在足背，当第二、三趾间，趾蹼缘后方赤白肉际处。于足背第二、中趾间缝纹端取穴。

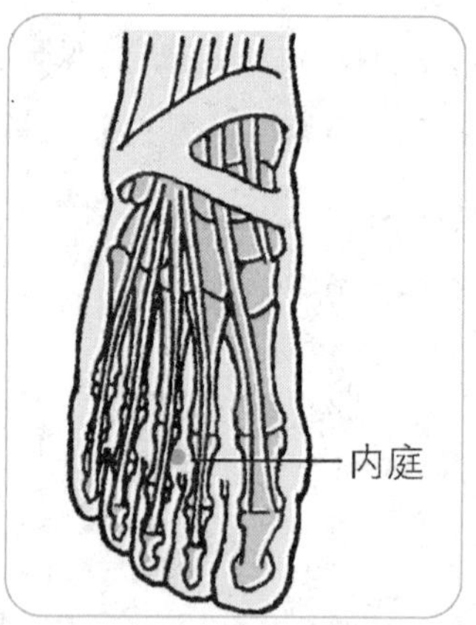

按摩方法 弯曲大拇指，用指尖下压揉按穴位。早、晚各1次，先左后右，各揉按1~3分钟。

刺灸方法 直刺0.5~0.8寸。寒则补之，热而泻之。不宜灸。

适用症状 面部痉挛、牙痛、咽喉肿痛、口腔黏膜炎、口歪、鼻衄、腹胀、吐酸、便秘、胃痛、痢疾、足背肿痛。

配伍疗法 配合谷治齿痛，配地仓、颊车治口歪，配足三里、天枢穴治泄泻。

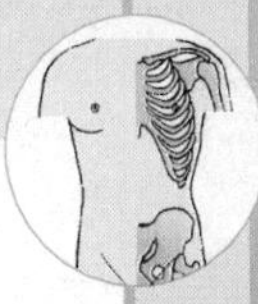

冲阳穴

穴位解说 冲，穴内物质运动之状；阳，阳气。意指本穴的地部经水气化冲行天部，故名。

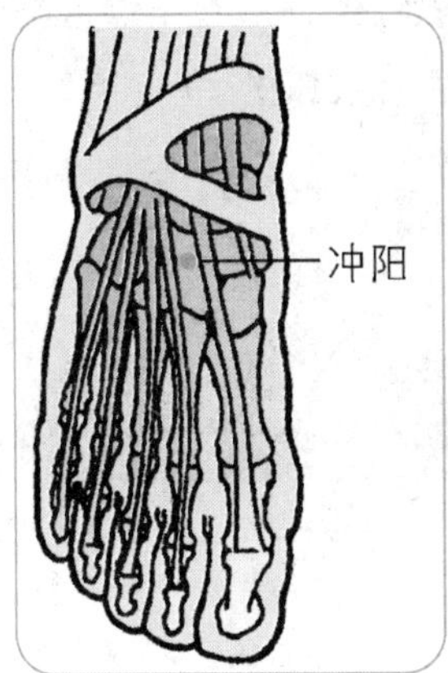

取　穴 在足背最高处，当踝长伸肌腱与趾长伸肌腱之间，足背动脉搏动处。正坐或仰卧位，距陷谷穴3寸，当足背动脉搏动处取穴。

按摩方法 用双手手指指端垂直用力按压此穴。力度宜大，每日2次，每次5分钟左右。

刺灸方法 直刺0.2～0.3寸，避开动脉。寒则补而灸之，热则泻针出气。

适用症状 牙痛面肿、面神经炎、足痿无力、足背肿痛、胃痛、腹胀、癫痫、善惊、癫狂。

配伍疗法 配大椎、丰隆治癫痫。

第4节 足太阴脾经

——疲劳透支找脾经

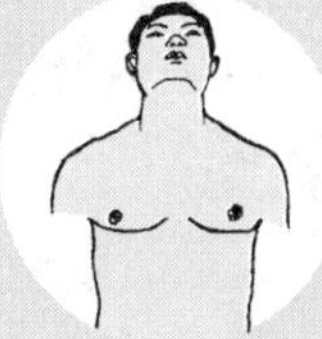

太白穴

穴位解说 太，甚大；白，白色。穴在大趾白肉上，此处之白肉更为开阔。

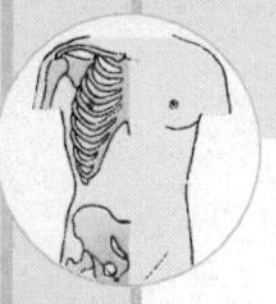

取　穴 在足内侧缘，当足大趾本节后下方赤白肉际凹陷处。于第一跖趾关节内侧后，赤白内际上取穴。

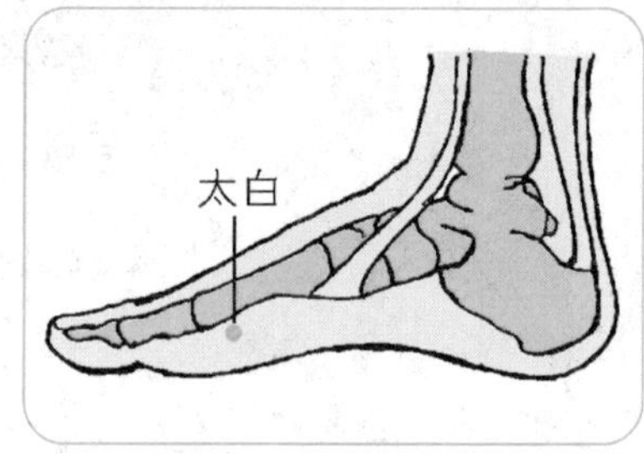

按摩方法 以拇指指腹垂直按压该穴位，每日早、晚各按压1次，每次左、右各按压1~3分钟。

刺灸方法 直刺0.5~0.8寸，可灸。寒则补而灸之，热则泻之。

适用症状 胃痛、腹胀、腹痛、泄泻、便秘、痢疾、肢倦、身重、心痛、痛风、尿失禁。

配伍疗法 配中脘、足三里治胃痛。

隐白穴

穴位解说 隐，隐秘、隐藏也；白，白色，肺之色也。意指穴居隐蔽之处，其处白色。

取　穴 在足大趾末节内侧，距趾甲角0.1寸。足大趾内侧，由大趾趾甲内侧缘与下缘各作一垂线之交点为取穴部位。

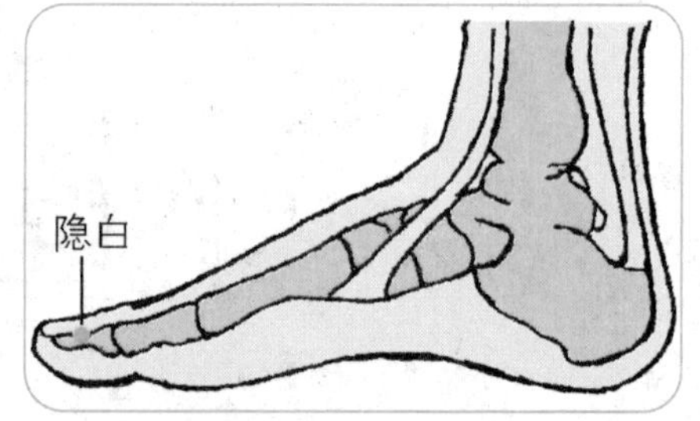

按摩方法 用大拇指指甲垂直掐按穴位，每日早、晚各按1次，每次左、右各掐按1~3分钟。

刺灸方法 浅刺0.1寸。寒则通之，热则泻之。

适用症状 腹胀、腹痛、便血、尿血、月经过多、崩漏、惊风、癔病、精神病、昏厥、失眠多梦、急性胃炎、急性肠炎。

配伍疗法 配太白、地机治腹胀，配大敦治疝气，配血海、脾俞治女性月经过多。

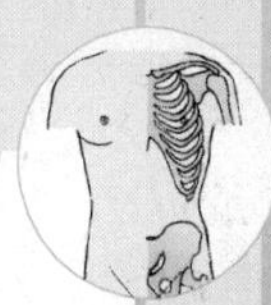

公孙穴

穴位解说 公，有通的意思；孙，孙络，在此特指络脉。脾经之络脉是从此通向胃经的。

取　　穴 在跖区，第一跖骨底的前下缘赤白肉际处。足内侧缘，当第一跖骨基底部的前下方为取穴部位。

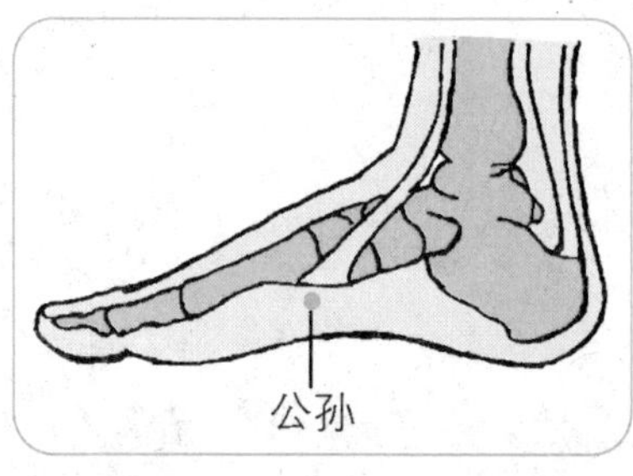

按摩方法 大拇指弯曲，指尖垂直揉按穴位。每天早、晚各揉按 1 次，每次揉按 1 ~3 分钟。

刺灸方法 直刺0.6 ~1.2 寸，可灸。寒则补而灸之，热则泻之或水针。

适用症状 胃痛、腹胀、胁痛、消化不良、呕吐、腹泻、便秘、痢疾、神经衰弱、精神病、痔疮、尿频、热病。

配伍疗法 配合谷、胃俞治寒积导致的胃痛，配血海、三阴交治月经不调，配隐白、三阴交治带下病。

商丘穴

穴位解说 商，五音之一，属金；丘，丘陵。此系足太阴脾经经穴，属金，在丘陵样内踝的下方，故名。

取　　穴 在足内踝前下方凹陷中，当舟骨结节与内踝尖连线的中点凹陷处。侧坐垂足，于内踝前下方凹陷中取穴。

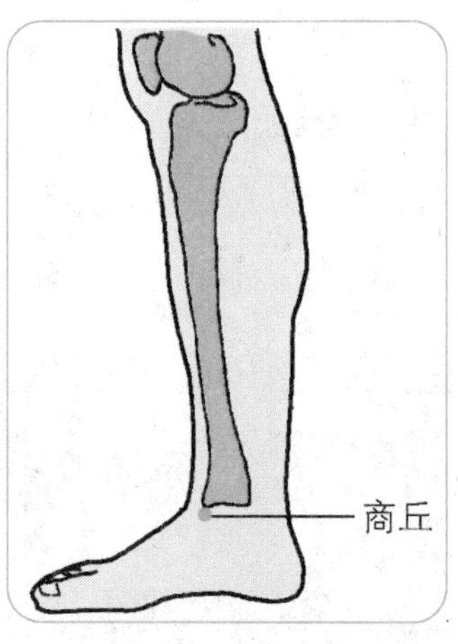

按摩方法 对本穴可以适度点压，还可以采用揉法来施治。按摩本穴时，动作应较轻柔、和缓。每次3 ~4 分钟，每日 3 次。

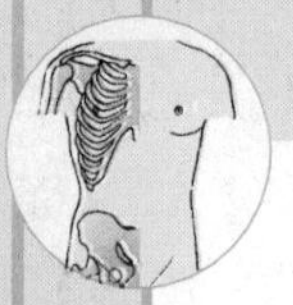

刺灸方法 直刺0.5～0.8寸。寒则补而灸之，热则泻之。

适用症状 足踝痛、痔疮、腹胀、泄泻、便秘、黄疸、风湿性关节炎。

配伍疗法 配气海、足三里治腹胀、肠鸣。

三阴交穴

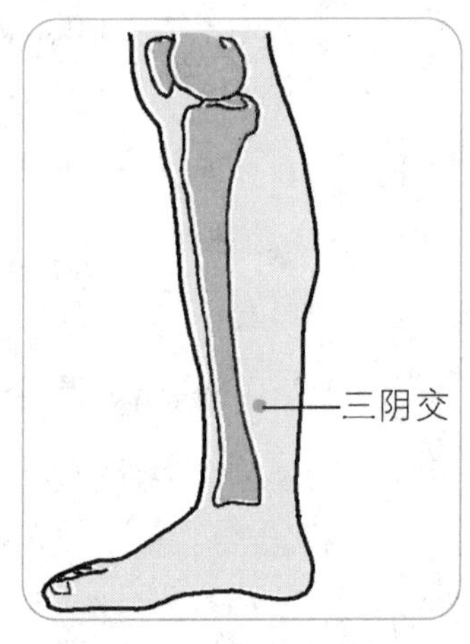

穴位解说 三阴，指足部三条阴经；交，交会。意指脾、肝、肾三阴经在本穴交会。

取　　穴 在小腿内侧，当足内踝尖上3寸，胫骨内侧缘后方。以手四指并拢，小指下边缘紧靠内踝尖上，食指上缘所在水平线在胫骨后缘的交点，为取穴部位。

按摩方法 大拇指弯曲，用指尖垂直按压胫骨后缘，会有强烈的酸痛感。每天早、晚各按1次，每次按压1～3分钟。

刺灸方法 直刺1～1.5寸。寒则补而灸之，热则泻针出气或水针。

适用症状 脾胃虚弱、消化不良、腹胀肠鸣、腹泻、月经不调、崩漏、带下、闭经、子宫脱垂、难产、产后血晕、恶露不净、遗精、阳痿、阴茎肿痛、水肿、小便不利、遗尿、膝脚痹痛、脚气、失眠、湿疹、荨麻疹、神经性皮炎、高血压病。

配伍疗法 配足三里治肠鸣、泄泻，配中极治月经不调，配子宫治阴挺，配大敦治疝气，配内关、神门治失眠。

地机穴

穴位解说 地，土地，指下肢；机，机要。穴属足太阴之郄，为足太阴气血深聚之要穴，故名。

取　穴 在小腿内侧，当内踝尖与阴陵泉的连线上，阴陵泉下 3 寸。于漏谷上 4 寸，胫骨后缘一横指处取穴。

按摩方法 两腿盘坐，以一手大拇指指腹点揉地机穴。点揉的力度要均匀、柔和、渗透，使力量深达深层局部组织，以有酸痛感为佳。早、晚各 1 次，每次点揉 3～5 分钟，两侧地机穴交替点揉。

刺灸方法 直刺 1～1.5 寸，可灸。寒则补而灸之，热则泻之。

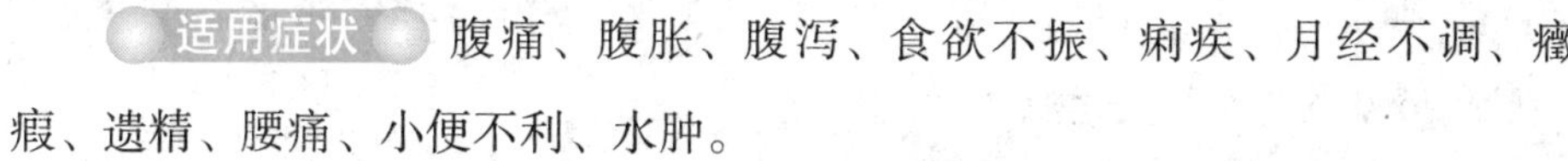

适用症状 腹痛、腹胀、腹泻、食欲不振、痢疾、月经不调、癥瘕、遗精、腰痛、小便不利、水肿。

配伍疗法 配大都、太白治食欲不振，配足三里、肾俞治水肿，配漏谷、阴陵泉治遗精，配太冲、内关、气海、三阴交治痛经。

阴陵泉穴

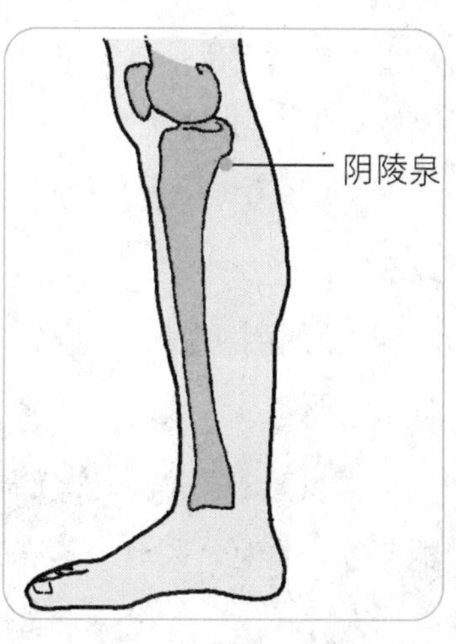

穴位解说 阴，阴阳之阴；陵，山陵；泉，水泉。内为阴。穴在胫骨内上髁下缘的凹陷中，如山陵下之水泉。

取　穴 在小腿内侧，当胫骨内侧髁后下方凹陷处。坐位，用拇指沿小腿内侧骨内缘（胫骨内侧）由下往上推，至拇指抵膝关节下时，胫骨向内上弯曲之凹陷为取穴部位。

按摩方法 大拇指弯曲，用拇指的指尖从下往上用力揉按，会有刺痛和微酸的感觉。

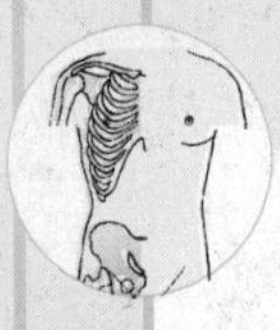

每天早、晚各揉按1次，每次揉按1~3分钟。

刺灸方法 直刺1~1.5寸，可灸。寒则补而灸之，热则泻针出气或凉药水针。

适用症状 小便不利或失禁、水肿、腹胀、泄泻、膝内侧疼痛、阴茎肿痛、痛经、女性阴痛、膝痛、黄疸。

配伍疗法 配胃俞、脾俞治腹痛，配膀胱俞、中极治小便不利；配血海、风池、合谷、曲池治荨麻疹。

血海穴

穴位解说 血，气血的血；海，海洋，大也。该穴名意指穴为足太阴脉气所发，气血归聚之海。

取　　穴 屈膝，在大腿内侧，髌底内侧端上2寸，当股四头肌内侧头的隆起处。坐位，屈膝呈90°，取穴者立于患者对面，用左手掌心对准右髌骨中央，手掌伏于其膝盖上，拇指尖所指处为取穴部位。

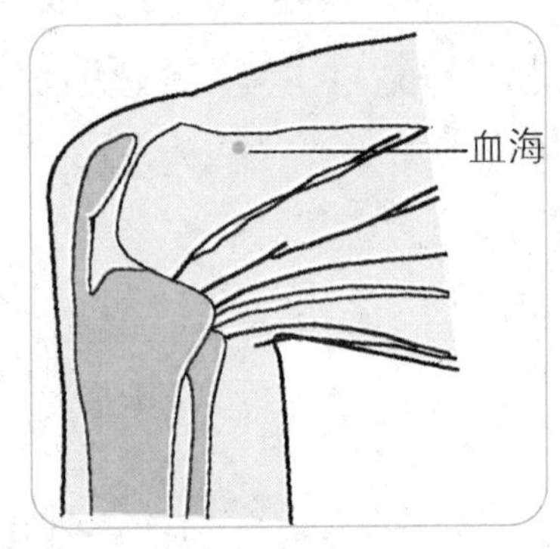

按摩方法 大拇指弯曲，用大拇指的指尖按揉穴位。每天早、晚各按揉1次，每次按揉3~5分钟。

刺灸方法 直刺1~1.5寸。寒则先泻后补而灸之，热则泻针出气或水针。

适用症状 月经不调、痛经、崩漏、荨麻疹、皮肤瘙痒、湿疹、丹毒、尿路感染、大腿内侧痛、气逆腹胀。

配伍疗法 配气海、百会治产后血晕，配上巨虚、下巨虚治痢疾，配合谷、曲池、风池治荨麻疹。

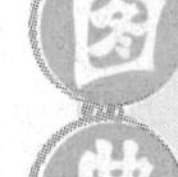

箕门穴

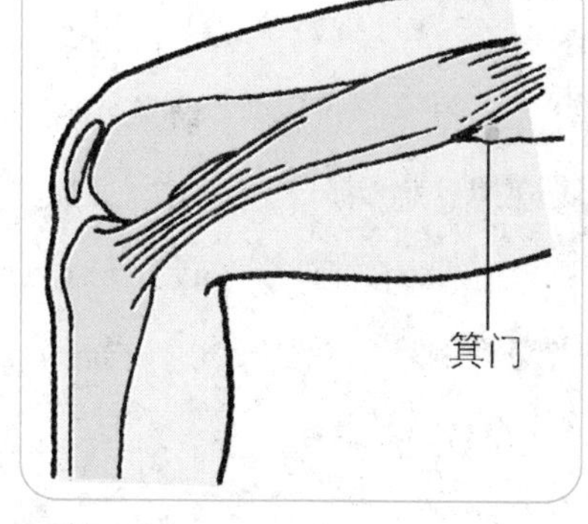

穴位解说 箕，土箕也，担物之器也；门，出入的门户也。意指穴在大腿内侧，左右对称，恰似箕之门户。

取　　穴 在股前区，髌底内侧端与冲门连线的上 1/3 与 2/3 交点，长收肌与缝匠肌交角的动脉搏动处。大腿内侧，当血海与冲门连线上，血海上 6 寸为取穴部位。

按摩方法 用双手手指指端垂直用力按压此穴，力度可较大。每日 2 次，每次 5 分钟左右。

刺灸方法 避开动脉，直刺 0.5 ~ 1 寸。寒则补而灸之，热则泻针出气或凉药水针。

适用症状 小便不利、遗尿、尿闭、尿路感染、腹股沟肿痛。

配伍疗法 配太冲治腹股沟肿痛。

大横穴

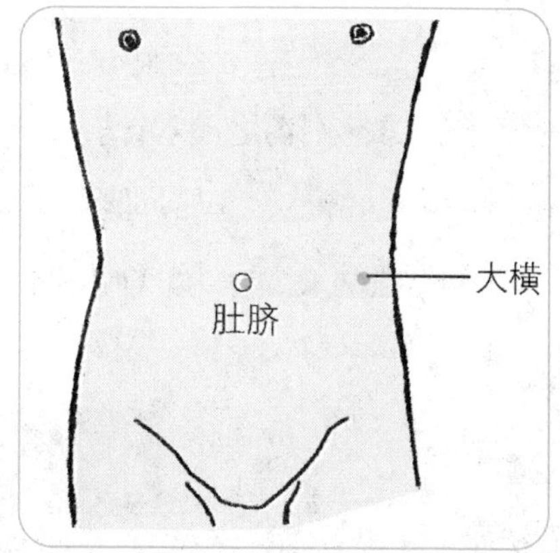

穴位解说 大，穴内气血作用的区域范围大；横，穴内气血运动的方式为横向传输，风也。意指腹结穴传来的水湿云气，至本穴后因受脾部外散之热，水湿云气胀散而横向传输，故名。

取　　穴 在腹中部，距脐中 4 寸。仰卧位，由两乳头向下作与前正中线的平行线，再由脐中央作一水平线，三线之两个交点为取穴部位。

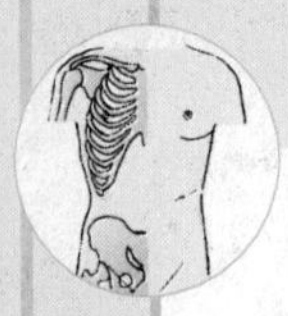

按摩方法 以食指、中指指端置于穴位，做连续、快速、上下颤动。施用振法时，频率要快，每分钟200~300次。每次2~3分钟，每日2次。

刺灸方法 直刺1~2寸。寒则先泻后补而灸之，热则泻针出气或水针。

适用症状 绕脐腹痛、腹胀、腹泻、便秘、痢疾、肠道寄生虫病、肠麻痹、癔病。

配伍疗法 配足三里、天枢、脾俞治腹痛、脾虚泄泻，配食窦、三阴交治痢疾；配足三里、膀胱俞、三阴交治遗尿、尿失禁。

腹结穴

穴位解说 腹，腹部也，脾也；结，集结也。该穴名意指脾经的气血在此集结，故名。

取穴 在下腹部，当脐中下1.3寸，距前正中线4寸。在大横穴直下1.3寸处取穴。

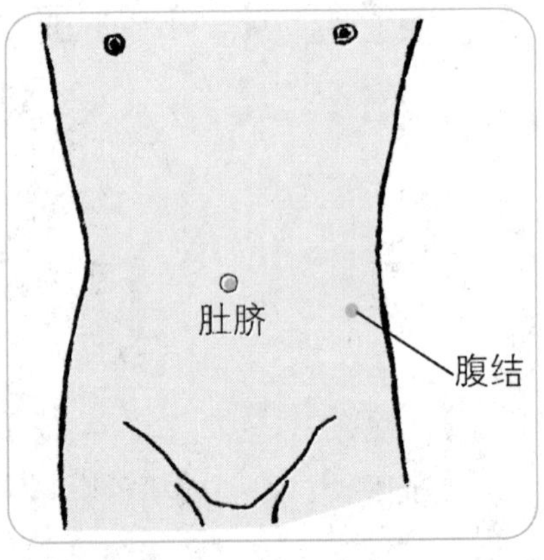

按摩方法 用双手手指指端按压此穴，并做环状运动。每次3分钟左右，每日2次。

刺灸方法 直刺1~2寸。寒则补而灸之，热则泻之或水针。

适用症状 脐周腹痛、腹泻、疝气、便秘。

配伍疗法 配气海、天枢治腹痛。

天溪穴

穴位解说 天，天空；溪，沟溪也。该穴名意指其位于肋间如沟溪处，故名。

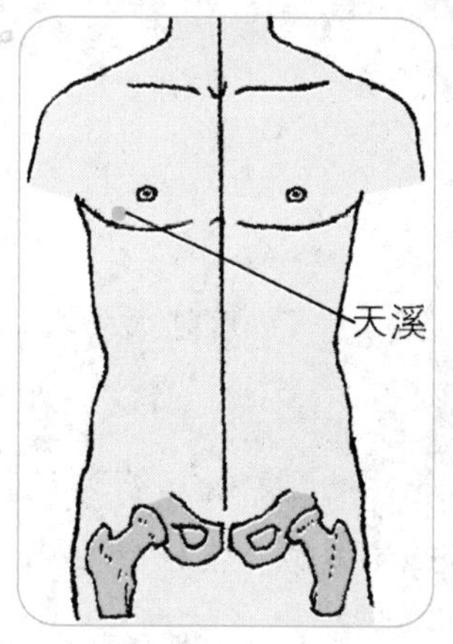

取　　穴　在胸外侧部，当第四肋间隙，距前正中线6寸。于乳头旁开2寸取穴。

按摩方法　拇指按在穴位上，从外往内，左、右两侧同时缓缓地轻轻地按压。每次按摩3分钟左右。

刺灸方法　斜刺或向外平刺0.5~0.8寸。寒则补而灸之，热则泻之。

适用症状　胸胁胀痛、咳嗽、乳腺炎、乳汁不足、乳房发育不良。

配伍疗法　配膻中治胸胁疼痛。

胸乡穴

穴位解说　胸，胸部；乡，指部位。因其在胸部，能治疗胸部疾患，故名。

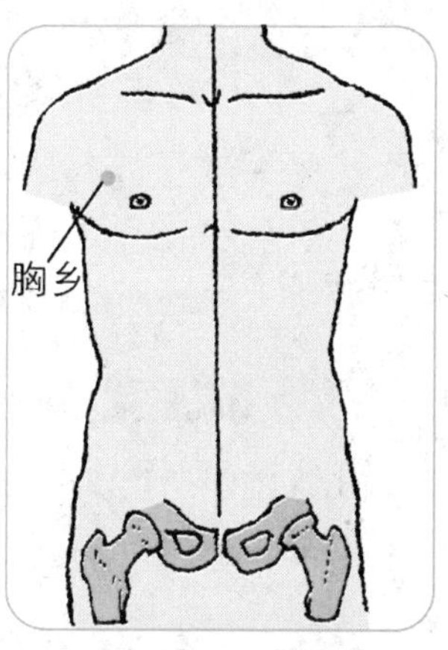

取　　穴　在胸外侧部，当第三肋间隙，距前正中线旁开6寸。仰卧位，在天溪上一肋，任脉旁开6寸，第三肋间隙处取穴。

按摩方法　以双手拇指同时揉按两侧的胸乡穴。手法宜轻柔，千万不可过度用力。每日2~3次，每次3~5分钟。

刺灸方法　斜刺或平刺0.5~0.8寸，可灸。寒则补而灸之，热则泻之或水针。

适用症状　胸胁胀痛、咳嗽、哮喘。

配伍疗法　配膻中治胸胁胀痛。

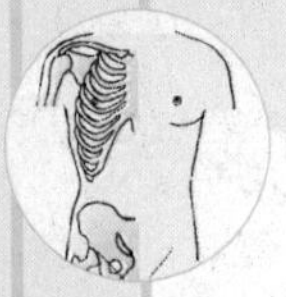

大包穴

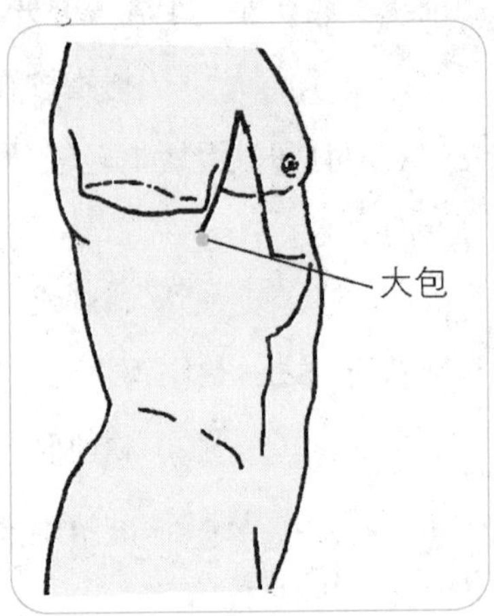

穴位解说 大，大小之大；包，包容。本穴为脾之大络，统络阴阳诸经，故名。

取 穴 在侧胸部腋中线上，当第六肋间隙处。侧卧举臂，在第六肋间隙与腋中线的交点上处取穴。

按摩方法 两手握拳，拳头正面顶在腋窝下大包穴上，轻轻用力在穴位及穴区附近旋转按揉，同时挺胸、向后收缩两肩，并尽量向后仰头。每次 30 秒，可重复操作 5~8次。

刺灸方法 斜刺或向后平刺 0.5~0.8 寸，可灸。寒则通之或补而灸之，热则泻之。

适用症状 肋间神经痛、胸胁痛、咳嗽、气喘、全身疼痛、四肢无力。

配伍疗法 配足三里治四肢无力。

冲门穴

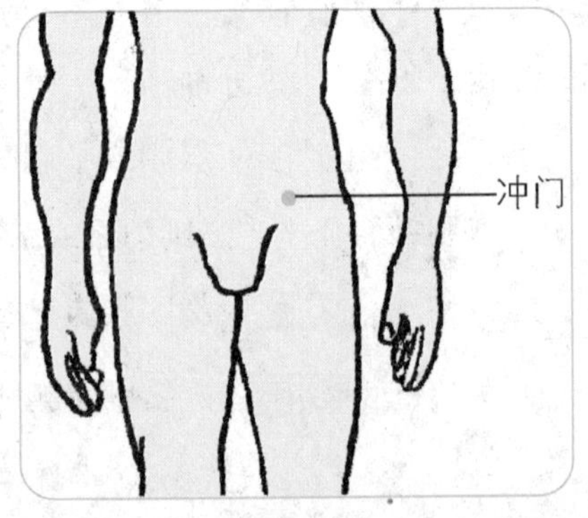

穴位解说 冲，冲射、冲突也；门，出入的门户也。穴位于气街部，为经气通过的重要门户。

取 穴 在腹股沟区，腹股沟斜纹中，髂外动脉搏动处的外侧。于腹股沟外侧，距耻骨联合上缘中点 3.5 寸，当髂外动脉搏动处外侧取穴。

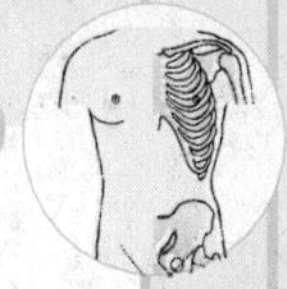

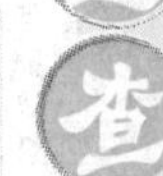

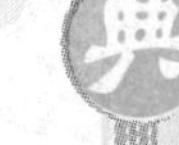

按摩方法 用双手手指指端叠加按压此穴，并做由内向外运动。每次30秒左右，每日可多做几次。

刺灸方法 直刺0.5～1寸，避开动脉。寒则补而灸之，热则泻针出气。

适用症状 腹痛、疝气、崩漏、带下、痔疮、小便不利、睾丸及附睾炎、精索痛、子宫脱垂、子宫内膜炎。

配伍疗法 配大敦治疝气。

第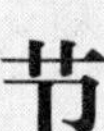节 手少阴心经

——心痛、咽干找心经

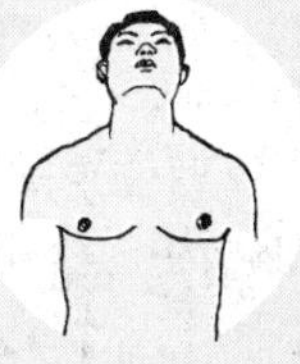

极泉穴

穴位解说 极，高大；泉，水泉。穴在腑窝高处，局部凹陷如泉。

取　穴 腋窝正中，腋动脉搏动处。屈肘，手掌按于后枕，在腋窝中部有动脉搏动处取穴。

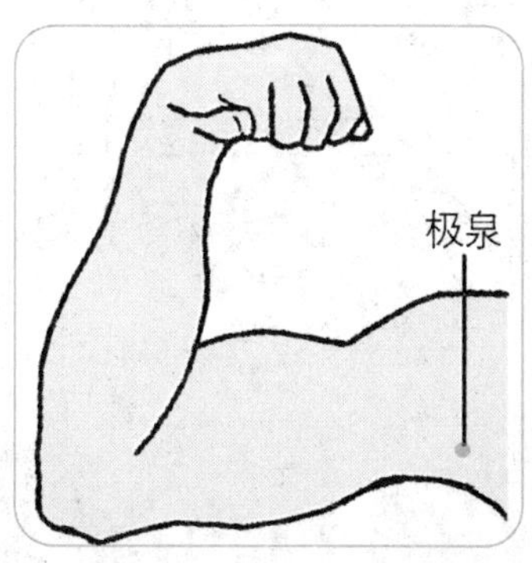

按摩方法 端坐位，手臂微张开，以方便按揉腋窝。另一手拇指在前，其余四指在后置于腋窝部，握住覆盖腋窝前方的胸大肌，以其余四指按揉极泉穴，力度以感觉酸痛明显为度，每次按揉2～3分钟，左、右交替，早、晚各1次。

刺灸方法 直刺0.3～0.5寸，避开动脉。寒则点刺出血或补而灸

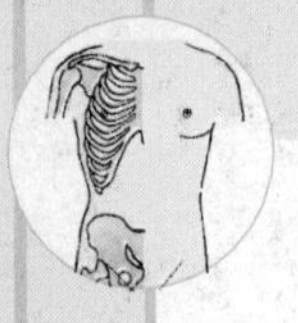

之，热则泻之或水针。

适用症状 胸闷气短、心痛、心悸、肘臂冷痛、四肢不举、咽干口渴、心痛。

配伍疗法 配肩髃、曲池治肩臂痛，配侠白治心痛、干呕、烦满，配日月、脾俞治四肢不收。

青灵穴

穴位解说 青，比喻青春之生气；灵，指神明，为生之本，神之变也。本穴为手少阴心经腧穴，神灵所居之处，故名。

取　　穴 在臂内侧，当极泉与少海的连线上，肘横纹上3寸，肱二头肌的内侧沟中。屈肘举臂，在极泉与少海连线的上2/3与下1/3交点处取穴。

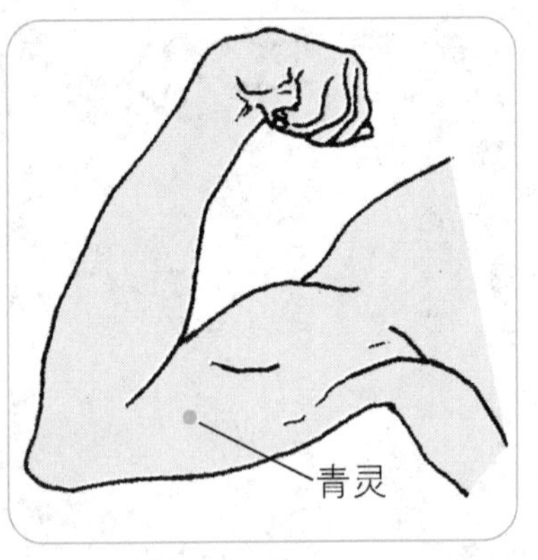

按摩方法 正坐，抬起右臂和肩平，肘弯屈，小臂向上，左手五指并拢，把小指放置在手臂内侧肘横纹处，拇指按压所在之处有酸痛感为佳。每次按摩3~5分钟。

刺灸方法 直刺0.5~1寸。寒则点刺出血或补而灸之，热则泻之或水针。

适用症状 目黄、头痛、胸胁痛、肘臂痛、手臂麻木、肩周炎。

配伍疗法 配肩髃、曲池治肩臂痛。

少海穴

穴位解说 少，阴也，水也；海，大也，百川所归之处也。本穴为手少阴经之合穴，“所入为合”，手少阴经气至本穴有百川入海之势，故名。

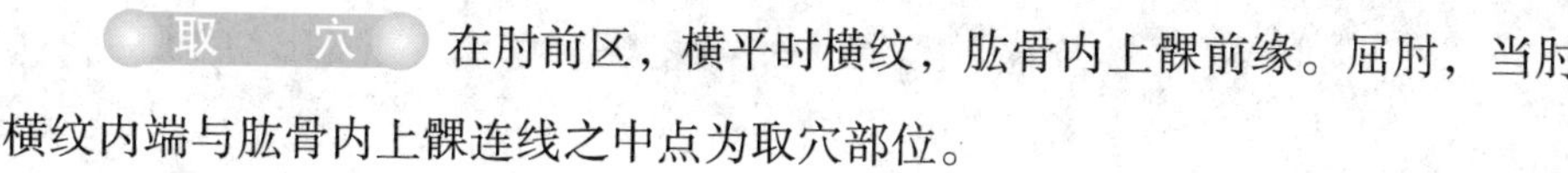

取　　穴 在肘前区，横平肘横纹，肱骨内上髁前缘。屈肘，当肘横纹内端与肱骨内上髁连线之中点为取穴部位。

按摩方法 以大拇指指腹按压穴位，每天早、晚各按1次，每次左、右各按1～3分钟。

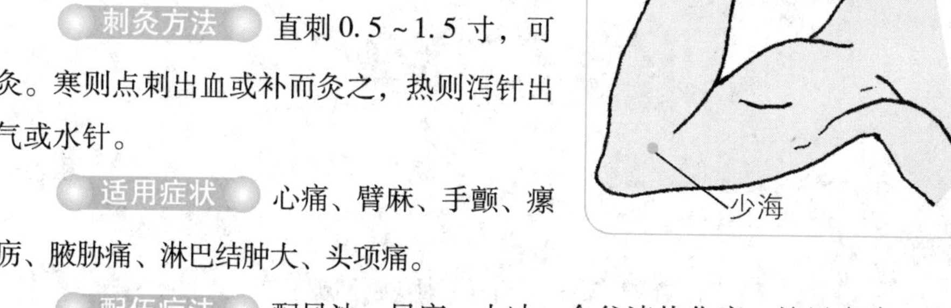

刺灸方法 直刺0.5～1.5寸，可灸。寒则点刺出血或补而灸之，热则泻针出气或水针。

适用症状 心痛、臂麻、手颤、瘰疬、腋胁痛、淋巴结肿大、头项痛。

配伍疗法 配风池、风府、太冲、合谷清热化痰、熄风定痛；配曲池、阳陵泉治肘臂痛。

神门穴

穴位解说 神，指神明，与鬼相对，气也；门，出入的门户也。本穴名意指此为心气出入之门户，故名。

取　　穴 在腕部，腕掌侧横纹尺侧端，尺侧腕屈肌腱桡侧凹陷中。仰掌，豌豆骨（手掌小鱼际肌近腕部有一突起圆骨）桡侧，掌后第一横纹上，尺侧腕屈肌腱桡侧缘。

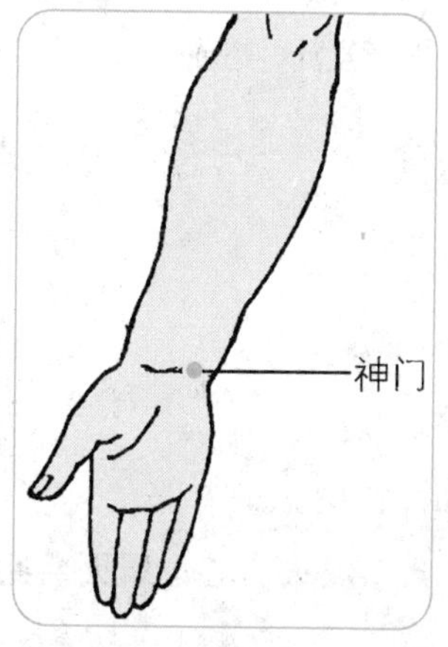

按摩方法 弯曲大拇指，以指甲尖垂直掐按穴位，每日早、晚双侧各掐按3～5分钟，先左后右。

刺灸方法 直刺0.3～0.5寸。寒则通之或补而灸之，热则泻之。

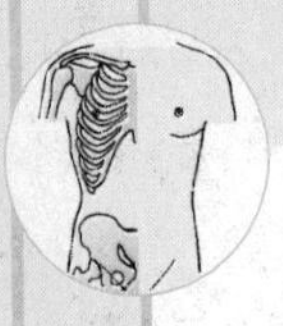

适用症状 心绞痛、心悸、神经衰弱、癔病、健忘、失眠、胸胁痛、癫痫。

配伍疗法 配心俞、脾俞、太冲治失眠，配人中、劳宫治狂躁不安，配前谷、合谷治咽干失音。

阴郄穴

穴位解说 阴，指少阴；郄，孔窍、空隙也。本穴为手少阴之郄穴，故名。

取　　穴 在前臂掌侧，当尺侧腕屈肌腱桡侧缘，腕横纹上0.5寸。仰掌，平尺骨小头头部，在尺侧腕屈肌腱桡侧缘为取穴部位。

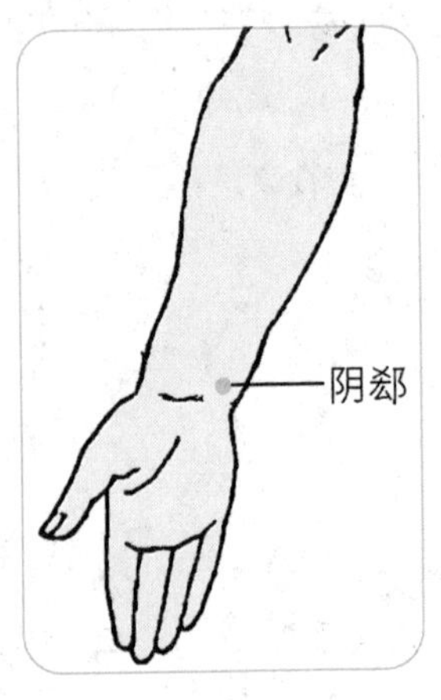

按摩方法 用双手手指指腹端按压此穴，并做环状运动。每次2分钟左右，每日2次，力度适中。

刺灸方法 直刺0.3～0.5寸。寒则通之或补而灸之，热则泻之。

适用症状 心痛、心悸、神经衰弱、癔病、骨蒸盗汗、吐血、鼻衄。

配伍疗法 配心俞、巨阙治心痛，配大椎治阴虚盗汗。

少府穴

穴位解说 少，少阴也；府，府宅、聚集之意。本穴为手少阴之荥穴，属火。心也属火，此穴为本经气血汇聚之处，故名。

取　　穴 在手掌，横平第五掌捆关节近端，第四、第五掌骨之间。握拳时，当小指尖处取穴。

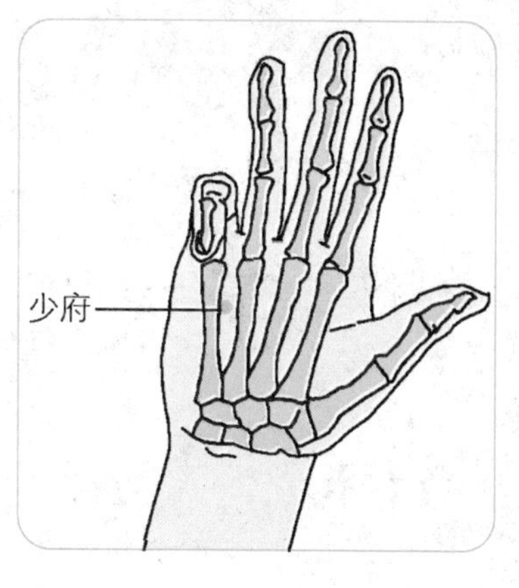

按摩方法 用一只手的四指轻握另一只手的手背，大拇指弯曲，用指尖按压穴位，有酸胀的感觉。每日早、晚双手穴位各按揉1次，每次揉按3～5分钟。

刺灸方法 直刺0.3～0.5寸。寒则补之或灸之，热则泻之。

适用症状 心绞痛、心悸、胸痛、神经衰弱、阴痒、阴痛、痈疡、小便不利、遗尿、手指挛痛、手掌多汗、善笑。

配伍疗法 配内关治心悸。

少冲穴

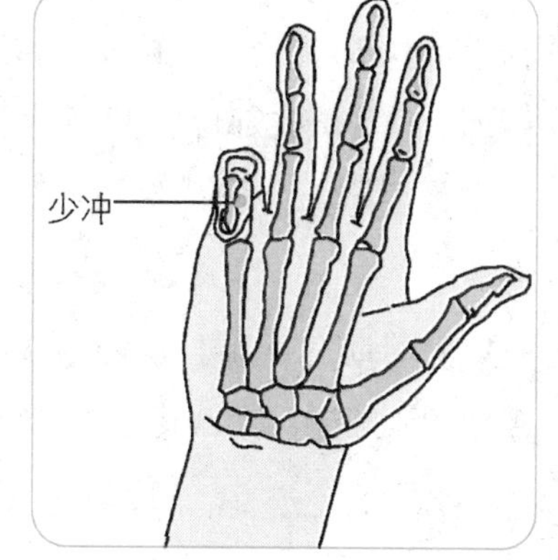

穴位解说 少，阴也；冲，突也。该穴名意指体内经脉的高温水气以冲射之状外出体表，故名。

取　　穴 在小指末节桡侧，距指甲角0.1寸。

按摩方法 正坐，手平伸，掌心向下，屈肘向内收。用另一只手轻握小指，大拇指弯曲，用指甲尖垂直掐按穴位，有刺痛的感觉。先左后右，每日早、晚掐按左、右穴位各1次，每次掐按3～5分钟。

刺灸方法 浅刺0.1寸或点刺出血，不宜灸。寒则补之，热则泻之。

适用症状 心绞痛、心悸、胸痛、热病、脑卒中、昏迷、中暑、惊风抽搐、癔病、臂痛、喉咙疼痛。

配伍疗法 配太冲、中冲、大椎治热病、昏迷。

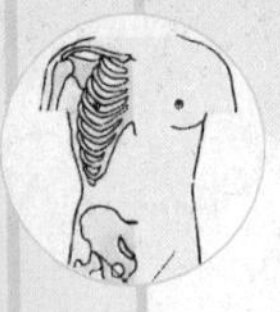

第6节 手太阳小肠经

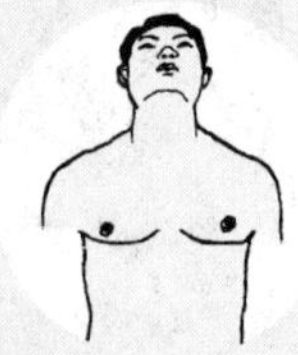

——吸收障碍找小肠经

少泽穴

穴位解说 少，阴也，浊也；泽，沼泽也。穴在小指上，脉气初生之处，如始于沼泽，故名。

取　穴 在手小指末节尺侧，距指甲角0.1寸。沿小指指甲底部与尺侧缘引线的交点为取穴部位。

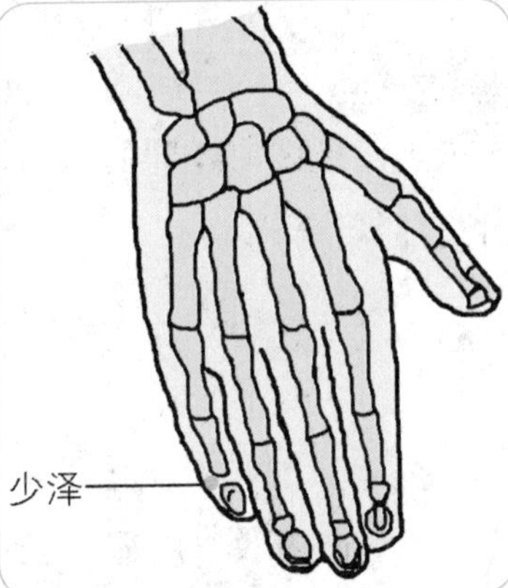

按摩方法 一只手的掌背向上、掌心向下；用另一只手轻握，大拇指弯曲，用指甲尖端垂直下压，轻轻掐按此处穴位，有强烈的刺痛感。每次掐按1～3分钟。

刺灸方法 浅刺0.1寸或点刺出血。寒则点刺出血或通之，热则泻之。孕妇慎用。

适用症状 热病、脑卒中、昏迷、乳汁不足、乳腺炎、咽喉肿痛、头痛、目赤、耳鸣、耳聋、肩臂外后侧痛。

配伍疗法 配睛明、太阳、合谷治目赤肿痛，配翳风、耳门、风池、中渚治耳聋，配乳根、膻中治产后乳汁不足。

前谷穴

穴位解说 前，前后之前；谷，山谷。穴在第五掌指关节前方，穴处凹陷如谷，故名。

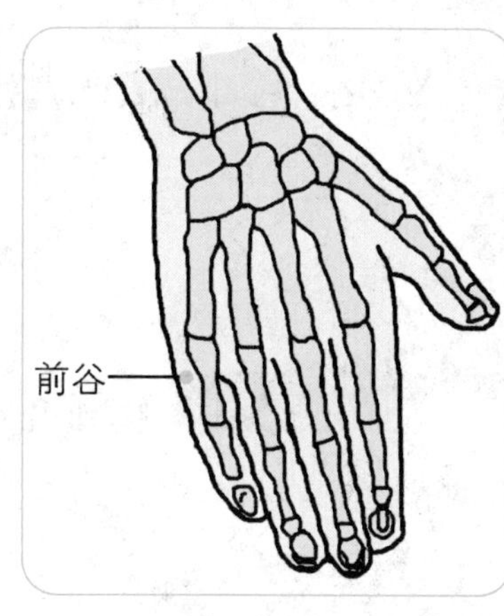

取　穴 在手尺侧，当小指本节前的掌指横纹头赤白肉际处。仰掌，握拳，第五掌指关节前，有一皮肤皱襞突起，其尖端为取穴部位。

按摩方法 用手指指腹端按压此穴，每次2分钟左右。每日2次，力度适中。

刺灸方法 直刺0.3～0.5寸。寒则点刺出血或补之，热则泻之。

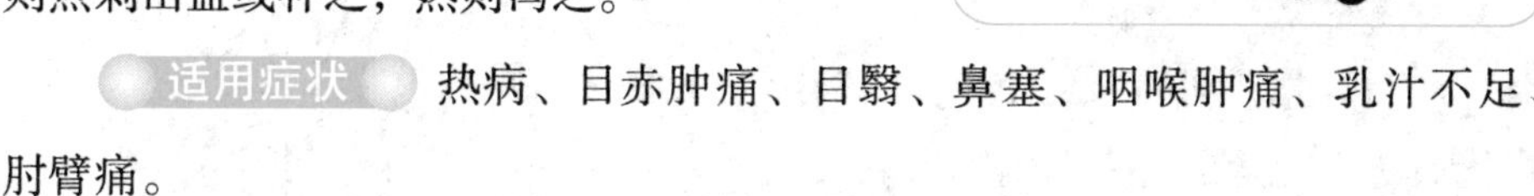

适用症状 热病、目赤肿痛、目翳、鼻塞、咽喉肿痛、乳汁不足、肘臂痛。

配伍疗法 配耳门、翳风治耳鸣。

后溪穴

穴位解说 后，与前相对；溪，沟溪。穴在第五掌指关节后方，握拳时，当尺侧横纹头处，其形有如沟溪，故名。

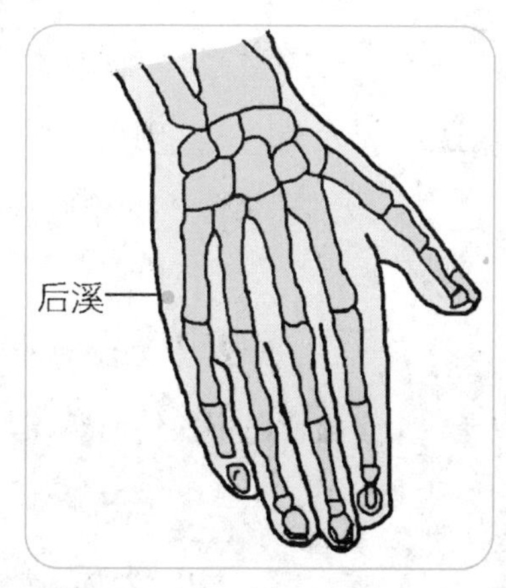

取　穴 在手内侧，第五掌指关节尺侧，近端赤白肉际凹陷中。仰掌，握拳，第五掌指关节后，有一皮肤皱襞突起，其尖端为取穴部位。

按摩方法 用大拇指指甲掐按穴

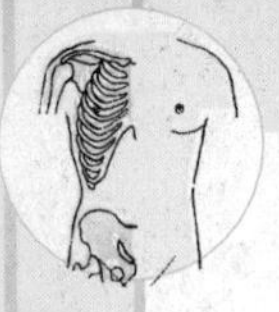

位，有胀酸感。每次掐按1～3分钟。

刺灸方法 直刺0.5～1寸。寒则补之或灸之，热则泻之或水针。

适用症状 头项强痛、疟疾、腰骶痛、手指及肘臂挛急、癫狂、癔病、目赤、耳聋。

配伍疗法 配大椎、天柱治头痛，配鱼际、少商、列缺治鼻塞、鼻衄，配合谷、三阳络治急性腰扭伤。

腕骨穴

穴位解说 腕，腕部；骨，骨头。穴在手外侧腕前起骨（豌豆骨）下凹陷之处，故名。

取　　穴 在手掌尺侧，当第五掌骨基底与钩骨之间的凹陷处，赤白肉际。手掌向上，于三角骨前，赤白内际上取穴。

腕骨

按摩方法 端坐仰掌，手微握拳，用另一手的拇指指尖掐按腕骨穴，酸痛感明显者为佳，以能耐受为度，注意不要掐破皮肤。早、晚各1次，每次掐按2～3分钟，左、右手交替。

刺灸方法 直刺0.3～0.5寸。寒则通之或补而灸之，热则泻之。

适用症状 指挛腕痛、无力握物、头项强痛、耳鸣、目翳、黄疸、热病、疟疾。

配伍疗法 配风池、上星治风热头痛，配阳谷、前谷治目翳，配养老、支正治臂肘不能伸屈。

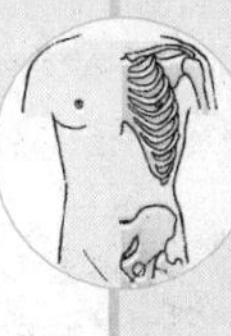

阳谷穴

穴位解说 阳，阴阳之阳；谷，山谷。外为阳。腕外骨隙形如山谷，穴当其处。

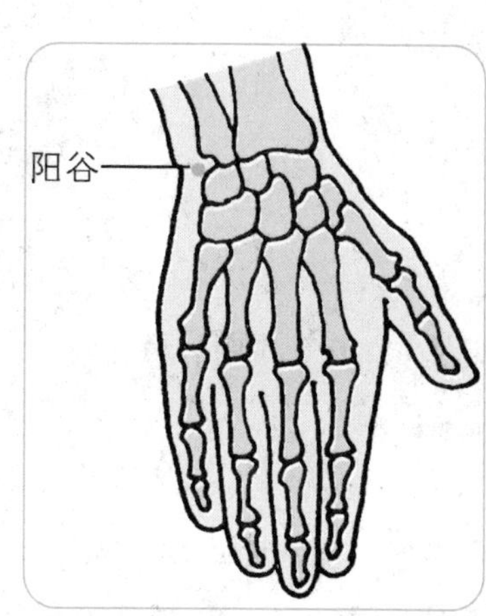

取　穴 在手腕尺侧，当尺骨茎突与三角骨之间的凹陷处。在三角骨后，赤白肉际上取穴。

按摩方法 用拇指按压所在之处，有酸胀感，屈肘侧腕，用拇指的指腹按压穴位，做圈状按摩。每次按1～3分钟。

刺灸方法 直刺0.3～0.5寸。寒则补而灸之，热则泻之。

适用症状 颈项强痛、目赤肿痛、耳鸣、耳聋、热病、精神病、手腕痛、臂外侧痛、牙痛、癫痫。

配伍疗法 配阳池治腕痛。

小海穴

穴位解说 小，指小肠经；海，海洋。此系小肠经合穴，气血至此，犹如水流入海。

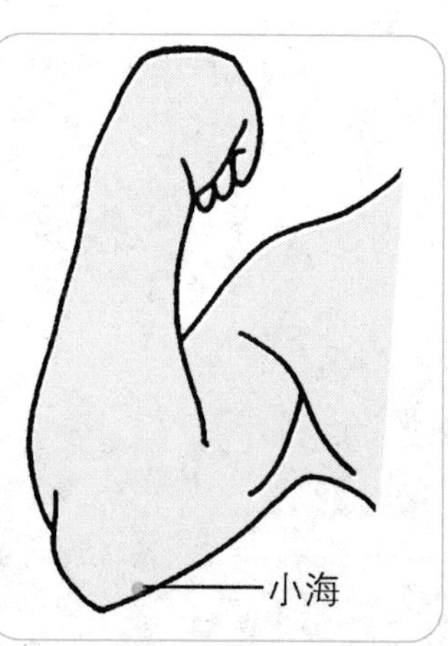

取　穴 在肘后区，当尺骨鹰嘴与肱骨内上髁之间的凹陷处。屈肘抬臂位，当尺骨鹰嘴与肱肌内上髁之间取穴。

按摩方法 用手指弹敲此穴位，会有触电麻感直达小指。每次弹敲3分钟左右。

刺灸方法 直刺0.3～0.5寸。寒则

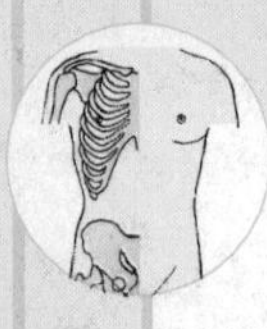

补之或灸之，热则泻之或水针。

适用症状 耳聋、耳鸣、头痛、眩晕、牙龈炎、面肿、癫痫、精神病、颈项肩臂痛、手震颤、上肢瘫痪。

配伍疗法 配手三里治肘臂疼痛。

养老穴

穴位解说 养，生养、养护也；老，与少、小相对，为长为尊也。穴主耳聋、目视不明、肩臂疼痛等老年性疾患，为奉养老人、调治老人疾病的要穴，故名。

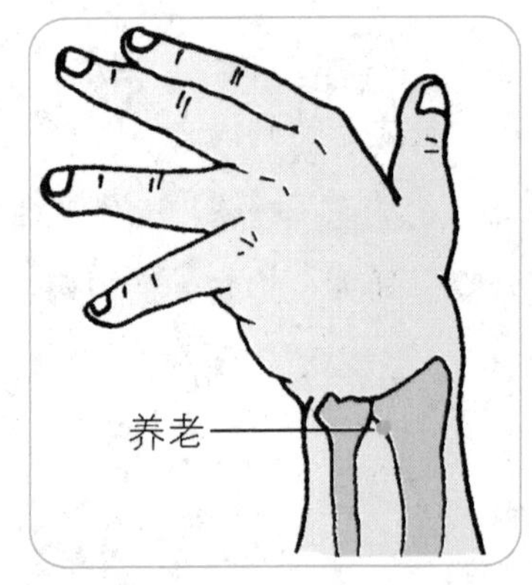

取　穴 在前臂背面尺侧，当尺骨小头近端桡侧凹陷中。手掌水平，掌心先向下正对地面，另一手食指按在尺骨小头最高点，当翻转手掌使掌心对胸时，另一手指顺势滑动而摸至骨边缘，所指处为取穴部位。

按摩方法 用食指的指尖垂直向下按揉，穴位处有酸胀感。每次左、右两穴各按揉1~3分钟。

刺灸方法 直刺或斜刺0.5~0.8寸。寒则补之或灸之，热则泻之。

适用症状 后头痛、落枕、肩背痛、上肢关节痛、上肢瘫痪、急性腰扭伤。

配伍疗法 配太阳、睛明、承泣治目视不清，配肾俞、委中治腰扭伤。

肩贞穴

穴位解说 肩，穴所在的部位为肩部；贞，第一。意指本经入肩的第一穴。

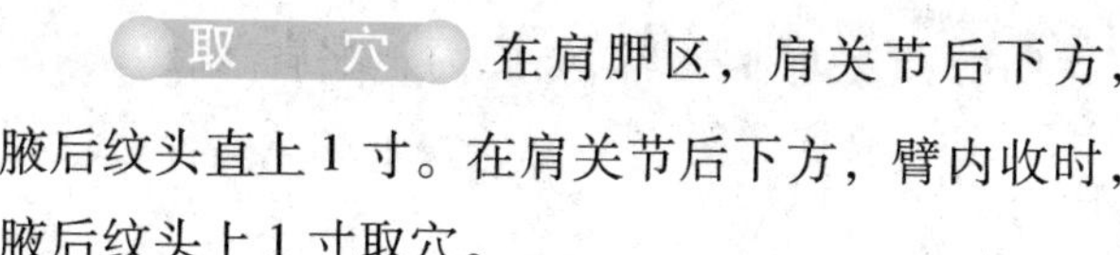

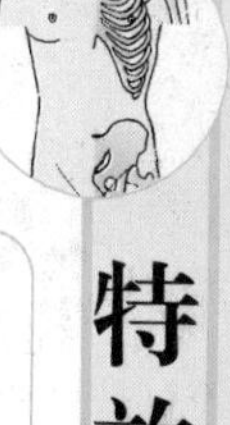

取　穴　在肩胛区，肩关节后下方，腋后纹头直上1寸。在肩关节后下方，臂内收时，腋后纹头上1寸取穴。

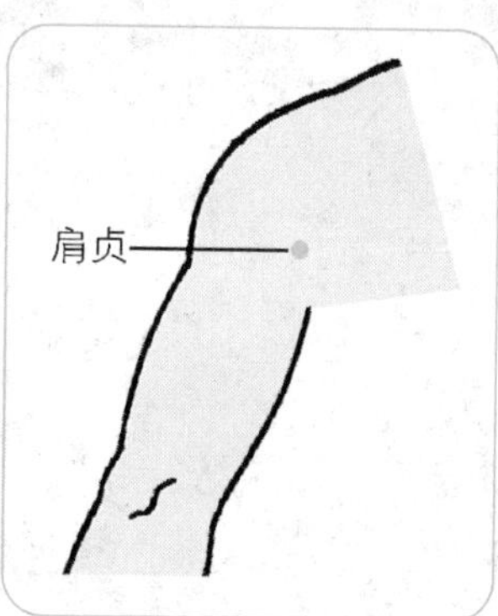

按摩方法　用中指的指腹按压穴位，有酸痛感；分别按揉左、右的穴位，每次揉按1～3分钟。

刺灸方法　直刺1～1.5寸。寒则补之或灸之，热则泻之或水针。

适用症状　肩痛、手臂麻痛不能上举、耳聋、耳鸣、风湿痛、肩周炎、瘰疬。

配伍疗法　配肩髃、肩髎治肩周炎，配肩髎、曲池、肩井、手三里、合谷治上肢不遂。

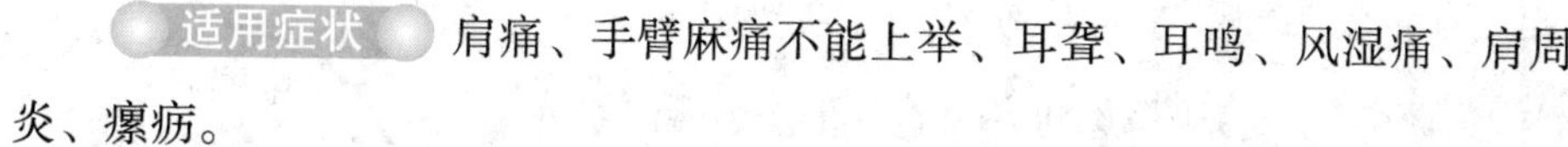

臑俞穴

穴位解说　臑，指肱骨上端；俞，指穴位。穴在肱骨上端后上方，故名。

取　穴　在肩部，当腋后纹头直上，肩胛冈下缘凹陷中。正坐垂肩，上臂内收，用手指从腋后纹头端肩贞穴直向上推至肩胛冈下缘处为取穴部位。

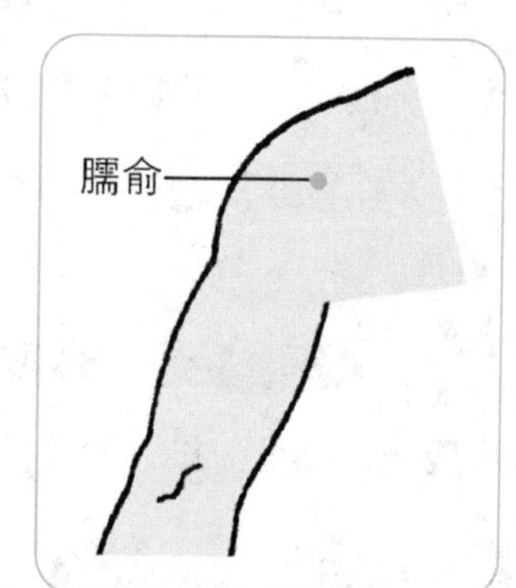

按摩方法　用拇指指腹按压穴位，力度可以适当加大，这样效果会更好。对儿童要准确掌握力度。每次揉按1～3分钟。

刺灸方法　直刺或斜刺0.5～1.5寸。不宜向胸侧深刺。寒则补之，热则泻之。

适用症状　肩胛痛、肩肿、肩臂酸痛无力。

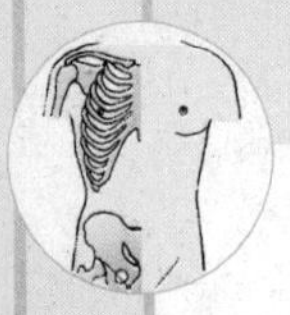

配伍疗法 配肩髃、曲池、支正治肩臂酸痛无力，配肩髎、肩髃治肩肿痛。

天宗穴

穴位解说 天，指上部；宗，指本，含中心之意。穴在肩胛冈中点下窝正中，故名。

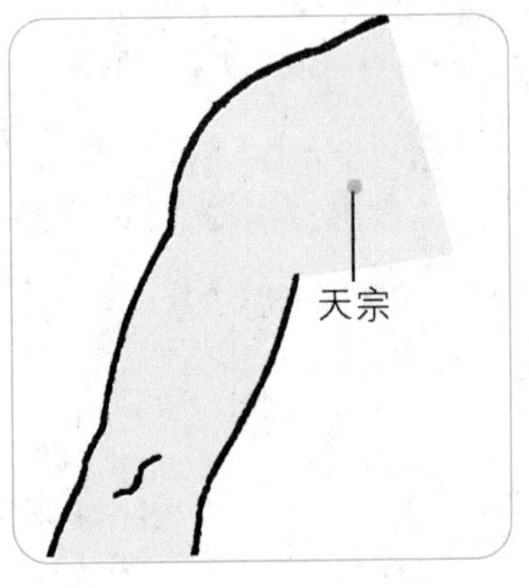

取　穴 在肩胛部，当肩胛冈下窝中央凹陷处，与第四胸椎相平。垂臂，由肩胛冈下缘中点至肩胛下角作连线，上 1/3 与下 2/3 交点处为取穴部位，用力按压有明显酸痛感。

按摩方法 以中指的指腹按揉穴位。如果可以正坐或者俯卧，可以请他人用双手大拇指的指腹垂直按揉穴位，穴位处有胀、酸、痛感。每次按摩 5 分钟左右。

刺灸方法 直刺或斜刺穿 0.5 ~ 1 寸。遇到阻力时不可强行进针。寒则补而灸之，热则泻之或水针。

适用症状 肩胛痛、肩背部损伤、肘臂痛、风湿痛、上肢瘫痪、气喘。

配伍疗法 配秉风、肩贞治肩胛痛，配小海、支正、曲池治肘臂外后侧痛，配足三里、少泽治乳痈。

肩外俞穴

穴位解说 肩，穴所在部位为肩胛部也；外，外侧；俞，穴也。意

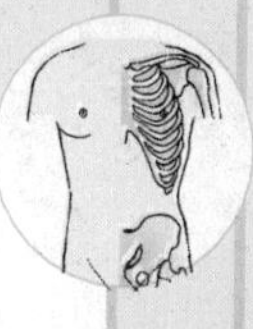

指穴在肩部，约当肩胛骨内侧缘之稍外方。

取　穴 在背部，当第一胸椎棘突下，旁开3寸。先取大椎，由大椎往下推1个椎骨棘突下即陶道，由这一穴向双侧各旁开四横指，当肩胛骨内侧缘处为取穴部位。

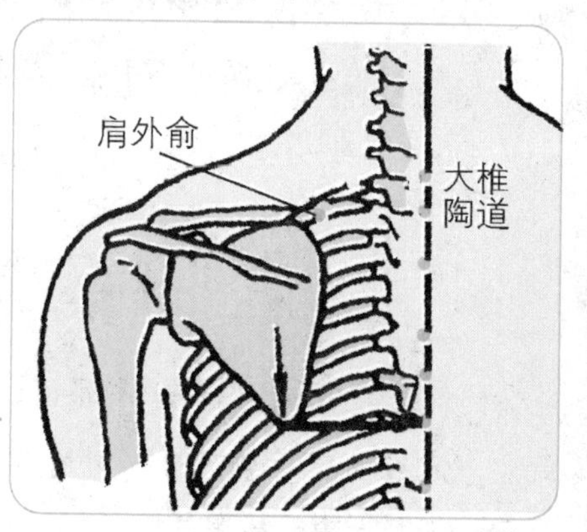

按摩方法 用双手指指腹端按揉此穴，做环状运动。每侧按揉1～3分钟。

刺灸方法 斜刺0.5～0.8寸。不宜深刺。寒则补而灸之，热则泻之或水针。

适用症状 颈项强痛、肩胛痛、肩臂痛。

配伍疗法 配肩中俞、大椎、列缺治肩背痛。

肩中俞穴

穴位解说 肩，肩部；中，中间；俞，穴。因穴在肩部，约当肩胛骨内侧缘之里，故名。

取　穴 在背部，当第七颈椎棘突下，旁开2寸。于第一胸椎棘突上缘旁开2寸处取穴。

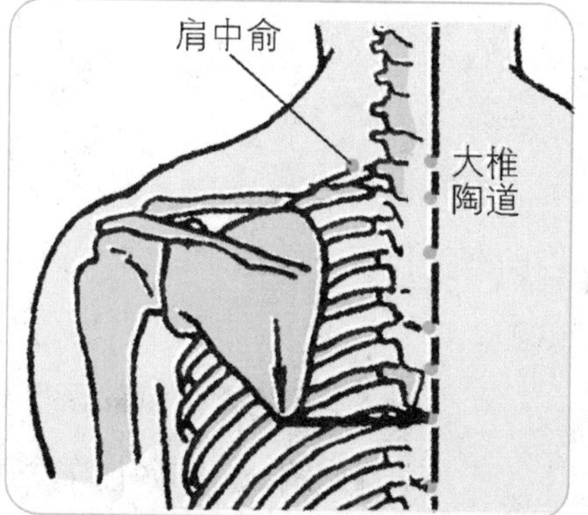

按摩方法 以适当的力量，用中指的指腹按压此处穴位，两侧穴位，每次各按揉1～3分钟。

刺灸方法 斜刺0.5～0.8寸。不宜深刺。寒则补而灸之，热则泻之或水针。

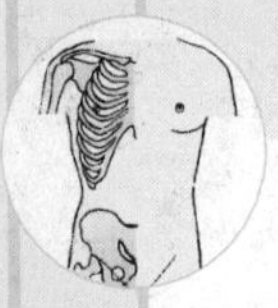

适用症状　咳嗽、气喘、咯血、肩背痛、目视不明。

配伍疗法　配肩外俞、大椎治肩背痛。

天窗穴

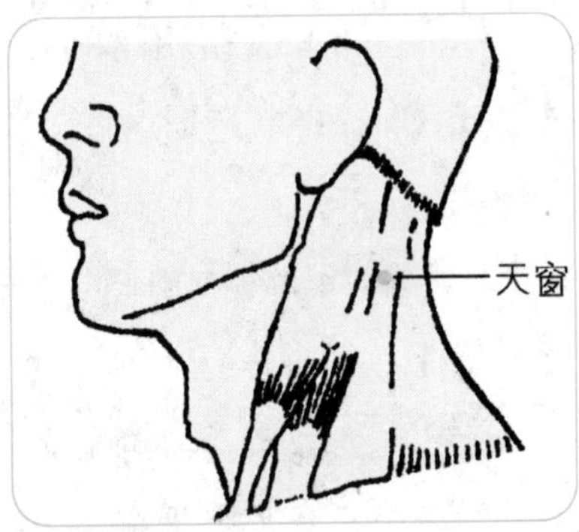

穴位解说　天，天部也；窗，通孔也。穴在头部，位于上，主治耳病，通耳窍，如开天窗，故名。

取　穴　在颈外侧部，胸锁乳突肌后缘，扶突后，与喉结相平。在横平喉结，胸锁乳突肌的后缘取穴。

按摩方法　按摩时用两手手指指腹端按压双侧穴位，做环状运动。每次按摩 3 ~5 分钟。

刺灸方法　直刺 0. 5 ~1 寸，可灸。寒则补而灸之，热则泻之。

适用症状　咽喉肿痛、暴喑、颈项强痛、耳鸣、耳聋。

配伍疗法　配列缺治颈项强痛。

颧髎穴

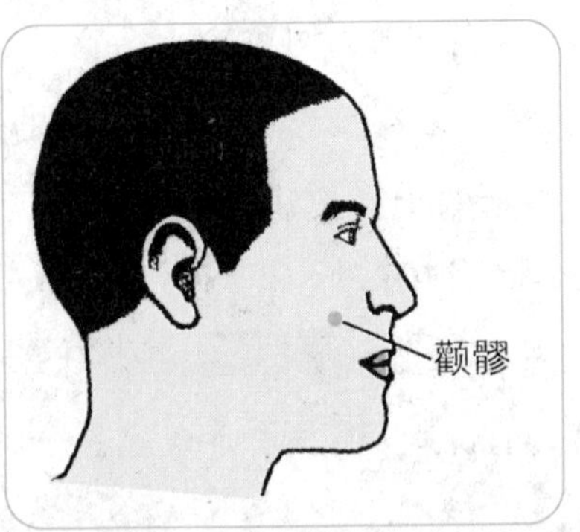

穴位解说　颧，颧骨也，指穴所在的部位；髎，孔隙也。穴在颧部骨隙中，故名。

取　穴　在面部，当目外眦直下，颧骨下缘凹陷处。于颧骨高点骨下取穴。

按摩方法　以大拇指指尖垂直按

压穴道，力道稍由下往上轻轻揉按，每次左右各（或双侧同时）揉按 1 ~ 3 分钟。

刺灸方法 直刺 0.3 ~ 0.5 寸，斜刺 0.5 ~ 0.8 寸，可灸。

适用症状 口眼歪斜、眼睑瞤动、牙痛面肿、三叉神经痛、面部痉挛。

配伍疗法 配下关、颊车、太阳治口眼歪斜，配小海、大迎治牙龈肿痛，配头维、承泣治眼睑瞤动，配迎香、下关治鼻炎。

听宫穴

穴位解说 听，闻声也；宫，宫殿也。本穴在耳部，能够治疗耳病，有通耳窍之功，故名。

取　　穴 在面部，耳屏前，下颌骨髁状突后方，张口时呈凹陷处。侧卧位，与外耳道相平，间隔耳屏。取穴时须张口，耳屏前微凹陷处，下颌骨髁状突后，该处为取穴部位。

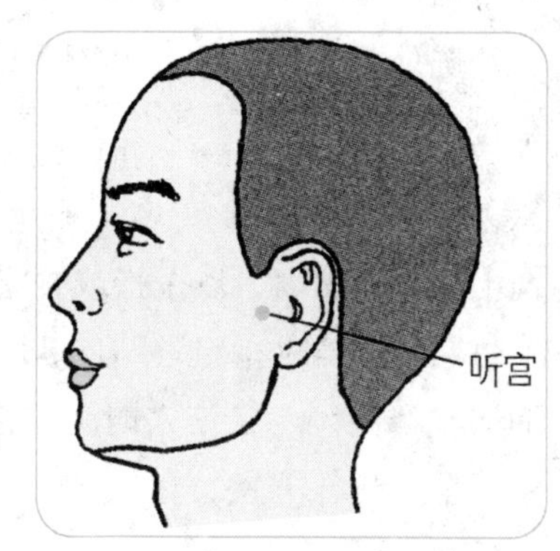

按摩方法 以大拇指指尖轻轻揉按，每次左、右各（或双侧同时）按揉 1 ~ 3 分钟。

刺灸方法 张口，直刺 1 ~ 1.5 寸。留针时，应保持张口姿势。寒则先泻后补，热则泻之。

适用症状 耳聋、耳鸣、中耳炎、头痛、牙痛、下颌关节功能紊乱、癫狂、癫痫。

配伍疗法 配听会、中渚治肝胆火盛引起的耳鸣，配神门、通里治失音，配行间、内关治神志昏乱。

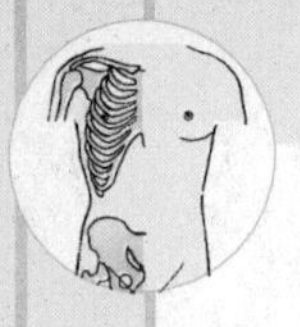

第7节 足太阳膀胱经

——腰酸背痛找膀胱经

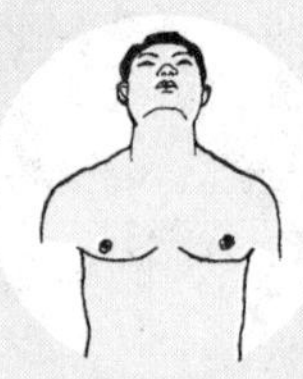

攒竹穴

穴位解说 攒，簇聚；竹，竹子。穴在眉头，眉毛丛生，犹如竹子簇聚，故名。

取　　穴 在面部、肩头凹陷中，额切迹处。皱眉，眉毛内侧端隆起处为取穴部位。

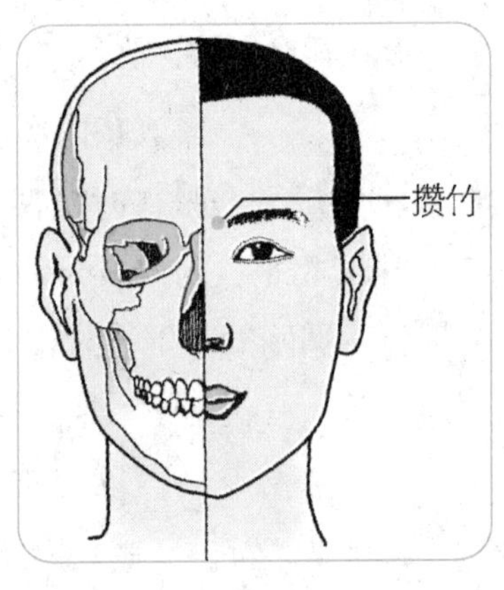

按摩方法 正坐，举起双手，指尖向上，掌心向内，以中指或食指指腹轻轻点揉攒竹穴。点揉时指腹紧贴皮肤，不能与皮肤表面形成摩擦，点揉该穴时力度要轻柔并渗透。每天早、晚各1次，每次3~5分钟，一般双侧攒竹穴同时点揉。

刺灸方法 可向眉中或向眼眶内缘平刺或斜刺0.5~0.8寸。禁灸。寒则补之，热则泻之。

适用症状 头痛、流泪、目赤肿痛、角膜翳、视神经萎缩、视网膜炎、青光眼、眼睑痉挛、面神经炎。

配伍疗法 配解溪、头维、申脉治眉棱骨痛，配合谷、太冲、迎香治口眼歪斜，配承泣治眼睑瞤动，配肾俞、委中治腰背痛。

睛明穴

穴位解说 睛，眼睛也；明，明亮之意。穴在目内眦，有明目之功，故名。

取　　穴 在面部，目内眦角稍上方凹陷处。于内眼角外上方取穴。

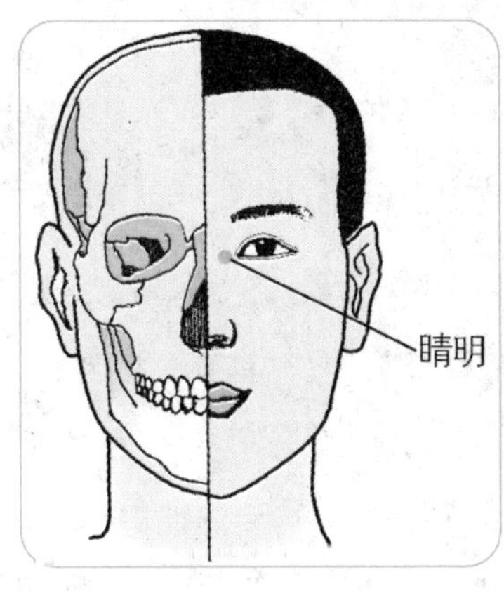

按摩方法 用大拇指指甲尖轻掐穴位，在骨上轻轻前后刮揉，每次左、右各（或双侧同时）刮揉1~3分钟。

刺灸方法 直刺0.5~1寸。寒则泻之或先泻后补，热则补之。禁灸。

适用症状 急性结膜炎、泪囊炎、屈光不正、视神经炎、视神经萎缩、视网膜炎、白内障、青光眼、夜盲、色盲、面部痉挛、心动过速、急性腰扭伤。

配伍疗法 配太阳、合谷治目赤肿痛，配听会、颔厌治迎风流泪，配听宫、肾俞、委中治坐骨神经痛。

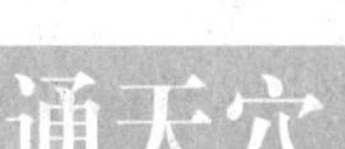

通天穴

穴位解说 通，通过也；天，天部也。上为天，因经脉会于督脉百会，有通达头顶之意，故名。

取　　穴 前发际正中直上4寸，旁开1.5寸。取穴时先定百会穴，百会穴前1寸就是前发际上4寸，再旁开1.5寸就是本穴。

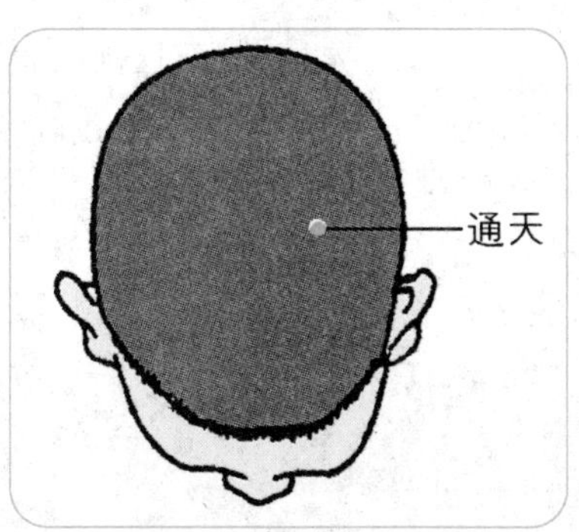

按摩方法 用两手手指指腹端按压此穴。每次3~5分钟。

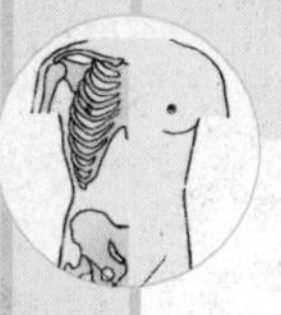

刺灸方法 平刺0.3~0.5寸。寒则泻之，热则补之。

适用症状 头痛、眩晕、面神经炎、鼻炎、鼻窦炎。

配伍疗法 配头维治头痛，配下关、迎香治鼻衄，配合谷、印堂治外感风寒、鼻塞、流清涕，配大迎、颊车治口歪。

天柱穴

穴位解说 天，天空；柱，支柱。上部为天，因颈椎在古时称为“柱骨”，穴在其旁，故名。

取　　穴 在项部，大筋（斜方肌）外缘之后发际凹陷中，约当后发际正中旁开1.3寸。低头，后发际正中直上5分处是哑门穴，由哑门穴旁开约两横指，项部大筋的外侧缘为取穴部位。

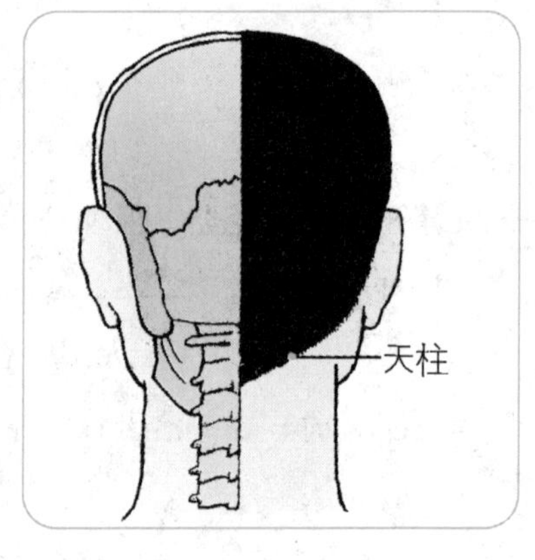

按摩方法 端坐，举起双臂，双手分别置于两侧后头部，以大拇指指尖分别点揉两侧天柱穴。点揉时指尖紧贴头皮，避免与头皮或头发形成摩擦，点揉该穴时力度要均匀、柔和、渗透，以有酸胀感为佳。每天早、晚各1次，每次3~5分钟，双侧天柱穴同时点揉。

刺灸方法 直刺或斜刺0.5~0.8寸，不可向内上方深刺，以免伤及延髓。寒则补而灸之，热则泻之。

适用症状 头痛、项强、眩晕、目赤肿痛、鼻塞、咽喉肿痛、肩背痛、神经衰弱、癔病、惊厥、热病。

配伍疗法 配后溪、列缺治颈项僵硬，配睛明治目赤肿痛，配臑俞、复溜治足痛。

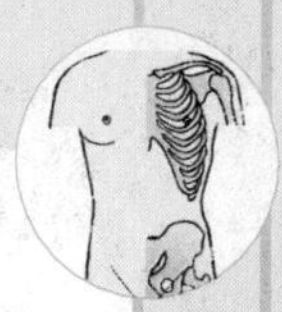

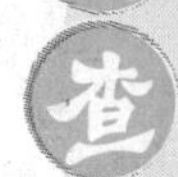
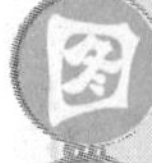
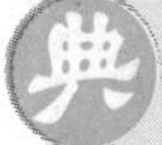

风门穴

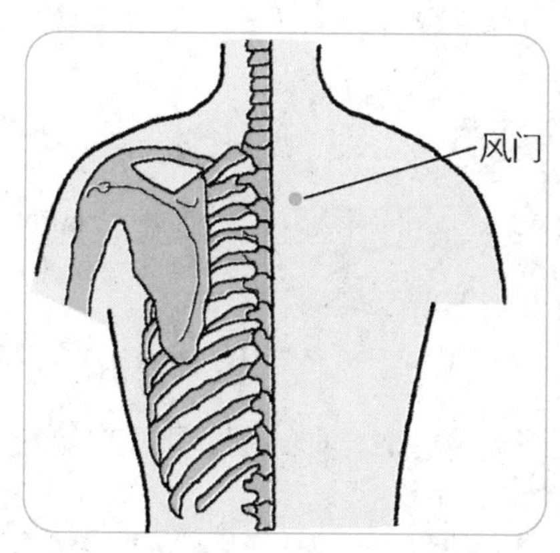

穴位解说 风，风邪；门，门户，出入之处。该穴居易为风邪侵入之处，并可治风邪之病，认为是风邪出入之门户，故名。

取　　穴 在背部，当第二胸椎棘突下，后正中线旁开1.5寸。大椎穴往下2个椎骨，其下缘旁开约两横指（食指、中指）处为取穴部位。

按摩方法 举手抬肘，用食指指腹揉按穴位，每次左、右各（或双侧同时）1~3分钟。

刺灸方法 斜刺0.5~0.8寸。寒则补而灸之，热则泻之。

适用症状 头痛项强、感冒、咳嗽、哮喘、上呼吸道感染、胸背痛、荨麻疹、胸中热、身热。

配伍疗法 配肺俞、大椎治咳嗽、气喘，配合谷治伤风咳嗽。

大杼穴

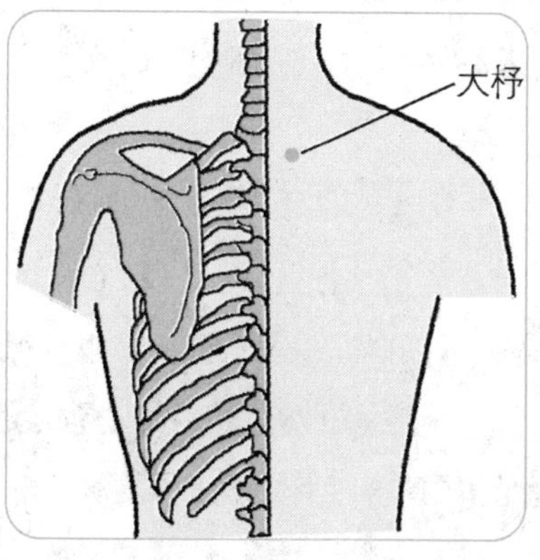

穴位解说 大，大也，多也；杼，古指织布的梭子。“杼骨”即第一椎骨，指大椎骨，穴在其旁，故名。

取　　穴 在背部，当第一胸椎棘突下，后正中线旁开1.5寸。低头，可见颈背部交界处椎骨有一高突，并能随颈部左右转动而转动者，即第七颈椎，其下为大椎。由大椎再向下1个椎骨，旁开约两横指

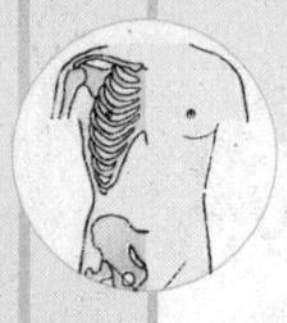

（食指、中指）处为取穴部位。

按摩方法 用食指的指腹按压，每次左、右两侧穴位各按揉 1 ~ 3 分钟。

刺灸方法 斜刺 0.5 ~ 0.8 寸。不宜深刺。寒则补而灸之，热则泻之。

适用症状 头痛、鼻塞、发热、咽喉肿痛、伤风、咳嗽、颈项强痛、肩背酸痛。

配伍疗法 配商阳治喉痹，配中府、肺俞治风寒咳嗽，配委中、中渚治腰背痛，配行间、下关治牙痛。

肺俞穴

穴位解说 肺，肺脏；俞，输注。本穴是肺脏的湿热水气传输于后背体表的部位。

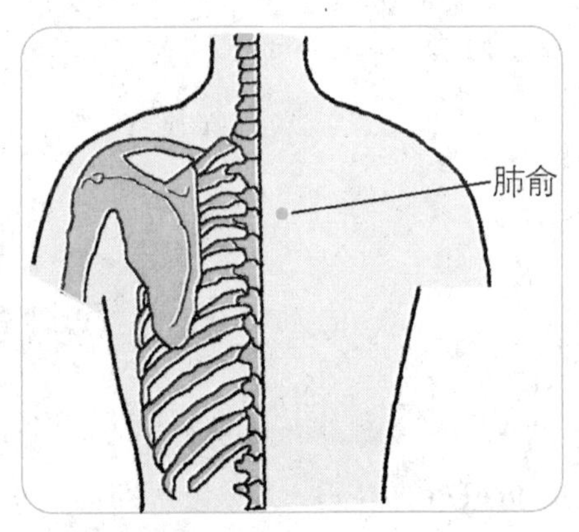

取　　穴 在背部，当第三胸椎棘突下，后正中线旁开 1.5 寸。大椎穴往下 3 个椎骨，即第三胸椎，其下缘旁开约两横指（食指、中指）处为取穴部位。

按摩方法 卧位，用两手手指指腹端按按压此穴，每次 2 分钟左右。

刺灸方法 斜刺 0.5 ~ 0.8 寸。寒则补而灸之，热则泻针气出。

适用症状 支气管炎、支气管哮喘、肺炎、肺结核、胸膜炎、感冒、荨麻疹、肩背痛、咳嗽、吐血、盗汗、潮热。

配伍疗法 配心俞、膈俞治盗汗自汗，配定喘、丰隆治肺虚哮喘，配膻中、神门治癫狂，配大杼、风门治过敏性鼻炎。

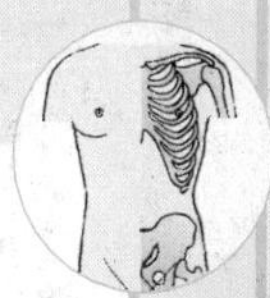

厥阴俞穴

穴位解说 厥阴，两阴交会之义，在此指心包；俞，输注。因本穴是心包之气传输于后背体表的部位，与心包相应，故名。

取　穴 在背部，当第四胸椎棘突下，后正中线旁开 1.5 寸。大椎穴往下 4 个椎骨，即第四胸椎，其下缘旁开约两横指（食指、中指）处为取穴部位。

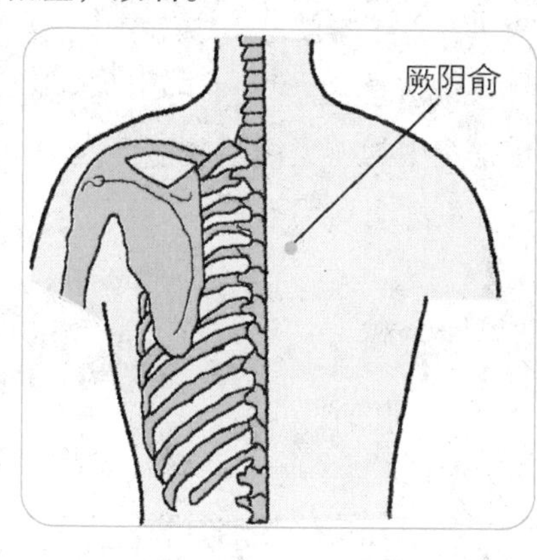

按摩方法 卧位，用两手手指指腹端按按压此穴，每次 2 分钟左右。

刺灸方法 斜刺 0.5 ~ 0.8 寸。寒则补而灸之，热则泻针出气。

适用症状 胸胁痛、胸闷、心绞痛、心悸、咳嗽、呕吐、神经衰弱。

配伍疗法 配内关治心痛、心悸。

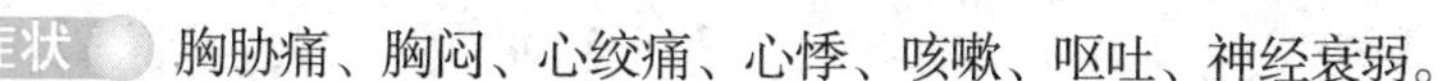

心俞穴

穴位解说 心，心脏；俞，输注。因本穴是心气传输于后背体表的部位，故名。

取　穴 在背部，当第五胸椎棘突下，后正中线旁开 1.5 寸。由平双肩胛骨下角之椎骨（第七胸椎），往上 2 个椎骨，即第五胸椎棘突下缘，旁开约两横指（食指、中指）处为取穴部位。

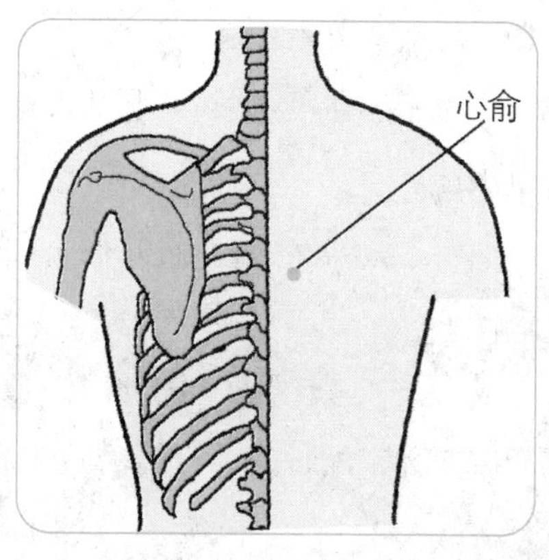

按摩方法 两手置于背部，双手大拇指指腹分别按揉两侧的心俞穴。按揉

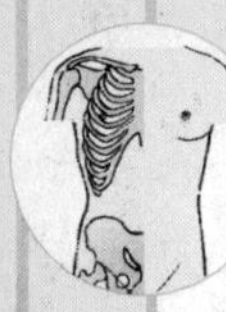

的手法要均匀、渗透，以局部有酸痛感为佳。

刺灸方法 斜刺 0.5～0.8 寸。寒则补而灸之，热则泻针出气或水针。

适用症状 心痛、心悸、胸闷、气短、失眠、健忘、癫痫、咳嗽、吐血、梦遗、盗汗。

配伍疗法 配中脘、隐白治失眠、健忘，配巨阙、内关治心痛、惊悸，配中封、太溪治梦遗。

膈俞穴

穴位解说 膈，横膈；俞，输注。本穴是膈气传输于后背体表的部位，与膈相应，故名。

取　　穴 在背部，当第七胸椎棘突下，后正中线旁开 1.5 寸。由平双肩胛骨下角之椎骨（第七胸椎），其棘突下缘旁开约两横指（食指、中指）处为取穴部位。

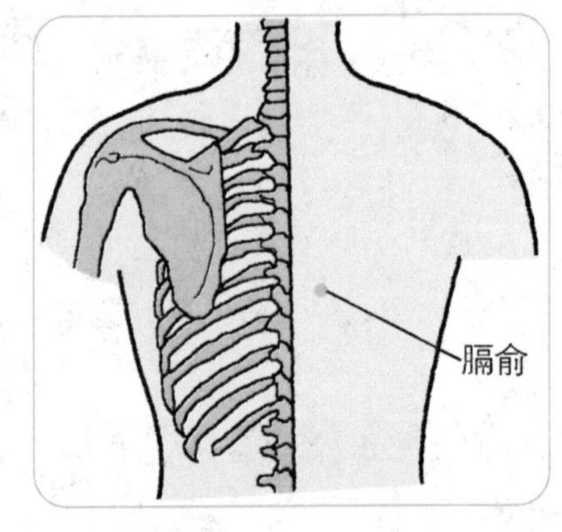

按摩方法 两手置于背部，双手大拇指指腹分别按揉两侧的膈俞穴。按揉的手法要均匀、柔和，以局部有酸痛感为佳。每次 2 分钟左右。

刺灸方法 斜刺 0.5～0.8 寸。寒则补而灸之，热则泻针出气或补血水针。

适用症状 胃脘痛、呃逆、呕吐、便血、咳嗽、气喘、咯血、骨蒸盗汗。

配伍疗法 配郄门治鼻衄，配臑俞、中脘治呃逆，配乳根、内关治产后缺乳，配行间、章门治咳嗽、气喘。

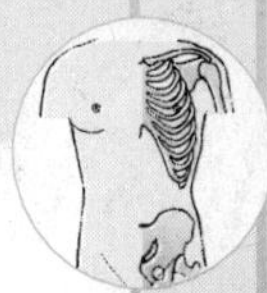

肝俞穴

穴位解说 肝，肝脏也；俞，输也。本穴是肝气传输于后背体表的部位，与肝相应，故名。

取　穴 在背部，当第九胸椎棘突下，后正中线旁开 1.5 寸。由平双肩胛骨下角之椎骨（第七胸椎），往下 2 个椎骨，即第九胸椎棘突下缘，旁开约两横指（食指、中指）处为取穴部位。

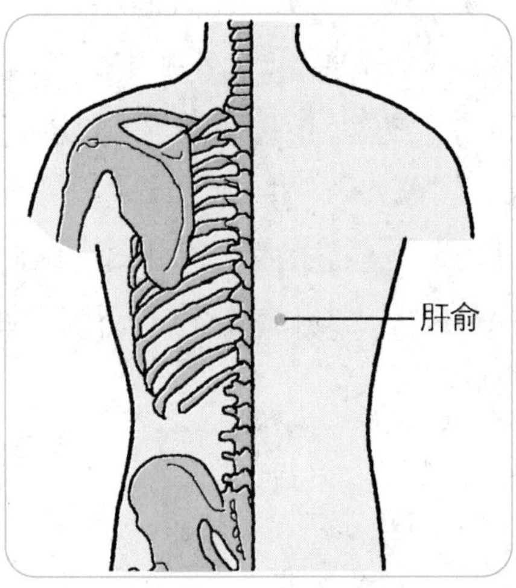

按摩方法 两手置于背部，双手大拇指指腹分别按揉两侧的肝俞穴。按揉的手法要均匀、渗透，以局部有酸痛感为佳。每次按摩 2 分钟左右。

刺灸方法 斜刺 0.5～0.8 寸。寒则先泻后补或灸之，热则泻之。

适用症状 肝胆疾病、胃病、眼病、神经衰弱、肋间神经痛、癫狂、癫痫、吐血、脊背痛。

配伍疗法 配支沟、俞府治胸胁胀满，配太渊、鱼际治咯血，配三阴交、太冲、内关治痛经。

胆俞穴

穴位解说 胆，胆腑也；俞，输注。该穴名意指胆腑阳热风气由此外输膀胱经，故名。

取　穴 在背部，当第十胸椎棘突下，后正中线旁开 1.5 寸。由平双肩胛骨下角之椎骨（第七胸椎），往下 3 个椎骨。第十胸椎棘突下缘，旁开约两横指（食指、中指）处为取穴部位。

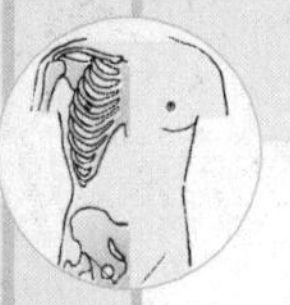

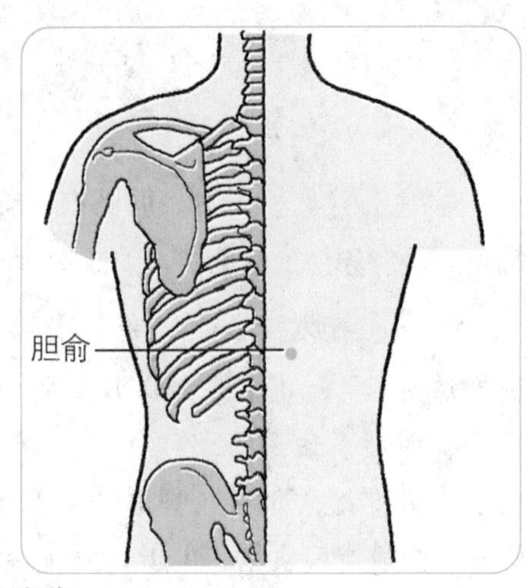

按摩方法 两手置于背部，双手大拇指指腹分别按揉两侧的胆俞穴。按揉的手法要均匀、柔和、渗透，以局部有酸痛感为佳。

刺灸方法 斜刺 0.5～0.8 寸。寒则补而灸之，热则泻之。

适用症状 黄疸、口苦、胁满痛、潮热、肺痨。

配伍疗法 配肝俞、心俞治胆囊炎，配胃俞治噎嗝，配下脘、曲池治腹胀。

三焦俞穴

穴位解说 三焦，三焦腑；俞，输注。因本穴是三焦之气传输于后背体表的部位，与三焦相应，故名。

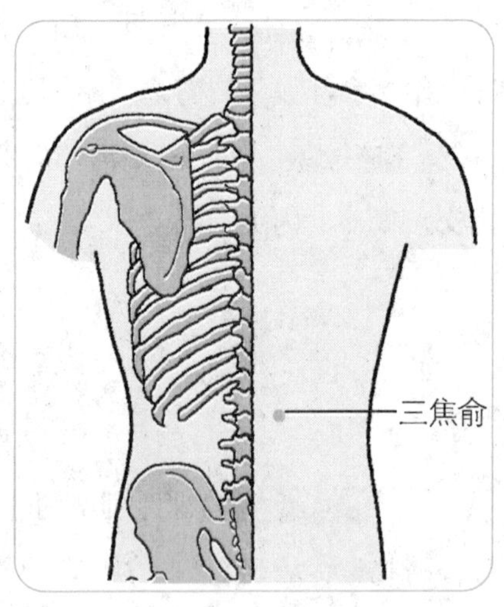

取　　穴 在腰部，当第一腰椎棘突下，后正中线旁开 1.5 寸。与肚脐中相对应处即第二腰椎，由第二腰椎往上 1 个椎体。第一腰椎，其棘突下缘旁开约两横指（食指、中指）处为取穴部位。

按摩方法 卧位，用两手手指指腹端按按压此穴，每次 2 分钟左右。

刺灸方法 直刺 0.5～1 寸。寒则补而灸之，热则泻之。

适用症状 腹胀、肠鸣、消化不良、呕吐、腹泻、小便不利、水肿、肾炎、腰背痛、尿频、痛经。

配伍疗法 配气海、足三里治肠鸣、腹胀。

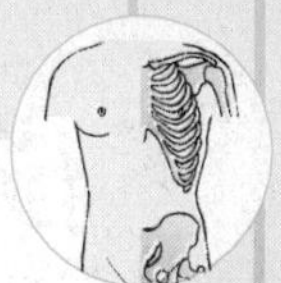

胃俞穴

穴位解说 胃，胃腑也；俞，输注。该穴名意指胃腑的湿热之气由此外输后背体表的部位，故名。

取　穴 在背部，当第十二胸椎棘突下，后正中线旁开 1.5 寸。与肚脐中相对应处即为第二腰椎，由第二腰椎往上 2 个椎体，即第十二胸椎，其棘突下缘旁开约两横指（食指、中指）处为取穴部位。

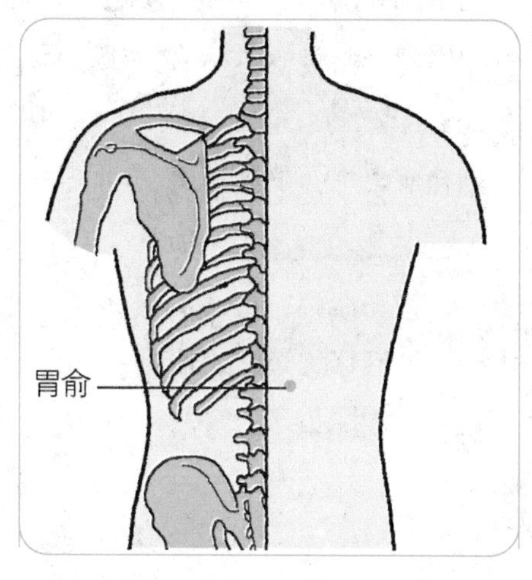

按摩方法 两手置于背部，双手大拇指指腹分别按揉两侧的胃俞穴。按揉的手法要均匀、柔和、渗透，以局部有酸痛感为佳。每次 2 分钟左右。

刺灸方法 斜刺 0.5～0.8 寸。寒则补而灸之，热则泻之。

适用症状 落枕、胃痛、肠鸣、腹胀、呕吐、消化不良、胃下垂、胸胁痛。

配伍疗法 配足三里、三阴交治痢疾，配中脘、神阙治肠鸣，配脾俞、章门治胃脘痛。

脾俞穴

穴位解说 脾，脾脏；俞，输注。本穴是脾气传输于后背体表的部位，因与脾相应，故名。

取　穴 在脊柱区，当第十一胸椎棘突下，后中正线旁开 1.5 寸。与肚脐中相对应处即第二腰椎，由第二腰椎往上 3 个椎体，即第十一胸

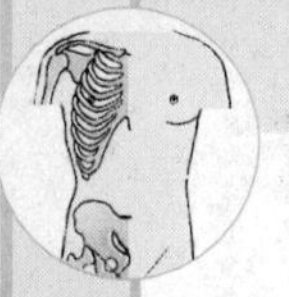

椎，其棘突下缘旁开约两横指（食指、中指）处为取穴部位。

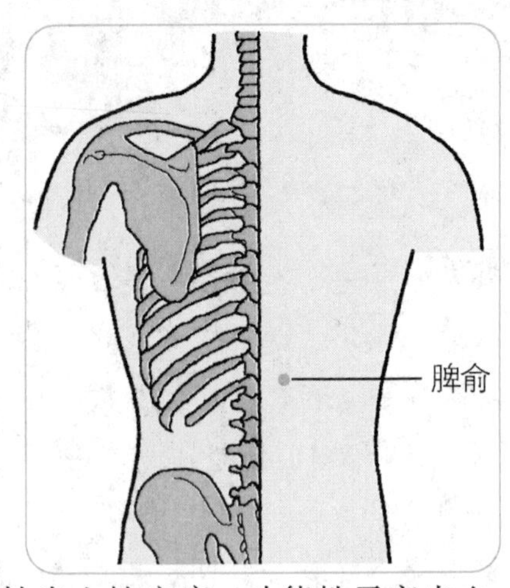

按摩方法 两手置于背部，双手大拇指指腹分别按揉两侧的脾俞穴。按揉的手法要均匀、柔和、渗透，以局部有酸痛感为佳。每次按摩 2 分钟左右。

刺灸方法 斜刺 0.5 ~ 0.8 寸。寒则补而灸之，热则泻之。

适用症状 胃炎、消化不良、胃十二指肠溃疡、肝炎、肠炎、痢疾、慢性出血性疾病、功能性子宫出血、水肿、荨麻疹、黄疸、便血。

配伍疗法 配肾俞、阴陵泉治遗精，配胆俞治黄疸，配肾俞治消化不良。

肾俞穴

穴位解说 肾，肾脏；俞，输注。因本穴是肾气传输于后背体表的部位，与肾相应，故名。

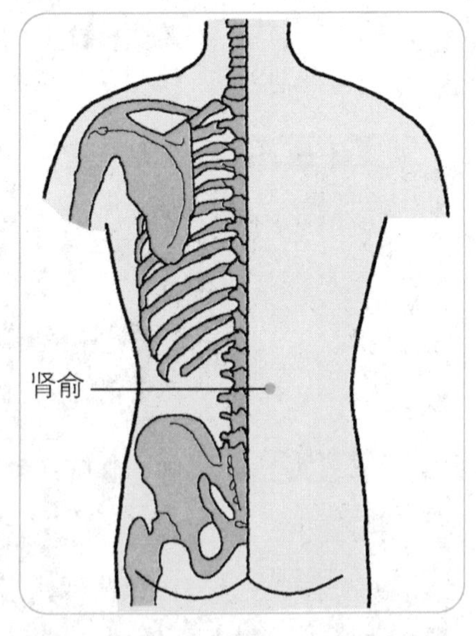

取　　穴 在腰部，当第二腰椎棘突下，后正中线旁开 1.5 寸。与肚脐中相对应处即第二腰椎，其棘突下缘旁开约两横指（食指、中指）处为取穴部位。

按摩方法 两手置于背腰部，双手大拇指指腹分别按揉两侧的肾俞穴。按揉的手法要均匀、渗透，以局部有酸痛感为佳。每次按摩 2 分钟左右。

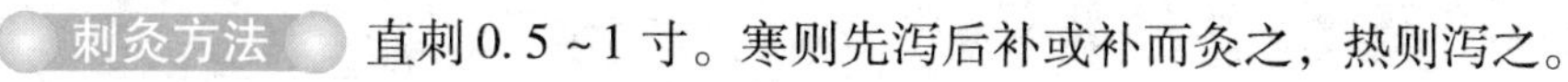

刺灸方法 直刺0.5~1寸。寒则先泻后补或补而灸之，热则泻之。

适用症状 遗精、阳痿、早泄、遗尿、月经不调、痛经、慢性盆腔炎、肾炎水肿、腰膝酸软、头昏目眩、耳鸣、耳聋。

配伍疗法 配阴谷、三阴交治白带过多，配大赫、气穴治不孕，配列缺、膀胱俞治遗尿，配太冲、悬颅补肾填精。

气海俞穴

穴位解说 气海，元气之海；俞，输注。因本穴前应气海，是元气传输于后背体表的部位，故名。

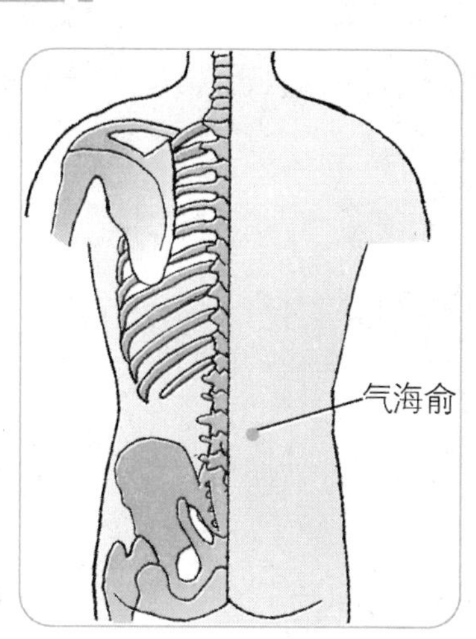

取　　穴 在腰部，当第三腰椎棘突下，后正中线旁开1.5寸。俯卧，与肚脐中相对应处即第二腰椎，第二腰椎往下1个椎体。第三腰椎，其棘突下缘旁开两横指（食指、中指）处为取穴部位。

按摩方法 用拇指按揉此穴。每次2~3分钟，每日2~3次。

刺灸方法 直刺0.5~1寸。寒则先泻后补或补而灸之，热则泻之。

适用症状 腰痛、腰膝酸软、月经不调、痛经、痔疮、虚证。

配伍疗法 配足三里、天枢治腹胀、肠鸣。

大肠俞穴

穴位解说 大肠，大肠腑也；俞，输注。因本穴是大肠之气传输于后背体表的部位，与大肠相应，故名。

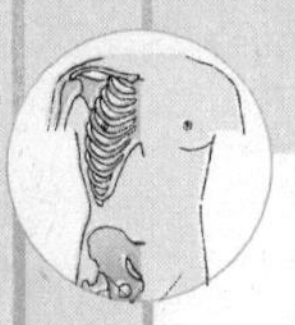

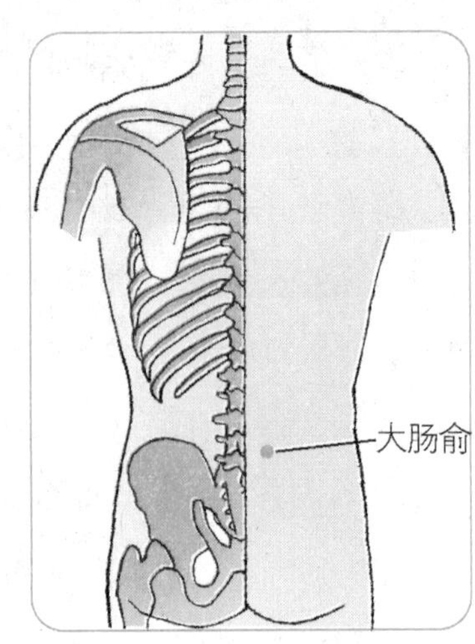

取　　穴　在腰部，当第四腰椎棘突下，后正中线旁开1.5寸。两侧髂前上棘连线与脊柱之交点，即第四腰椎棘突下，其旁开约两横指（食指、中指）处为取穴部位。

按摩方法　两手置于后腰部，双手大拇指指腹分别按揉两侧的大肠俞穴。按揉的手法要均匀、柔和、渗透，以局部有酸痛感为佳。每次按摩2分钟左右。

刺灸方法　直刺0.8～1.2寸。寒则先泻后补或补而灸之，热则泻之。

适用症状　腹胀、肠鸣、腹痛、腹泻、便秘、痢疾、腰痛。

配伍疗法　配天枢、腹结治便秘，配脾俞、章门治腹胀，配曲池、期门治泄泻。

关元俞穴

穴位解说　关，关脏；元，元气；俞，输注。因本穴前应关元，是关脏的元阴元阳之气传输于后背体表的部位，故名。

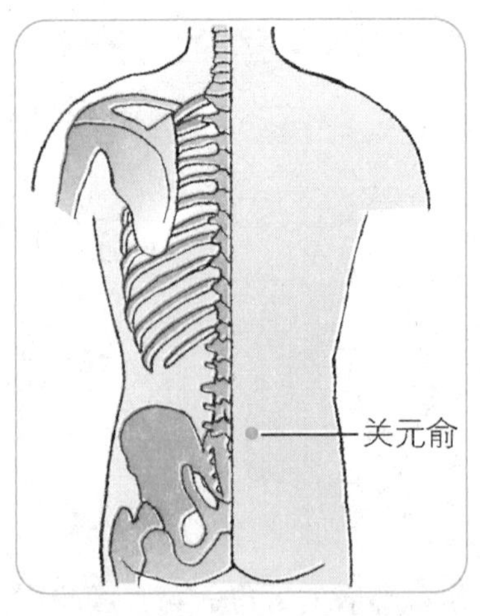

取　　穴　在腰部，当第五腰椎棘突下，后正中线旁开1.5寸。两侧髂前上棘之连线与脊柱之交点。第四腰椎棘突，往下1个椎体，即第五腰椎，其下缘旁开两横指（食指、中指）处为取穴部位。

按摩方法　用两手叉腰，以拇指端按压此穴，每次按压2分钟左右。

刺灸方法　直刺0.8～1.2寸。寒则先泻后补或补而灸之，热则泻之。

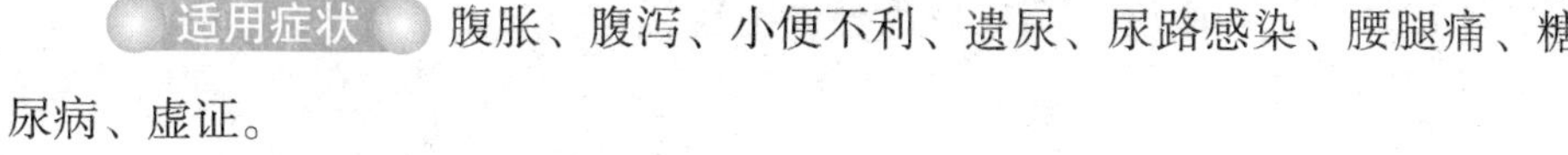

适用症状 腹胀、腹泻、小便不利、遗尿、尿路感染、腰腿痛、糖尿病、虚证。

配伍疗法 配气海治腹胀。

小肠俞穴

穴位解说 小肠，小肠腑也；俞，输注。因本穴是小肠之气传输于后背体表的部位，与小肠相应，故名。

取　　穴 在骶部，当骶正中嵴旁开1.5寸，平第一骶后孔。俯卧位，先摸髂后上嵴内缘，其与背脊正中线之间为第一骶后孔，平该孔的椎体为第一骶椎，旁开两横指（食指、中指）处为取穴部位。

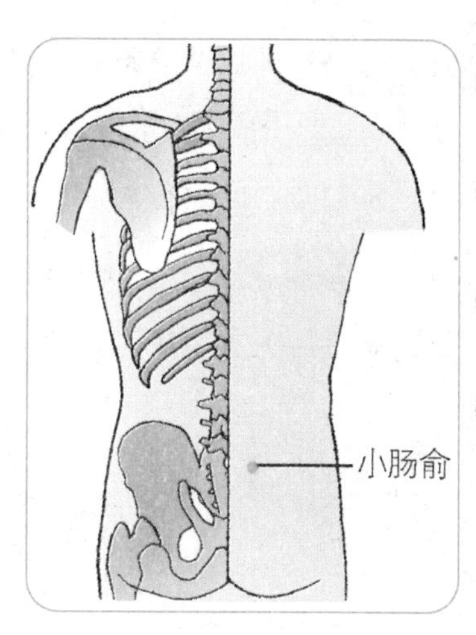

按摩方法 站位，用两手叉腰，拇指端按压此穴，每次2分钟左右。

刺灸方法 直刺或斜刺0.8～1寸。寒则先泻后补或补而灸之，热则泻之。

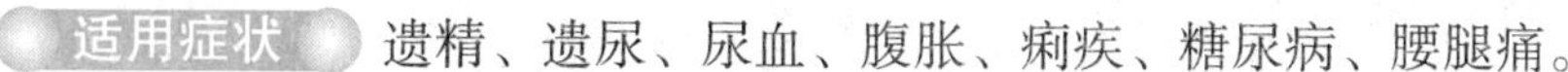

适用症状 遗精、遗尿、尿血、腹胀、痢疾、糖尿病、腰腿痛。

配伍疗法 配天枢、足三里、上巨虚、关元治腹胀、痢疾、便秘，配肾俞、三阴交、三焦俞、关元、曲泉治泌尿系结石。

膀胱俞穴

穴位解说 膀胱，膀胱腑；俞，输注。因本穴是膀胱之气传输于后背体表的部位，与膀胱相应，故名。

取　　穴 在骶部，当骶正中嵴旁开1.5寸，平第二骶后孔。俯卧

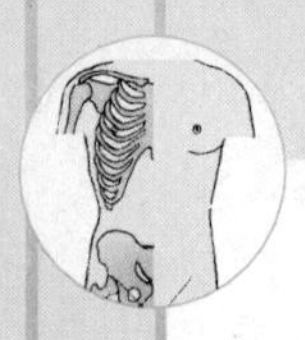

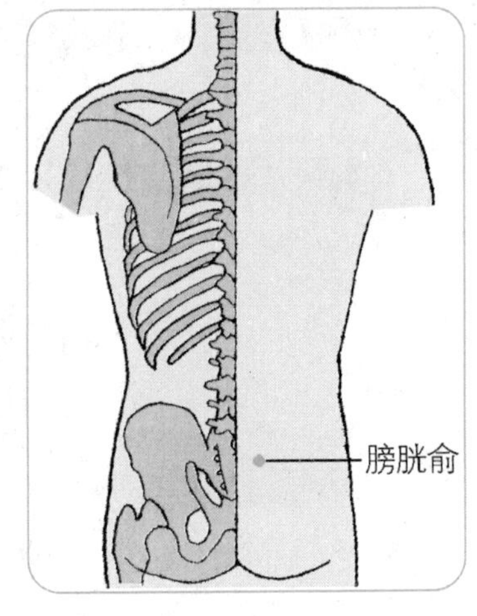

位，先摸髂后上嵴内缘下，其与背脊正中线之间为第二骶后孔，平该孔的椎体为第二骶椎，其旁开约两横指（食指、中指）处为取穴部位。

按摩方法 两手置于腰骶部，双手大拇指指腹分别按揉两侧的膀胱俞穴。按揉的手法要均匀、柔和、渗透，以局部有酸痛感为佳。每次2分钟左右。

刺灸方法 直刺或斜刺0.8～1.2寸。寒则先泻后补或补而灸之，热则泻之。

适用症状 尿路感染、阳痿、遗精、遗尿、小便不利、腹泻、便秘、糖尿病、腰骶痛。

配伍疗法 配肾俞、气海、志室治遗精，配关元、太溪、中极治遗尿，配腰阳关、委中、阳陵泉治腰膝痛。

中膂俞穴

穴位解说 中，中间；膂，夹脊肌肉；俞，输注。本穴位约居人体的中部，是夹脊肌肉之气传输于后背体表的部位，故名。

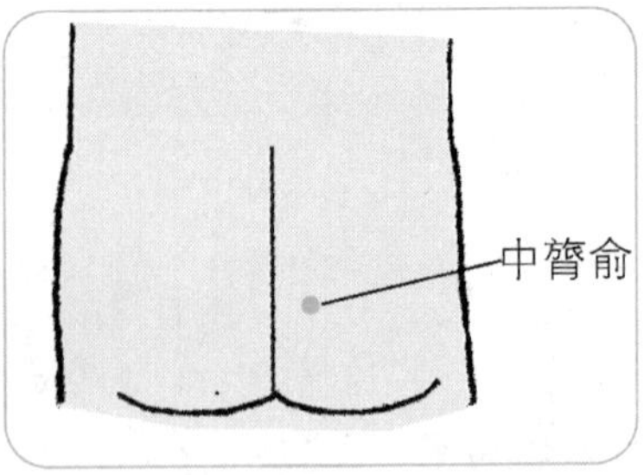

取　　穴 在骶部，当骶正中嵴旁开1.5寸，平第三骶后孔。俯卧位，先摸髂后上嵴内缘，其与背脊正中线之间为第一骶后孔，平该孔的椎体为第一骶椎，向下2椎，即第三骶椎，其旁开约两横指（食指、中指）处为取穴部位。

按摩方法 站位，用两手叉腰，拇指端按压此穴。每次2分钟左右。

刺灸方法 直刺1～1.5寸。寒则补而灸之，热则泻针出气或水针。

适用症状 肠炎、痢疾、腰腿痛、坐骨神经痛、糖尿病。

配伍疗法 配大敦治疝气。

次髎穴

穴位解说 次，第二；髎，骨隙。因本穴当第二骶后孔，故名。

取　　穴 在骶部，当髂后上棘内下方，适对第二骶后孔处。仰卧位，在第二骶后孔处取穴，脊椎骨的末端向上数第三骶，大约三横指宽处为取穴部位。

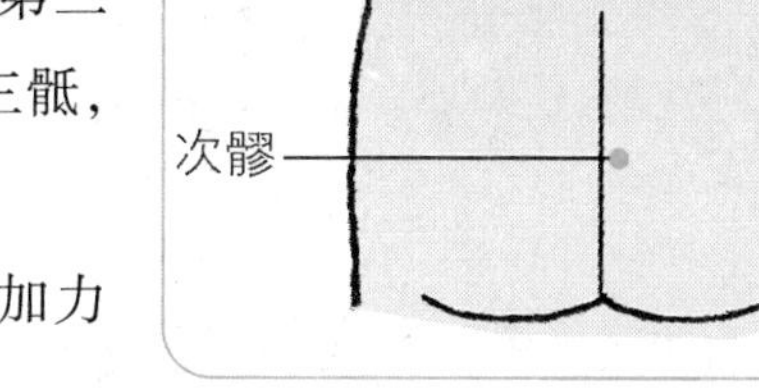

按摩方法 拇指采用点法逐渐加力进行按摩。每次3～4分钟，每日3次。

刺灸方法 直刺1～1.5寸。寒则补而灸之，热则泻之。

适用症状 遗精、阳痿、小便不利、月经不调、带下、腰骶痛、下肢痿痹。

配伍疗法 配上髎、肾俞治肾虚带下，配肾俞、关元、太溪治阳痿，配气海、三焦俞、脾俞治小便不利。

神堂穴

穴位解说 神，心神也，心气也；堂，古指宫室的前面部分，前为堂，后为室，堂为阳，室为阴。心藏神，因本穴在心俞旁，犹如心神所居之殿堂，故名。

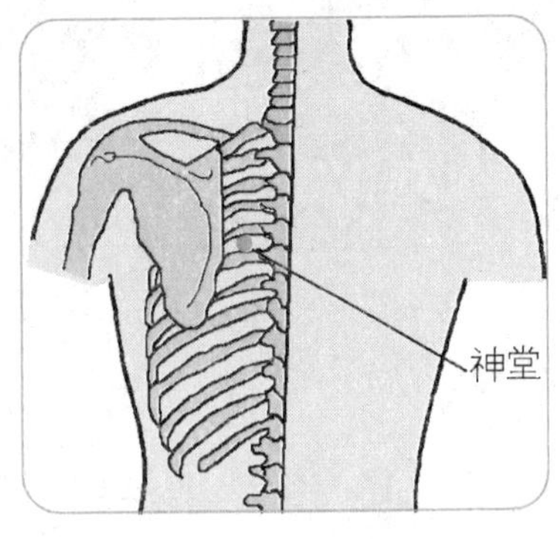

取　穴 在背部，当第五胸椎棘突下，后正中线旁开3寸。由平双肩胛骨下角之椎骨（第七胸椎），往上2个椎骨，即第五胸椎棘突下缘，旁开四横指处为取穴部位。

按摩方法 用两手手指指腹端按压此穴。每次2分钟左右。按摩者一定要注意力度，因为此穴与心脏比较近，用力较重，会造成患者的心脏负担。

刺灸方法 斜刺0.5~0.8寸。寒则补而灸之，热则泻针出气。

适用症状 心绞痛、心悸、咳嗽、哮喘、腹胀痛、脊背强痛。

配伍疗法 配膻中治胸闷。

膏肓穴

穴位解说 膏，指心下部分；肓，指心脏和横膈之间。病症隐深难治，称为“病入膏肓”，该穴能治虚损重症，故名。

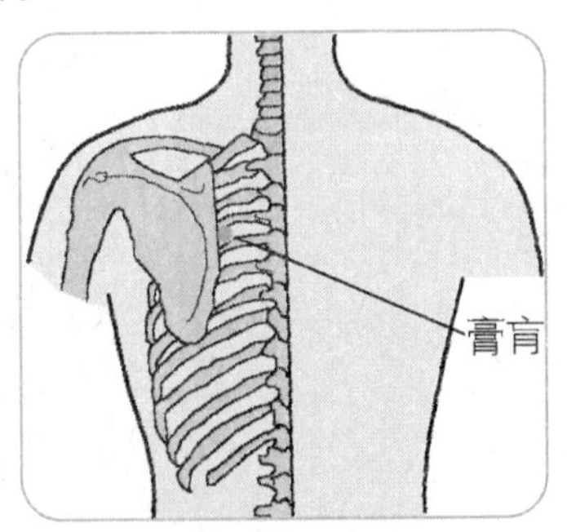

取　穴 在背部，当第四胸椎棘突下，后正中线旁开3寸。由大椎往下4个椎骨，其下缘旁开四横指处为取穴部位。

按摩方法 双手手指按压此穴。每次2分钟左右。按摩本穴时，应注意用力适度，节奏均匀。

刺灸方法 斜刺0.5~0.8寸。寒则补灸之，热则泻针出气。

适用症状 肺结核、胸膜炎、咳嗽、哮喘、噎嗝、神经衰弱、久病体虚、健忘、遗精。

配伍疗法 配尺泽、肺俞治咳喘。

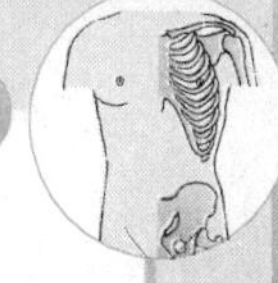

膈关穴

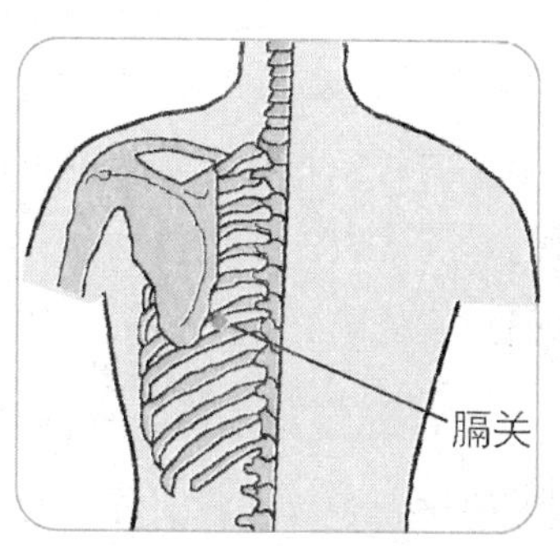

穴位解说 膈，横膈；关，关隘。因本穴在膈俞旁，喻之为治疗横膈疾患的关隘，故名。

取　穴 在背部，当第七胸椎棘突下，后正中线旁开3寸。由双肩胛骨下角水平摸到第七胸椎，其棘突下缘旁开四横指处为取穴部位。

按摩方法 卧位，用两手手指指腹端按压此穴。每次2分钟左右。

刺灸方法 斜刺0.5～0.8寸。寒则补而灸之或点刺出血，热则泻针出气或水针。

适用症状 食欲不振、嗳气、呕吐、噎嗝、胸闷、脊背强痛。

配伍疗法 配内关治嗳气。

附分穴

穴位解说 附，依附；分，分离。膀胱经自项而下，分为两行；本穴为第二行之首穴，附于第一行之旁。

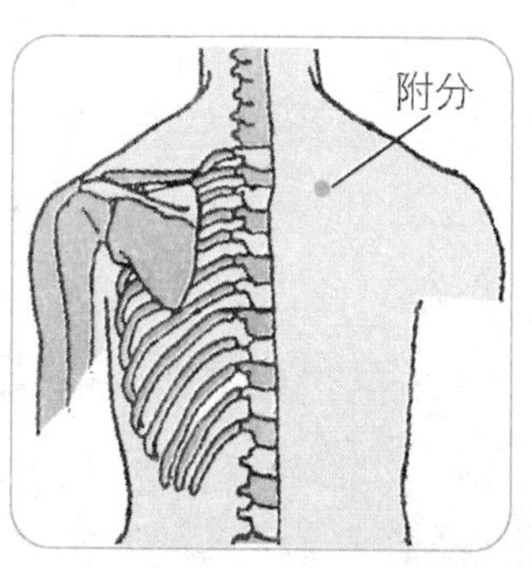

取　穴 在脊柱区，当第二胸椎棘突下，后正中线旁开3寸。大椎往下2个椎骨，其下缘旁开四横指处为取穴部位。

按摩方法 卧位，用两手手指指腹端按压此穴，每次2分钟左右。

刺灸方法 斜刺0.5～0.8寸。寒则补之或微灸之，热则泻针出气。

适用症状 颈项强痛、肩背拘急、肘臂麻木、肋间神经痛。

配伍疗法 配大椎治颈项强痛。

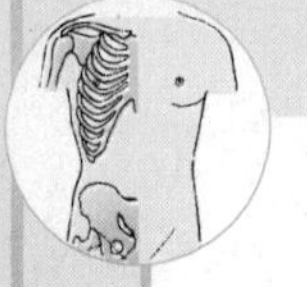

肓门穴

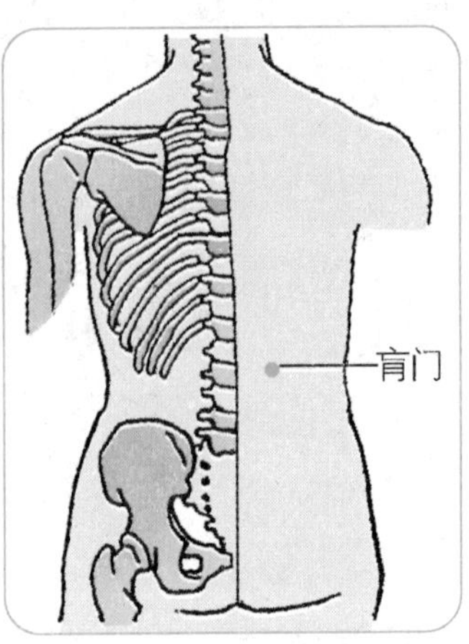

穴位解说 肓，心下膈膜也，指本穴调节的对象为膏肓外传的膏脂之物；门，出入的门户。该穴位于三焦俞旁，为三焦之胃气出入的门户，故名。

取　　穴 在腰部，当第一腰椎棘突下，后正中线旁开3寸。与肚脐中相对应处即第二腰椎，由第二腰椎往上摸1个椎体，即第一腰椎，其棘突下缘旁开四横指处为取穴部位。

按摩方法 卧位，用两手手指指腹端按夺此穴。每次2分钟左右。

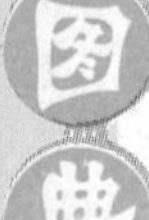

刺灸方法 斜刺0.5～0.8寸，可灸。寒则灸之，热则泻之。

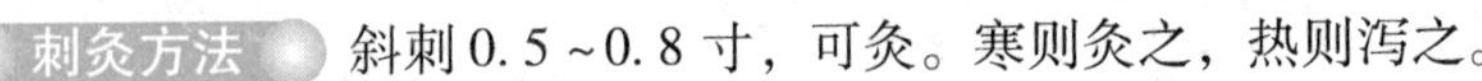

适用症状 妇人产后病、腹痛、胃痛、便秘。

配伍疗法 配气海、天枢治便秘。

志室穴

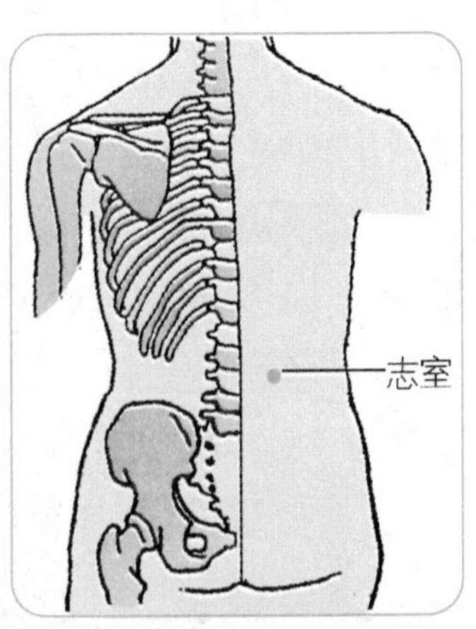

穴位解说 志，肾之精也，肾气也；室，房屋之内间也，与堂相对。肾藏志，因穴在肾俞旁，如肾气聚集之房室，故名。

取　　穴 在腰部，当第二腰椎棘突下，后正中线旁开3寸。与肚脐中相对应处即第二腰椎，其棘突下缘旁开四横指处为取穴部位。

按摩方法 卧位，用两手手指指腹按压此穴。每次2分钟左右。

刺灸方法 直刺0.8～1.5寸，可灸。寒湿则点刺出血先泻后补或补而灸之，干热则泻针出气或水针。

适用症状 遗精、阳痿、小便不利、水肿、腰脊强痛。

配伍疗法 配命门治遗精。

胃仓穴

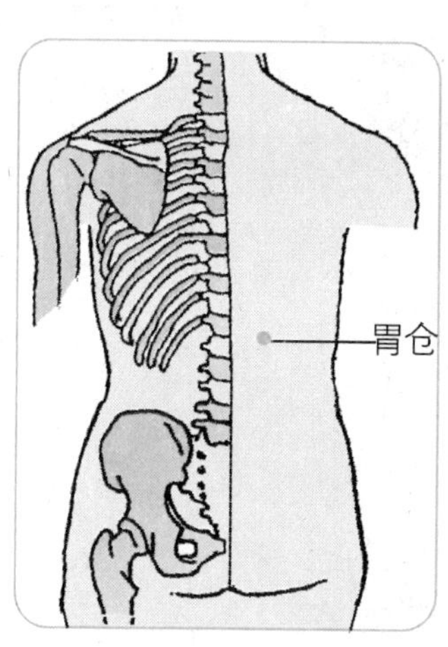

穴位解说 胃，胃腑也；仓，存储聚散之所也。因穴在胃俞旁，胃主纳尽，犹如粮仓，故名。

取　　穴 在背部，当第十二胸椎棘突下，后正中线旁开3寸。与肚脐中相对应处即第二腰椎，由第二腰椎往上摸2个椎体，即第十二胸椎，其棘突下缘旁开四横指处为取穴部位。

按摩方法 卧位，用两手手指指腹端按压此穴，每次2分钟左右。按摩本穴时，注意用力适度，节奏和谐。每次3～4分钟，每日3次。

刺灸方法 斜刺0.5～0.8寸。寒湿则点刺出血或补而灸之，温热则泻针出气或水针。

适用症状 胃病、呕吐、腹胀、便秘、小儿食积、水肿、脊背痛。

配伍疗法 配足三里治胃痛。

秩边穴

穴位解说 秩，秩序；边，边缘。该经背部诸穴依次排列，正当最下边，故名。

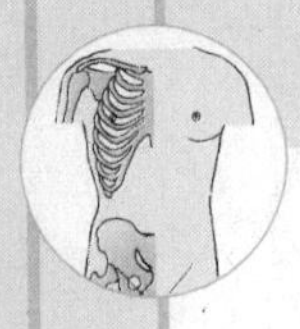

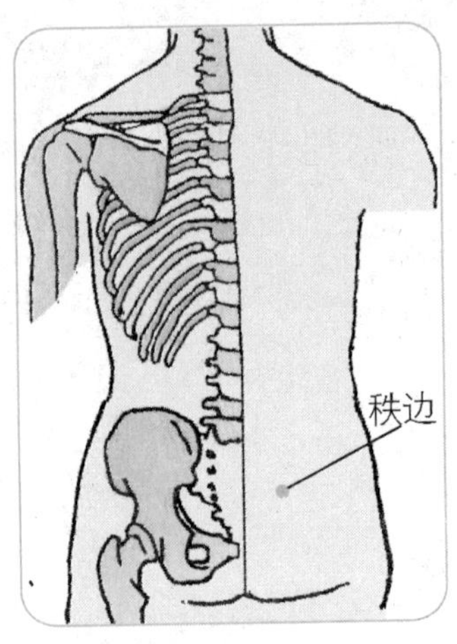

取　穴　在骶区，平第四骶后孔，骶正中嵴旁开3寸。腰俞穴水平旁开四横指处为取穴部位。

按摩方法　点揉或按压该穴。每次2分钟左右。

刺灸方法　直刺1.5～2寸，可灸。寒则先泻后补或补而灸之，热则泻之或水针。

适用症状　腰骶痛、下肢痿痹、小便不利、便秘、痔疮、阴痛、膀胱炎。

配伍疗法　配委中、大肠俞治腰腿痛。

胞肓穴

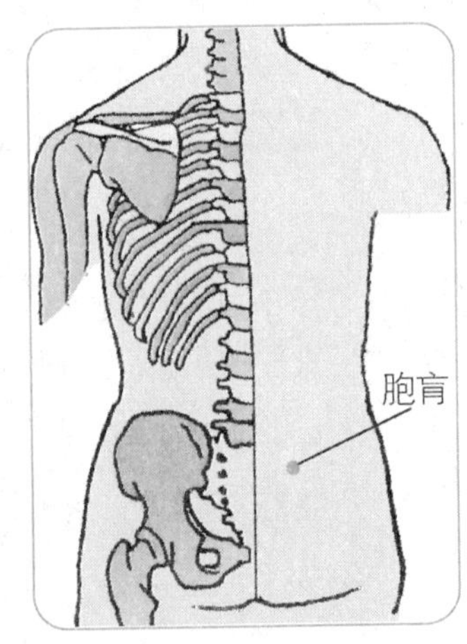

穴位解说　胞，包裹胎儿的膜质囊；肓，心下膈膜。意指胞宫中的膏脂之物由此外输膀胱经。

取　穴　在骶区，平第二骶后孔，骶正中嵴旁开3寸。俯卧位，先摸到髂后上嵴内缘下，其与背脊正中线之间为第二骶后孔，平该孔的椎体为第二骶椎，其旁开四横指处为取穴部位。

按摩方法　卧位，用两手手指腹端按压此穴。每次2分钟左右。按摩本穴时，注意力度适当，手法准确，施治时间不宜过长。

刺灸方法　直刺1～1.5寸，可灸。寒湿则点刺出血或先泻后补或补而灸之，干热则泻针出气或水针。

适用症状　癃闭、阴肿、腰脊痛、便秘、肠鸣、腹胀。

配伍疗法　配委中治腰痛。

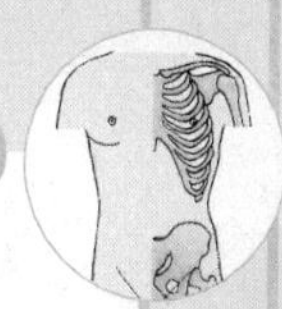

殷门穴

穴位解说 殷，深厚，正中；门，门户。此处肌肉丰满，适当委中、承扶正中间，为膀胱经气通过之门户，故名。

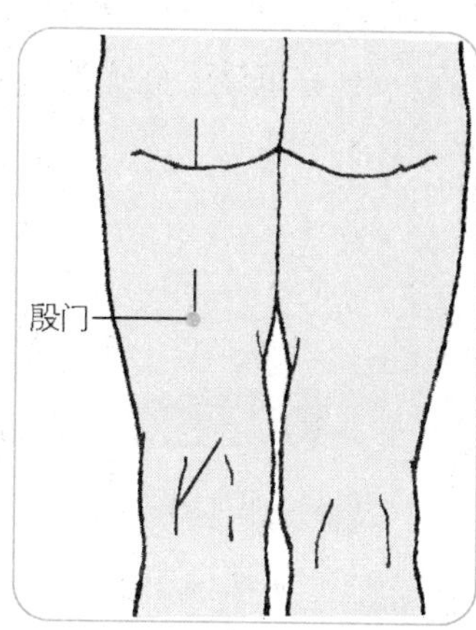

取　穴 在大腿后面，承扶与委中的连线上，承扶下6寸。取臀后横纹中点及腘横纹中点之连线的中点，由此往上一横指处为取穴部位。

按摩方法 中指和食指并拢，用指腹按揉这个穴位。左、右两侧的穴位，每次各按揉1～3分钟。

刺灸方法 直刺1～2寸。寒则补之多灸，热则泻针出气或水针。

适用症状 腰腿痛、坐骨神经痛、下肢痿痹、急性腰扭伤。

配伍疗法 配大肠俞治腰痛。

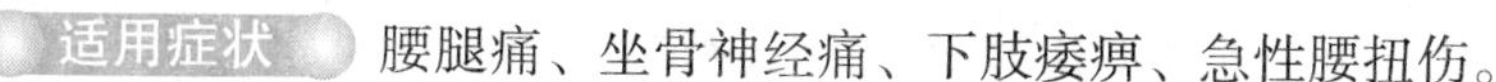

承扶穴

穴位解说 承，承受；扶，佐助。本穴位于股部上段，当臀下横纹的中点，有佐助下肢承受头身重量的作用。

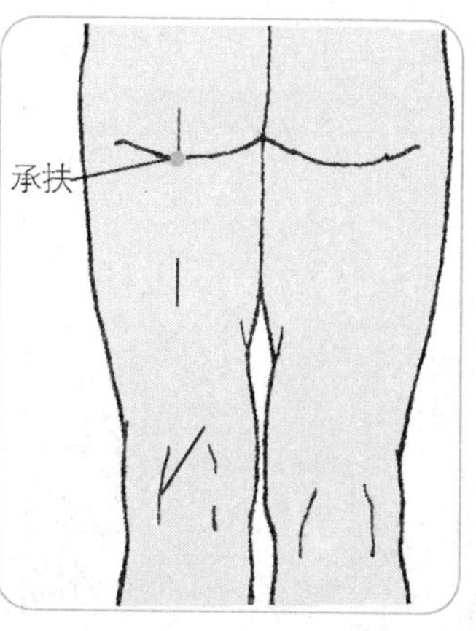

取　穴 在股后区，臀沟的中点大腿后面，臀下横纹的中点为取穴部位。

按摩方法 中指和食指并拢，用指腹按揉这个穴位。左右两侧的穴位，每次各按揉1～3分钟。

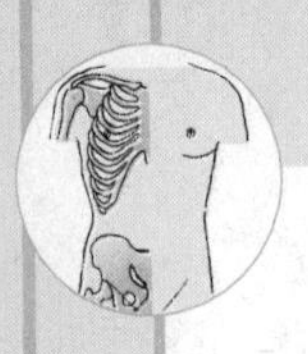

刺灸方法 直刺1～2寸。寒则先泻后补或补而灸之或点刺出血，热则泻针出气或水针。

适用症状 腰骶部痛、股部疼痛、肥胖、臀部下垂、坐骨神经痛、阴痛、痔疮、下肢瘫痪。

配伍疗法 配委中、腰阳关、肾俞治腰痛，配殷门治臀股麻木，配关元、足三里治下肢痛或瘫痪。

浮郄穴

穴位解说 浮，指上部；郄，腘弯处。因本穴处于腘弯处上方，故名。

取　穴 在腘横纹外侧端，委阳上1寸，股二头肌肌腱内侧。稍屈膝，即可显露股二头肌腱。在腘横纹上1寸，股二头肌腱的内侧缘取穴。

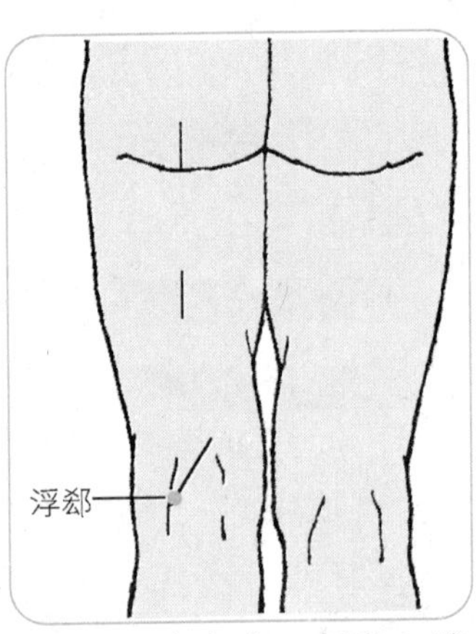

按摩方法 中指和食指并拢，用指腹按揉这个穴位。每日睡前揉按1～2分钟。

刺灸方法 直刺1～2寸。寒则补而灸之，热则泻针出气或水针。

适用症状 臀膝麻痛、膝腘挛痛、小腿转筋、下肢痿痹、便秘、腹泻、膀胱炎、腓肠肌痉挛。

配伍疗法 配承山治下肢痿痹。

委阳穴

穴位解说 委，委中穴；阳，阴阳之阳。外侧属阳，因本穴在腘窝横纹中点（委中穴）外侧，故名。

取　穴 在膝部，腘横纹上，股二头肌腱的内侧缘。稍屈膝，即

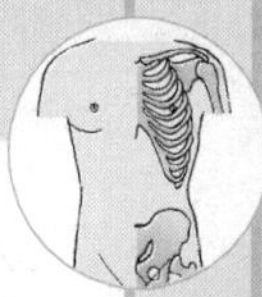

可显露股二头肌腱。在腘窝横纹外侧端，股二头肌腱内侧缘取穴。

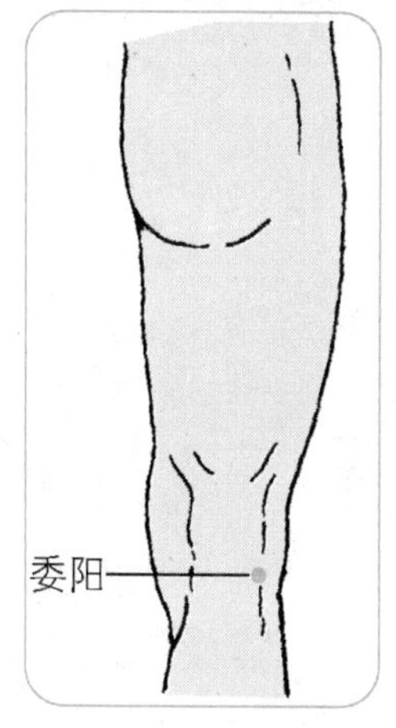

按摩方法 用大拇指指腹点揉委阳穴。点揉的力度要均匀、柔和，使力量渗透至深层局部组织，以有酸痛感为佳。每次点揉3分钟左右。

刺灸方法 直刺1～1.5寸。寒则先泻后补或补而灸之，热则泻之。

适用症状 腰脊强痛、小腹胀满、小便不利、腿足挛痛、坐骨神经痛、高血压病。

配伍疗法 配三焦俞、肾俞治小便不利。

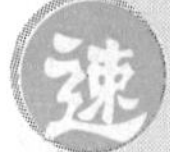

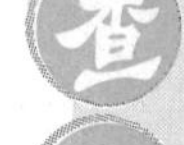

委中穴

穴位解说 委，弯曲；中，中间。因本穴在腘窝横纹中点，故名。

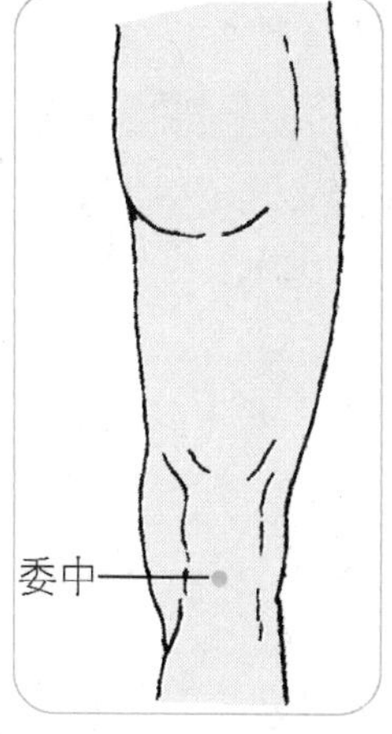

取　　穴 在膝部，腘窝横纹中点，当股二头肌腱与半腱肌腱的中间。稍屈膝，即可显露股二头肌腱，在其与半腱肌腱的中间为取穴部位。

按摩方法 用食指的指腹，向内用力按揉，每次左、右两侧穴位各按揉1～3分钟，也可以双侧同时按揉。

刺灸方法 直刺1～1.5寸，或用三棱针点刺腘静脉出血。寒则补而灸之，热则泻针出气。

适用症状 腰背痛、腘筋挛急、半身不遂、下肢痿痹、丹毒、皮疹、皮肤瘙痒、腹痛、吐泻、遗尿、小便不利。

配伍疗法 配足三里、三阳络、肾俞治腰扭伤，配曲池、后溪治荨麻疹，配阳陵泉、环跳、丰隆治半身不遂。

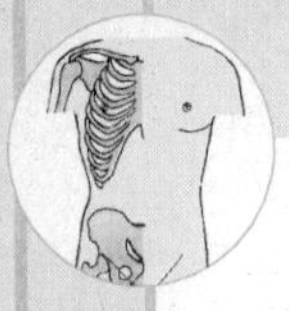

合阳穴

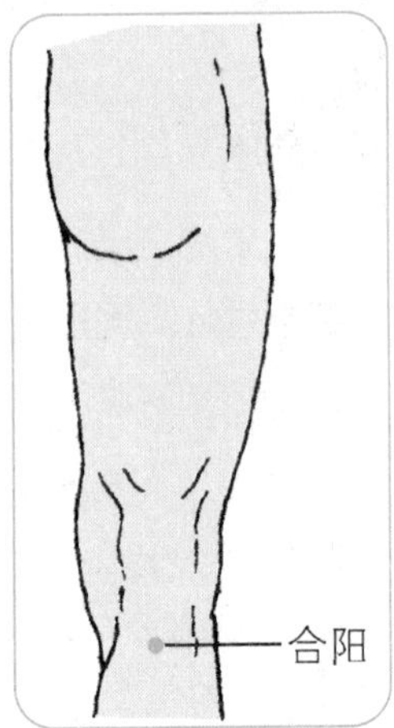

穴位解说 合，会合、会集也；阳，阳热之气也。意指膀胱经膝下部各穴位上行的阳气在此集结，故名。

取　穴 在小腿后区，腘横纹下2寸，腓肠内、外侧头之间。委中与承山的连线上，委中下2寸。为取穴部位。

按摩方法 将拇指立起，与小腿纵线平行，用力点下，以局部出现明显酸胀感，最终直到小腿出现麻感为佳。哪边患处疼痛，就点对侧合阳，双侧都痛，就用力点两边。每侧按摩1~2分钟。

刺灸方法 直刺1~2寸。寒则补而灸之，热则泻针出气。

适用症状 腰腿痛、腓肠肌痉挛、功能性子宫出血、下肢麻木瘫痪、崩漏、疝气。

配伍疗法 配腰阳关治腰痛。

承筋穴

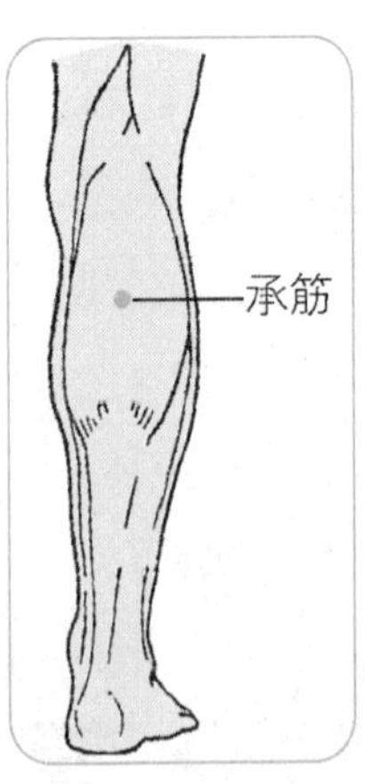

穴位解说 承，承受；筋，指腓肠肌。穴在腓肠肌中，腓肠肌是小腿以下承受其以上部位的主要筋肉。

取　穴 委中与承山的连线上，腓肠肌肌腹中央，委中下5寸。于合阳与承山连线的中点取穴。

按摩方法 用手轻轻握住小腿侧部，拇指在小腿后，四指在腿侧，用拇指的指腹按揉左、右两穴位，每次按揉1~3分钟。

刺灸方法 直刺1~1.5寸。寒则灸之，热则泻之。

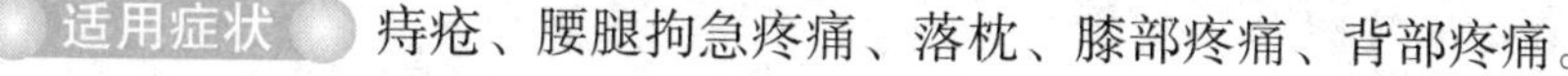

适用症状 痔疮、腰腿拘急疼痛、落枕、膝部疼痛、背部疼痛。

配伍疗法 配委中治下肢挛痛。

飞扬穴

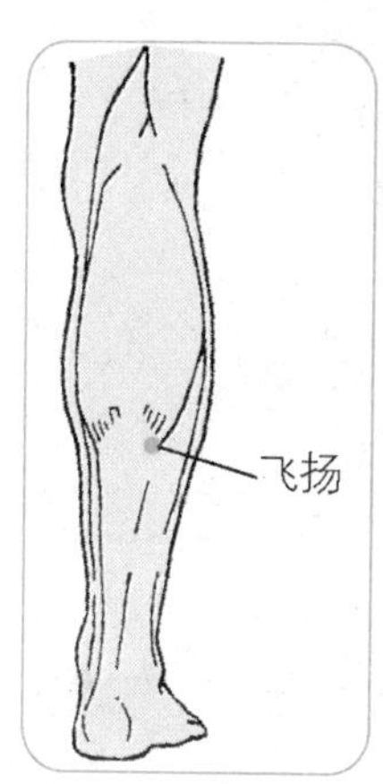

穴位解说 飞，飞翔；扬，向上扬。外为阳，穴在小腿外侧，本经络脉从此处飞离而去，络肾经。

取　　穴 在小腿后面，昆仑直上7寸，腓肠肌外下缘与跟腱移行处。承山外下方1寸处为取穴部位。

按摩方法 分别用食指和中指的指腹按揉左、右两侧穴位，每次按揉1~3分钟。

刺灸方法 直刺1~1.5寸。寒则补之，热则泻之。

适用症状 头痛、眩晕、鼻塞、鼻衄、痔疮、腰背痛、下肢无力麻木、肌肉痉挛。

配伍疗法 配委中治腿痛。

承山穴

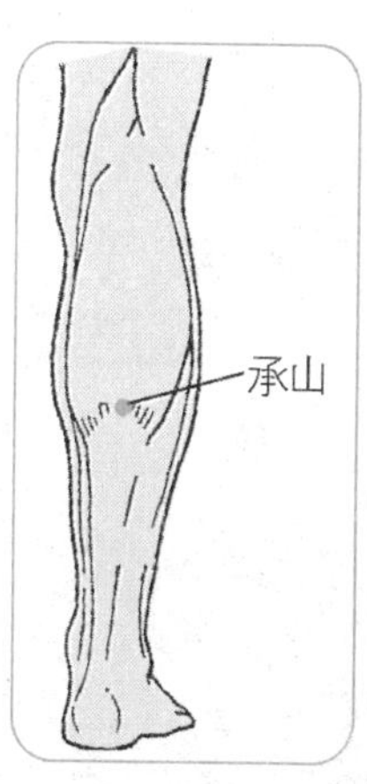

穴位解说 承，承受、承托也；山，土石之大堆也，指腓肠肌隆起处。腓肠肌肌腹下端凹陷处形若山谷，穴在其下，有承受之势，故名。

取　　穴 在小腿后面正中，委中与昆仑之间。伸直小腿或足跟上提时，腓肠肌肌腹下出现尖角凹陷处为取穴部位。

按摩方法 用四指轻轻握住小腿，用大拇指的指腹按揉穴位，每次左、右穴位各按揉1~3分钟，也可以两

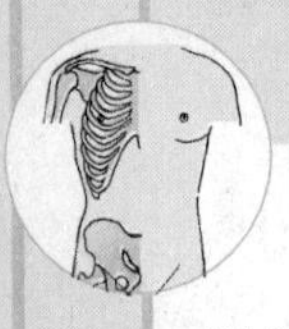

特效经穴按摩速查图典

侧穴位同时按揉。

刺灸方法 直刺1～2寸。寒湿则先泻后补或补而灸之，风热则泻之或水针。

适用症状 腰背痛、小腿痛、腓肠肌痉挛、下肢麻木瘫痪、脱肛、痔疮、疝气、腹痛、坐骨神经痛。

配伍疗法 配天枢、本神、神柱治癫痫，配行间、列缺、天府治鼻衄，配归来、大巨治疝气，配梁门、中脘治胃痉挛。

至阴穴

穴位解说 至，到达；阴，阴阳之阴，在此指足少阴肾经。此系足太阳膀胱经末穴，从这里到达足少阳肾经。

取　　穴 在足小趾末节外侧，距趾甲角0.1寸。小趾外侧爪甲角根部为取穴部位。

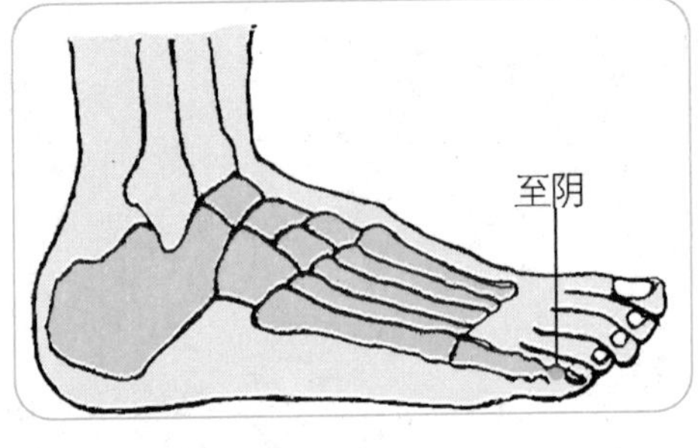

按摩方法 拇指弯曲，以指甲垂直下压，掐按穴位，每次左、右各（或双侧同时）掐按1～3分钟。

刺灸方法 浅刺0.1寸。治胎位不正用灸法。寒则深刺闭孔出针，莫留针，热则浅刺出气。

适用症状 胎位不正、难产、胎衣不下、头痛、眩晕、目痛、鼻塞、鼻衄。

配伍疗法 配太冲、百会治头痛。

昆仑穴

穴位解说 昆仑，山名，指外踝高起，比作昆仑，穴在其后，故名。

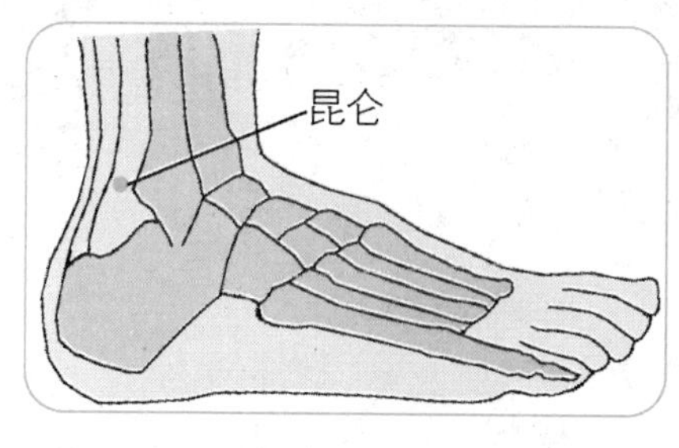

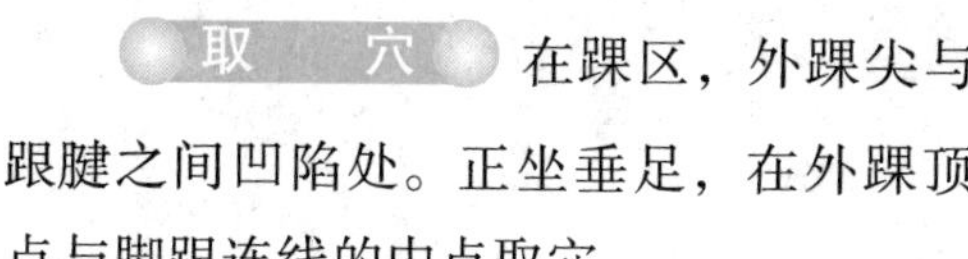

取　穴 在踝区，外踝尖与跟腱之间凹陷处。正坐垂足，在外踝顶点与脚跟连线的中点取穴。

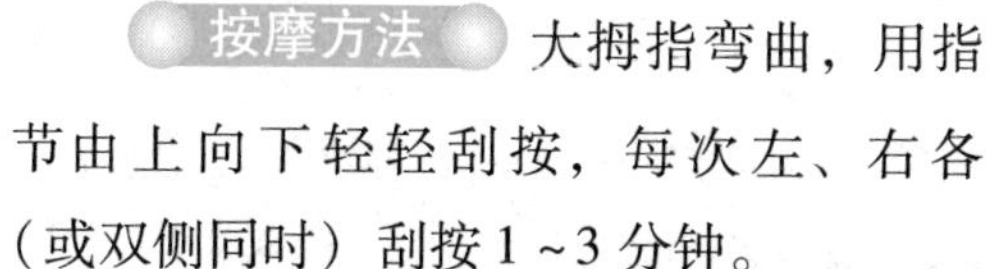

按摩方法 大拇指弯曲，用指节由上向下轻轻刮按，每次左、右各（或双侧同时）刮按1～3分钟。

刺灸方法 直刺0.5～0.8寸。寒湿则点刺出血或先泻后补或补而灸之，风热则泻针出气或水针。孕妇禁用，经期慎用。

适用症状 急性腰扭伤、足跟痛、难产、头痛、项强、目眩、鼻衄、小儿惊风、癫痫。

配伍疗法 配行间、天府、后溪治鼻衄，配解溪、阳白治眉棱骨痛，配肩中俞、风池、天柱治颈项僵直。

第8节 足少阴肾经

——精气不足找肾经

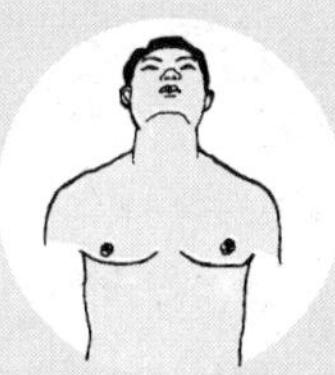

涌泉穴

穴位解说 涌，涌出；泉，水泉。水上出为涌泉。穴居足心陷中，经气自下而上，如涌出之水泉。

取　穴 在足底，屈足卷趾时足心最凹陷中。卷足时，足前部凹陷处，约当足底第二、第三趾蹼与足跟连线的前1/3与后2/3交点凹陷中为取穴部位。

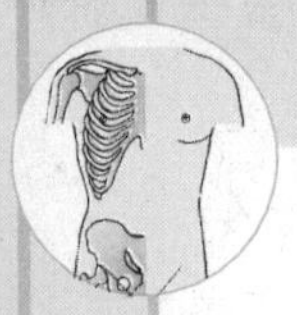

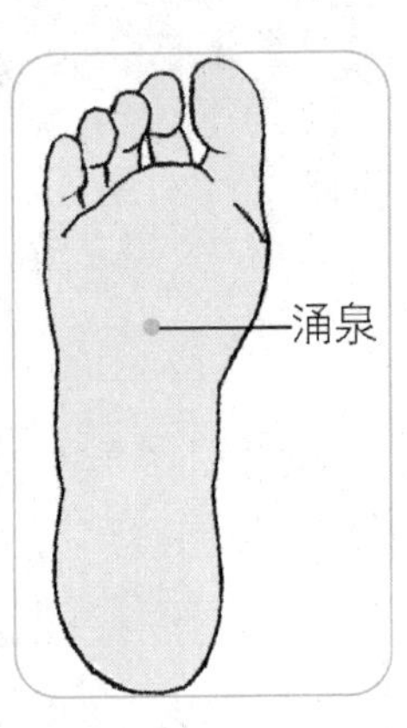

按摩方法 用一侧的手轻握住另一侧的脚，四指放在脚背，用大拇指指腹从下往上推按穴位，有痛感。左、右脚心每日早、晚各推按1~3分钟。

刺灸方法 直刺0.5~1.5寸，可灸。寒则先泻后补或单泻之，热则补之。

适用症状 昏厥、头顶痛、眩晕、小儿惊风、癫狂、咽喉痛、舌干、失音、小便不利、便秘、足心热。

配伍疗法 配然谷治喉痹，配阴陵泉治热病挟脐急痛、胸胁满，配人中、照海治癫痫，配太冲、百会治头项痛。

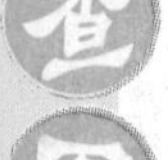

太溪穴

穴位解说 太，甚大；溪，沟溪。该穴在内踝与跟腱之间凹陷中，如沟溪，故名。

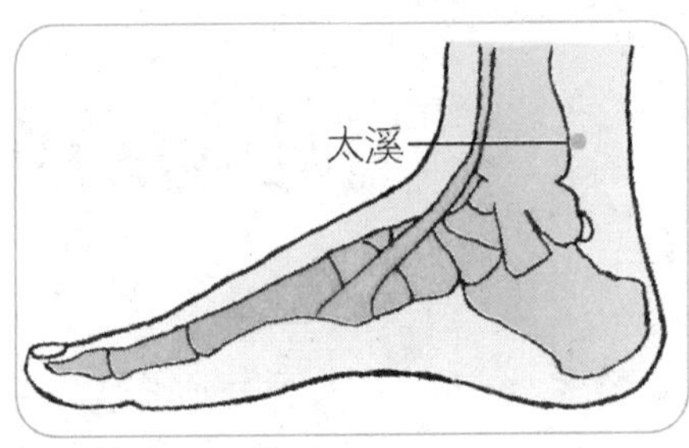

取　　穴 在足内侧，内踝后方，当内踝与跟腱之间的凹陷处。内踝高点与跟腱后缘连线的中点凹陷中为取穴部位。

按摩方法 四指放在脚背上，大拇指弯曲，从上往下刮按。每天早、晚各刮按1~3分钟。

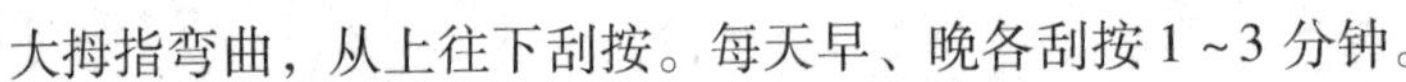

刺灸方法 直刺0.5~0.8寸，可灸。寒则点刺出血或泻而多灸，热则水针或泻针出气。

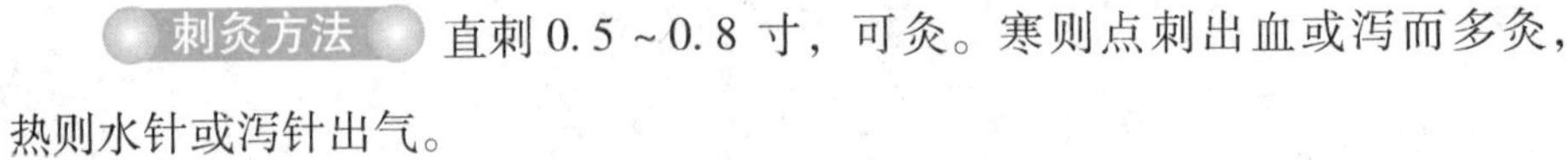

适用症状 遗精、阳痿、小便频数、耳鸣、耳聋、月经不调、腰痛、头痛、头晕、目视不明、牙痛、咽肿、咳嗽、气喘、糖尿病、失眠。

配伍疗法 配三阴交、气海、志室治滑精，配肾俞、关元、百会治阳痿，配鱼际、听会、翳风治耳聋、耳鸣。

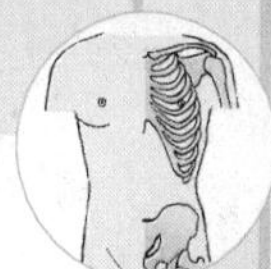

照海穴

穴位解说 照，同昭，含明显之义；海者，百川之所归也。该穴在足内踝下1寸，为阴跷脉所生，足少阴经气归聚处。因穴处脉气阔大如海，其义昭然，故名。

取　　穴 在踝区，内踝尖下1寸，内踝下缘边际凹陷中。内踝高点正下缘凹陷处为取穴部位。

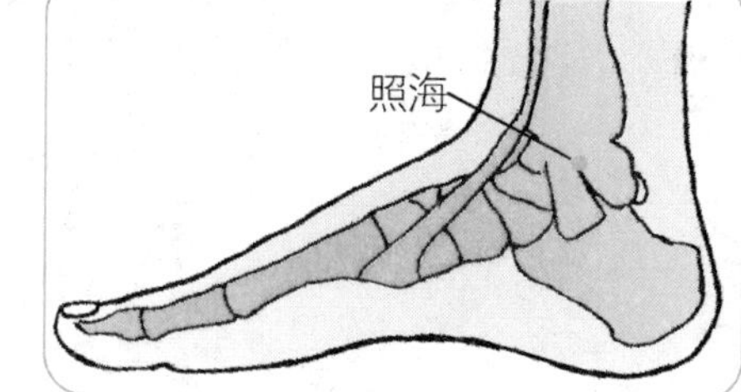

按摩方法 坐位屈膝，以大拇指指腹点揉照海穴。点揉的力度要均匀、柔和、渗透，使力量深达深层局部组织，以有酸痛感为佳。早、晚各1次，每次点揉3~5分钟，两侧照海穴交替点揉。

刺灸方法 直刺0.5~0.8寸，可灸。寒则点刺出血，热则补而灸之。

适用症状 赤白带下、月经不调、痛经、阴痒、子宫脱垂、尿路感染、慢性咽炎、便秘、失眠、癫痫、脚气、低血压、风湿性关节炎。

配伍疗法 配廉泉、鱼际治咽候肿痛，配巨阙、膻中、阴郄治心痛，配肺俞、尺泽治气喘，配公孙、大白、地机治赤白带下。

然谷穴

穴位解说 然，指然骨，即足舟骨粗隆；谷，意指凹陷处。本穴位于足舟骨粗隆前下方凹陷处，如居山谷，故名。

取　　穴 在足内侧缘，足舟骨粗隆下方，赤白肉际。舟骨粗隆前下凹陷为取穴部位。

按摩方法 用拇指指腹用力刺激该穴位。按下去，当感觉有酸胀感时再松开，再按下去，再松开。双足穴位各按1分钟左右。

刺灸方法 直刺0.5~0.8寸，可灸。寒则补之，热则泻之。

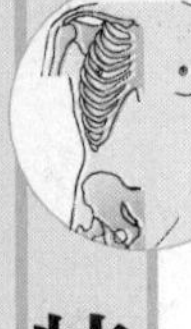

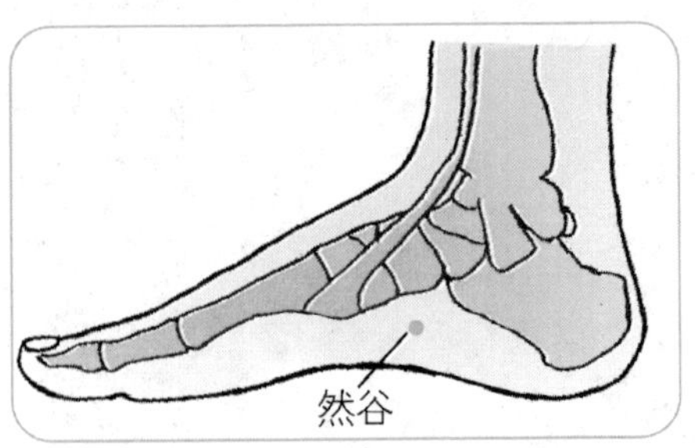

适用症状 咯血、咽喉肿痛、阴挺、阴痒、月经不调、赤白带下、小儿惊风、口噤、遗精、阳痿、小便不利、糖尿病、足背肿痛。

配伍疗法 配承山治转筋，配气冲、四满治小便不利，配太溪治热病烦心、多汗。

复溜穴

穴位解说 复，同“伏”，深伏；溜，流动。该穴居照海之上，在此指经气至“海”入而复出，并继续溜注之意。

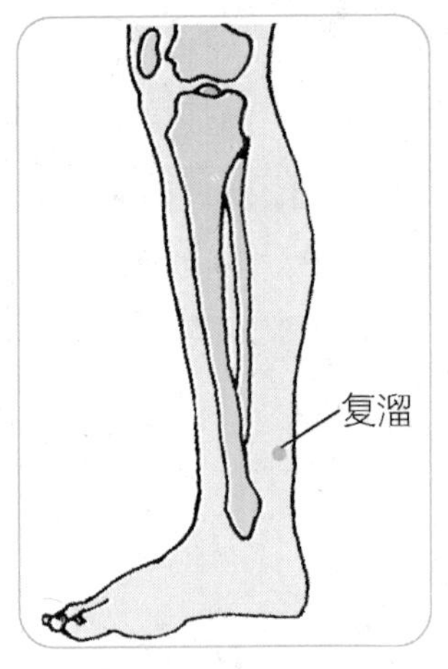

取　穴 在小腿内侧，内踝尖上 2 寸，跟腱前方。在太溪穴上 2 寸，当跟腱的前缘取穴。

按摩方法 用大拇指指腹从下往上推揉穴位，有酸痛感；左、右两脚上的穴位，每天早、晚各推揉 1 ~3 分钟。

刺灸方法 直刺 0.5 ~1 寸。寒则先泻后补或补之或多灸，热则泻针出气。

适用症状 水肿、腹胀、泄泻、热病汗不出或汗出不止、下肢痿痹、腰脊强痛。

配伍疗法 配天枢、章门治腹胀，配关元、中脘治泄泻，配合谷、肺俞、尺泽治咳嗽，配行间、心俞治失眠。

交信穴

穴位解说 交，交会也；信，信用也。信属脾土，足少阴之脉由本穴交会于脾经三阴交，故名。

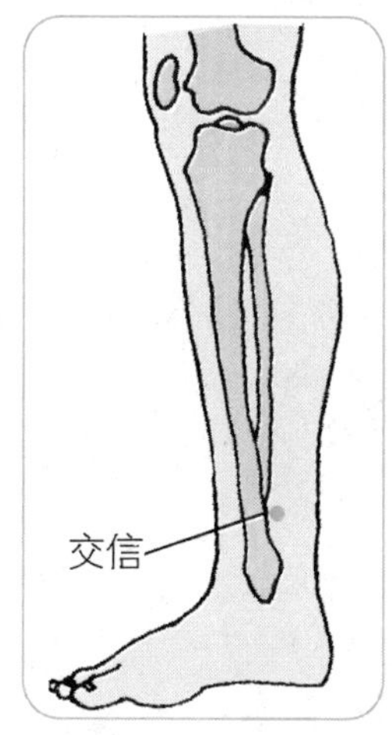

取　穴 在小腿内侧，内踝尖上2寸，胫骨内侧缘后际凹陷中。小腿内侧，当太溪直上2寸，复溜前0.5寸，胫骨内侧缘后方为取穴部位。

按摩方法 用手掌握住小腿部，手指指腹按压揉此处。力度适中，每日2次。每次4分钟左右。

刺灸方法 直刺0.8～1.2寸。寒则先泻后补或补而灸之，热则泻之。

适用症状 月经不调、崩漏、腹泻、便秘、阴痒、痢疾、睾丸肿痛、下肢内侧痛、疝气、阴痒、膝痛。

配伍疗法 配关元、三阴交治月经不调，配太冲、血海、地机治崩漏，配中都治疝气，配阴陵泉治五淋，配中极治癃闭，配关元治阴挺。

筑宾穴

穴位解说 筑，强健；宾，同“膑”，泛指膝和小腿。该穴在小腿内侧，有使腿膝强健的作用。

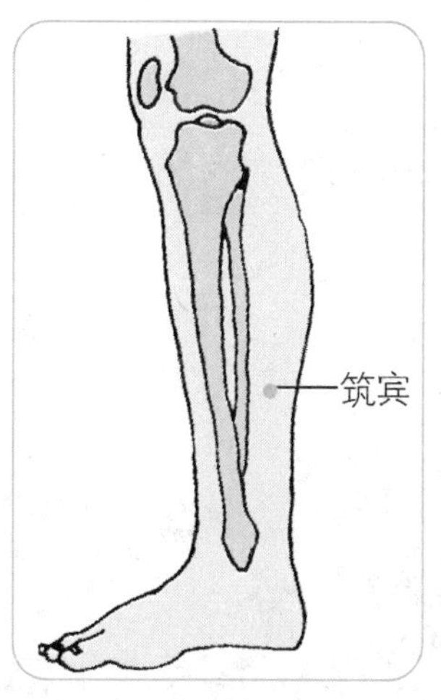

取　穴 在小腿内侧，太溪直上5寸，比目鱼肌与跟腱之间。太溪与阴谷的连线上，太溪上5寸，腓肠肌肌腹下方为取穴部位。

按摩方法 用大拇指的指腹从下往上推揉穴位，有酸痛感。左右穴位，每天早晚各推揉1～3分钟。

刺灸方法 直刺0.5～0.8寸。寒则补而灸之，热则泻之。

适用症状 癫痫、精神病、呕吐涎沫、

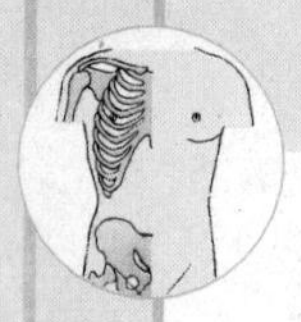

小儿脐疝、足膝痛、腓肠肌痉挛。

配伍疗法 配肾俞、关元治水肿，配大敦、归来治疝气，配承山、合阳、阳陵泉治小腿痿痹，配人中、百会治癫痫。

阴谷穴

穴位解说 阴，指内侧；谷，山谷，内为阴。本穴在膝关节内侧，局部凹陷如谷，故名。

取　穴 在膝后区，腘横纹上，半腱肌腱外侧缘。在腘窝内侧，屈膝时，当半腱肌肌腱与半膜肌肌腱之间取穴。

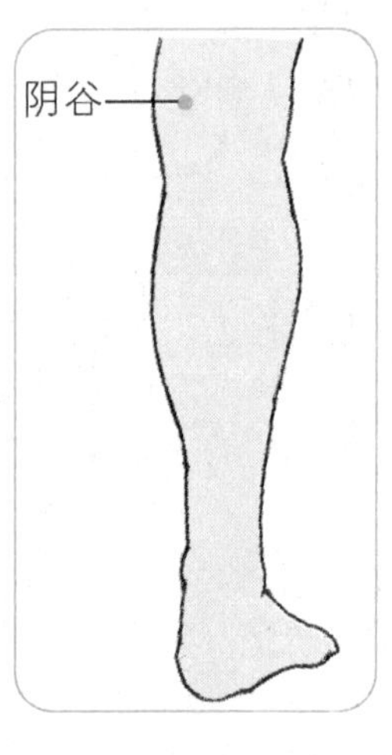

按摩方法 用手握住膝弯部位，拇指按压此处，并做环状运动。力度适中。每日 2 次，每次 4 分钟左右。

刺灸方法 直刺 0.8～1.2 寸。寒则点刺出血或灸之或泻之，热则水针或补之。

适用症状 月经不调、崩漏、白带、阴道炎、阳痿、早泄、尿路感染、排尿困难、阴囊湿疹、癫痫、精神病、膝盖痛。

配伍疗法 配肾俞、气海、足三里治遗精，配阴谷、三阴交、地机、中极治闭经，配膀胱俞、阳陵泉治小便不利。

肓俞穴

穴位解说 肓，肓膜；俞，输注。穴在脐旁，肾经之气由此输注肓膜，故名。

取　穴 在腹中部，当脐中旁开 0.5 寸。在脐外 5 分取穴。

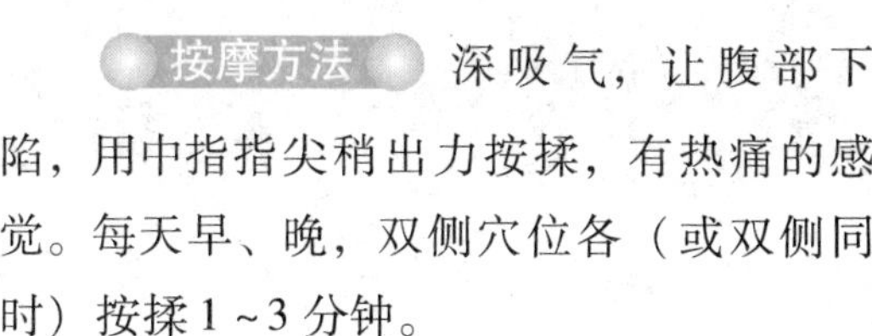

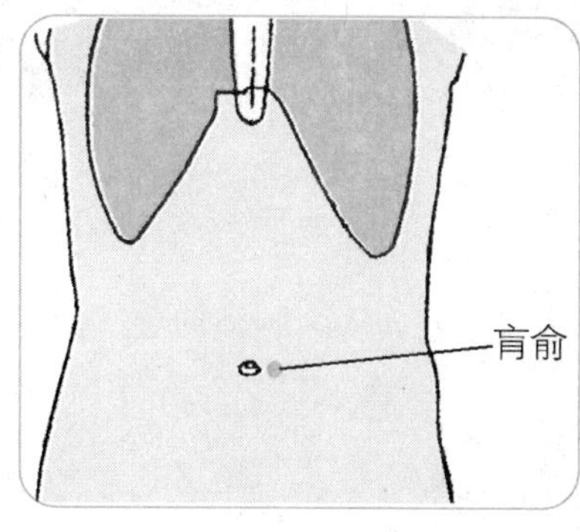

按摩方法 深吸气，让腹部下陷，用中指指尖稍出力按揉，有热痛的感觉。每天早、晚，双侧穴位各（或双侧同时）按揉1～3分钟。

刺灸方法 直刺0.8～1.2寸。寒则补而灸之，热则深刺而泻。

适用症状 腹痛、腹胀、腹泻、便秘、痢疾、月经不调、风湿性关节炎、浮肿。

配伍疗法 配天枢、足三里、大肠俞治便秘、泄泻、痢疾；配中脘、足三里、内庭、天枢治胃痛、腹痛、疝气、排尿、尿道涩痛。

石关穴

穴位解说 石，石头，有坚实之意；关，重要。本穴为攻坚消满之要穴，故名。

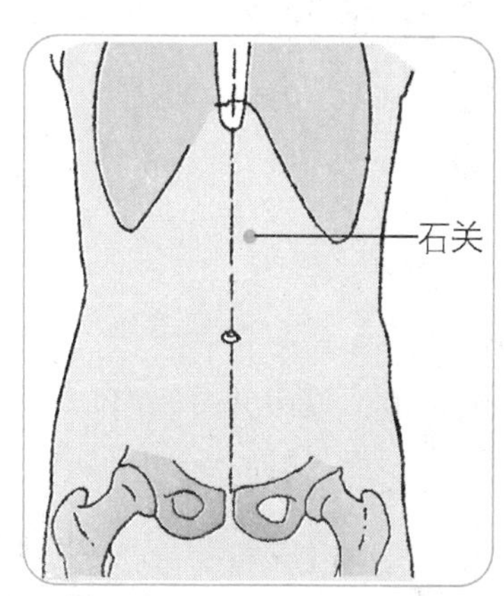

取　　穴 在上腹部，当脐中上3寸，前正中线旁开0.5寸。在建里旁开0.5寸处取穴。

按摩方法 用拇指点按，或用掌心轻揉。以局部透热为度为最佳效果。每次按摩1～3分钟。

刺灸方法 直刺1～1.5寸，可灸。寒则点刺出血或先泻后补或灸之，热则水针或补之。

适用症状 胃痛、呃逆、呕吐、腹痛、便秘、腹泻、不孕、产后腹痛。

配伍疗法 配中脘、内关治胃痛、呕吐、腹胀，配三阴交、阴谷、肾俞治先兆流产、不孕。

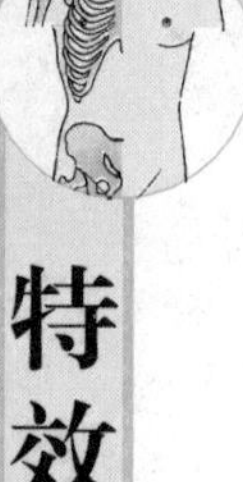

商曲穴

穴位解说 商，五音之一，属金；曲，弯曲。商为金音，大肠属金，本穴内应大肠横曲处，故名。

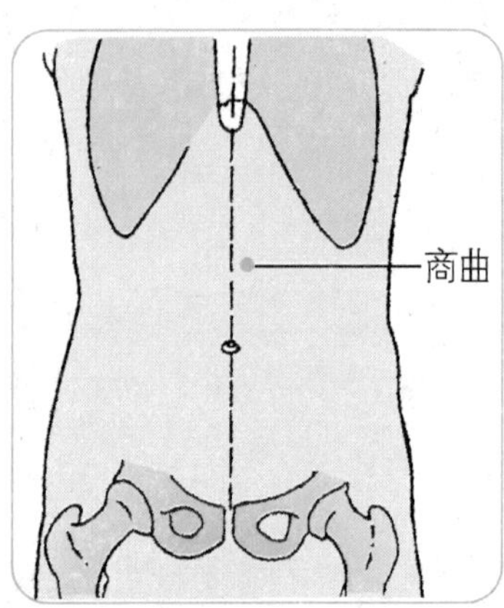

取　穴 在上腹部，当脐中上2寸，前正中线旁开0.5寸。在下脘穴旁开0.5寸处取穴。

按摩方法 深吸气，用中指指尖垂直按压此穴，可感觉些微疼痛。每天同时按压左、右两个穴位，每天2次，每次2分钟。

刺灸方法 直刺1～1.5寸，可灸。寒则点刺出血或先泻后补，热则补之。

适用症状 腹痛、泄泻、便秘。

配伍疗法 配中脘、大横治腹痛、腹胀，配支沟治便秘，配大肠俞、天枢治泄泻、痢疾。

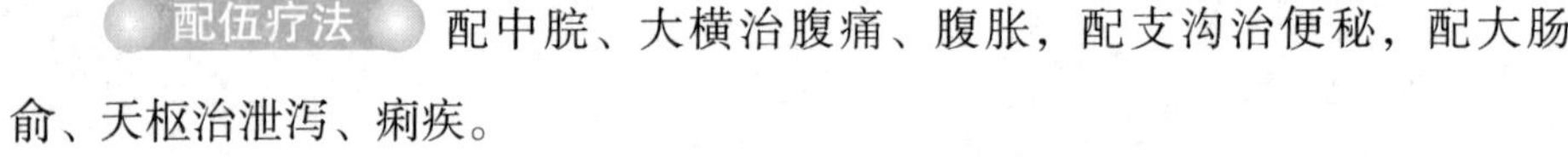

幽门穴

穴位解说 幽，深长、隐秘或阴暗的通道；门，出入的门户。胃之下口称幽门。穴之深部，邻近幽门。

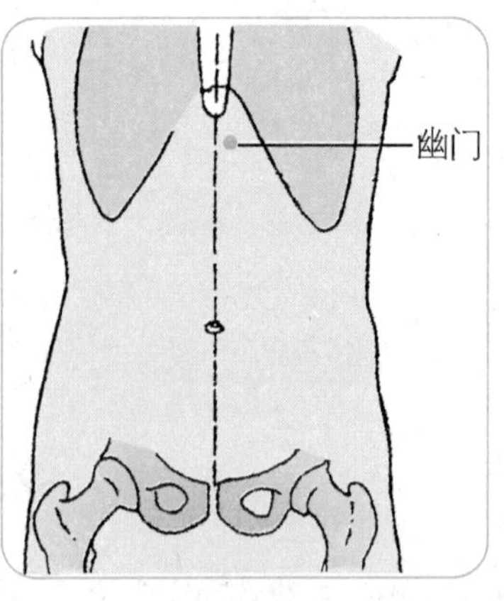

取　穴 在上腹部，当脐中上6寸，前正中线旁开0.5寸。在巨阙旁开0.5寸处取穴。

按摩方法 用右手中指按住，并以旋转推按的方法按1～3分钟。

刺灸方法 直刺0.5～1寸。不可向上深刺，以免损伤内脏。可灸。寒则先泻后补或点刺出血或灸，热则补针。

适用症状 嗳气、呕吐、胃痛、腹泻、胸胁痛、消化不良。

配伍疗法 配天枢、曲池、下脘治消化不良，配肾俞、足三里治泄泻，配乳根、内关治产后缺乳。

神封穴

穴位解说 神，指神明，心藏神；封，封堵也。本穴接近心脏，地处心脏所居之封界，因心主神明，故名。

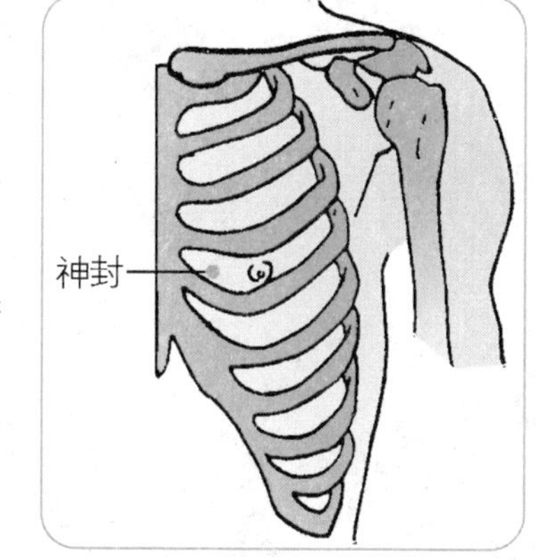

取　穴 在胸部，当第四肋间隙，前正中线旁开2寸。在乳头与前正中线的中点取穴。

按摩方法 双手的四指并拢，经按胸部边沿的神封穴，一按一放，持续1～3分钟。

刺灸方法 斜刺或平刺0.5～0.8寸。不可深刺，以免损伤心肺。寒则补而灸之，热则泻针出气。

适用症状 咳喘、胸痛、呕吐、食欲不振、乳腺炎、乳汁不畅、肋间神经痛。

配伍疗法 配阳陵泉、支沟治胸胁胀痛。

彧中穴

穴位解说 彧，通“郁”；中，中间。郁有茂盛之意，该穴当肾气行于胸中大盛之处。

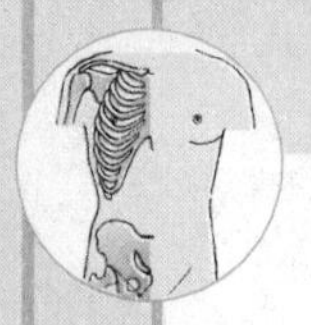

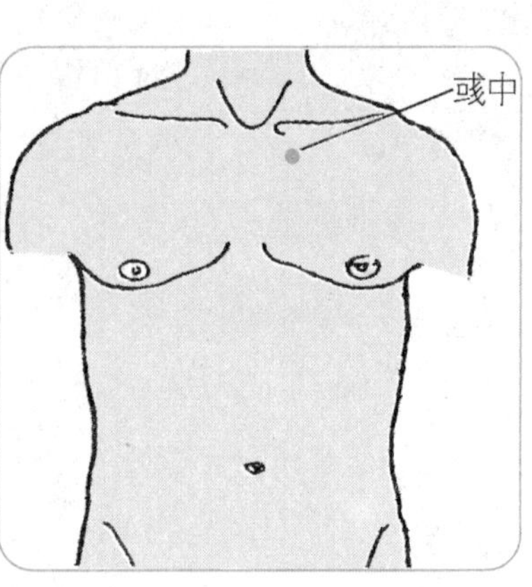

取　穴 在胸部，当第一肋间隙，前正中线旁开2寸。采用正坐或仰卧的姿势，在腧中穴正下方，一下肋间隙中取穴。

按摩方法 用双手手指指端按压此穴，并做环状运动。每次3分钟左右，每日2次。

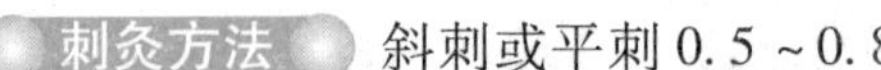

刺灸方法 斜刺或平刺0.5～0.8寸。不可深刺，以免损伤心肺。寒则补针多留或灸，热则泻针出气。

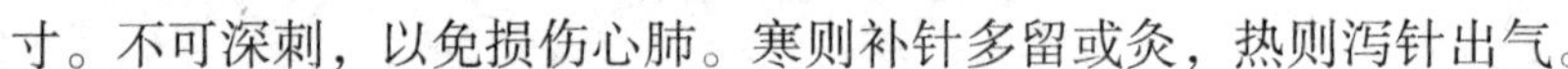

适用症状 咳喘、胸痛、肋间神经痛、呕吐、食欲不振。

配伍疗法 配风门、肺俞治外邪袭肺，配天突、间使、华盖治咽喉肿痛。

俞府穴

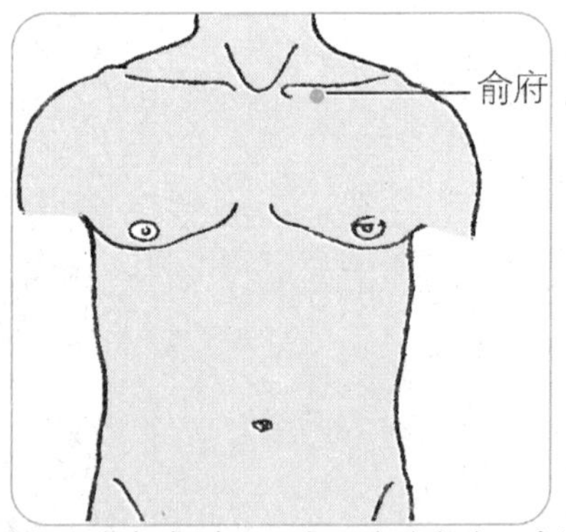

穴位解说 俞，传输；府，会聚。足少阴肾经脉气由此会聚而传输至胸中，故名。

取　穴 当锁骨下缘，前正中线旁开2寸。正坐或仰卧，在人体正面中线左右三指宽，锁骨正下方取穴。

按摩方法 举双手，用大拇指指尖垂直揉按胸前两侧、锁骨下穴位。每天早、晚每侧各（或双侧同时）揉按3～5分钟。

刺灸方法 斜刺或平刺0.5～0.8寸。不可深刺，以免损伤心肺。寒则通之或点刺出血或灸之或先泻后补，热则补之。

适用症状 咳喘、胸痛、呕吐、食欲不振。

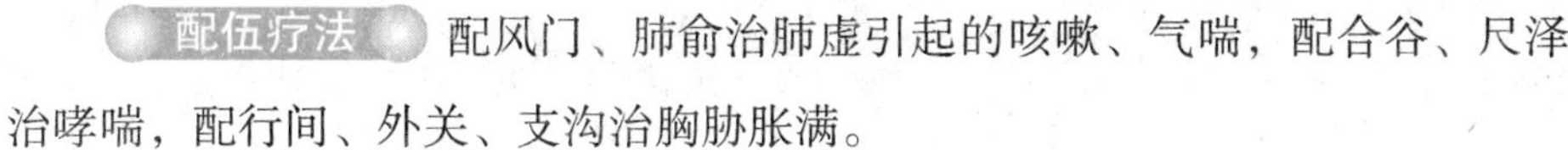

配伍疗法 配风门、肺俞治肺虚引起的咳嗽、气喘，配合谷、尺泽治哮喘，配行间、外关、支沟治胸胁胀满。

第9节 手厥阳心包经

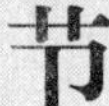

——失眠多梦找心包经

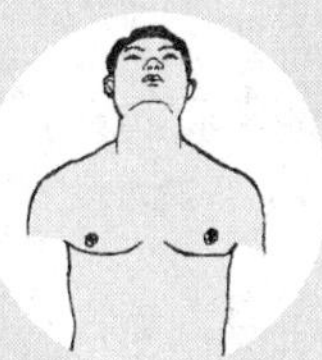

天池穴

穴位解说 天，天空；池，池塘。该穴在乳旁，乳房之泌乳，有如水自天池而出。

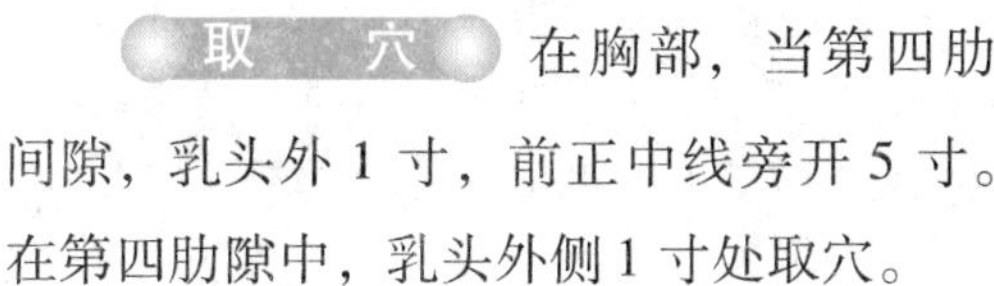

取　　穴 在胸部，当第四肋间隙，乳头外1寸，前正中线旁开5寸。在第四肋隙中，乳头外侧1寸处取穴。

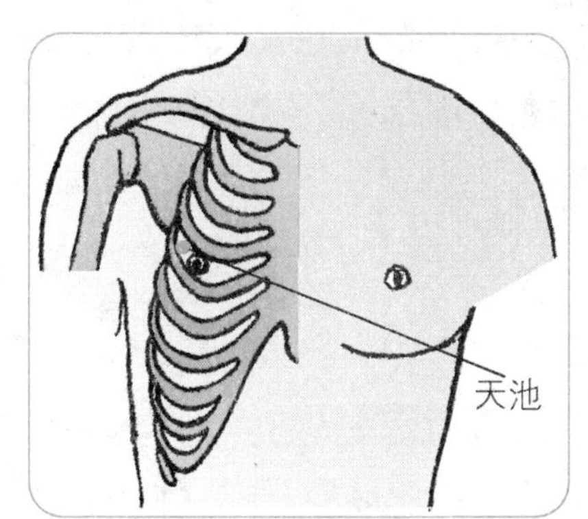

按摩方法 用大拇指指腹向下垂直按压乳头外1寸穴位处，有酸痛的感觉，每天早、晚每侧各（或双侧同时）按压1次，每次1~3分钟。

刺灸方法 斜刺或平刺0.5~0.8寸，可灸。寒则先泻后补或补而灸之，热则水针或泻之。

适用症状 咳嗽、气喘、乳痈、乳汁少、胸闷、胸胁胀满、瘰疬、心烦、腋下肿痛、乳腺炎。

配伍疗法 配列缺、丰隆治咳嗽，配内关治心痛，配支沟治胁肋痛。

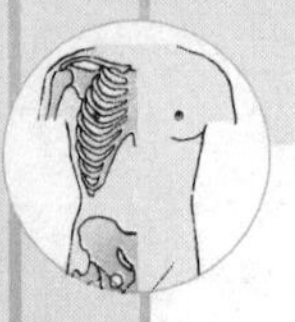

天泉穴

穴位解说 天，指上部；泉，水涌出处。穴居上臂，上接天池，脉气下行浅出如泉。

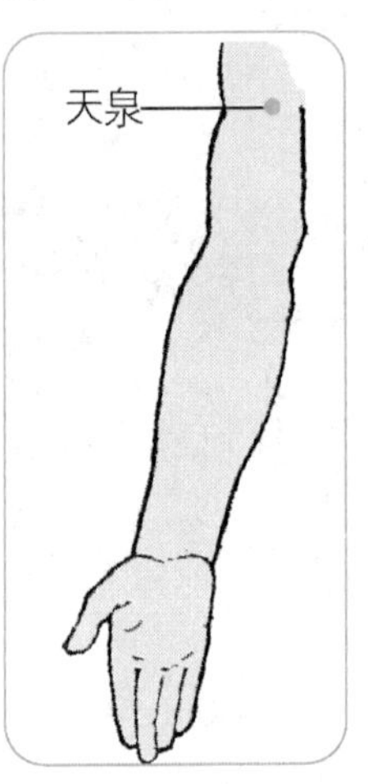

取　　穴 当腋前纹头下2寸，肱二头肌长、短头之间。在腋前纹头下2寸，肱二头肌肌腹中取穴。

按摩方法 用食指指腹揉此穴位。揉时压力要均匀，动作要协调有节律，揉动的幅度要适中，不宜过大或过小。儿童一般适宜用揉法，点按时用力要适度，不可太重。对本穴的按摩时间一般为3~5分钟为宜。

刺灸方法 直刺1~1.5寸。寒则先泻后补或补而灸之，热则泻之。

适用症状 心悸、心绞痛、咳嗽、乳腺炎、乳汁不足、胸背及上臂内侧痛。

配伍疗法 配郄门、太渊、丰隆治心绞痛，配合谷、鱼际、肺俞治咳嗽，配肝俞、支沟治腰背痛。

郄门穴

穴位解说 郄，孔隙；门，门户。此为本经郄穴，乃本经经气出入之门户。

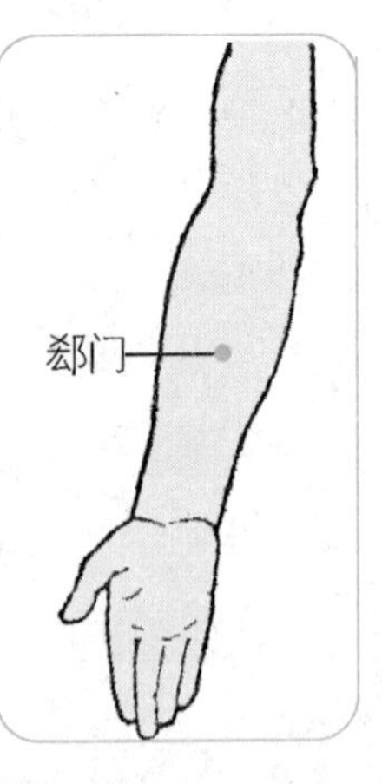

取　　穴 在前臂区，腕掌侧远端横纹上5寸，掌长肌腱与桡侧腕屈肌腱之间。当曲泽与大陵的连线上，腕横纹上5寸为取穴部位。

按摩方法 伸臂仰掌，用大拇指指端按压郄门穴，按之酸麻胀痛明显，重按酸麻胀痛感可向下传之于手指，向上可传至上臂部，左、右手交替按压，早、晚各1

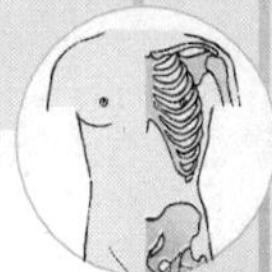

次，每次 3 ~5 分钟。

刺灸方法 直刺 0.5 ~1 寸，可灸。寒则通之补之，热则泻之。

适用症状 心绞痛、心悸、胸痛、胃痛、咯血、肌肉拉伤、手臂神经痛。

配伍疗法 配大陵治咯血，配曲泽、大陵治心绞痛，配梁丘、足三里、太冲治神经性呕吐，配内关治急性心肌缺血。

曲泽穴

穴位解说 曲，弯曲；泽，沼泽。本穴为手厥阴经合穴，为经气归聚之所，入曲肘浅凹处，犹如水进沼泽。故名。

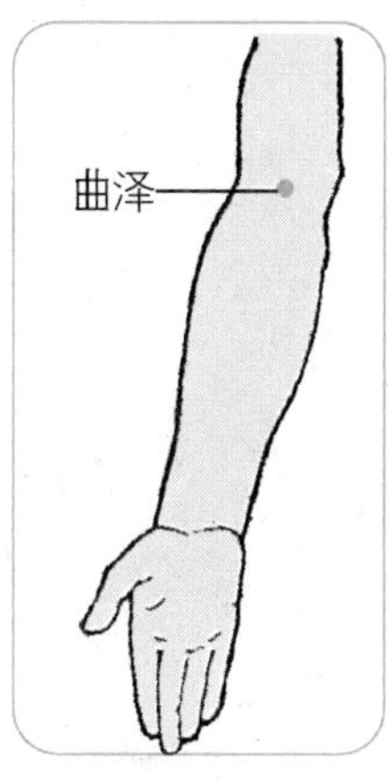

取　穴 在肘横纹中，当肱二头肌腱尺侧缘。仰掌，屈肘 45°，即可摸到肱二头肌腱，其尺侧缘凹陷中为取穴部位。

按摩方法 用大拇指指尖垂直按压穴位，有酸、胀、痛的感觉。每天早、晚双侧穴位各按压 1 次，每次 1 ~3分钟。

刺灸方法 直刺 1 ~1.5 寸，或点刺出血。寒则点刺出血或先泻后补或灸之，热则水针或泻之。

适用症状 心悸、心绞痛、热病烦躁、咳喘、胃痛、呕吐、口干、肘臂痛、手臂震颤、热病。

配伍疗法 配太渊、膻中、天泉治痰浊闭阻导致的心绞痛、胸闷，配心俞、臑俞、巨阙治胃痛，配郄门、间使、内关治肘臂掣痛。

间使穴

穴位解说 间，间接也；使，指使、派遣也。心包络为心的外围，

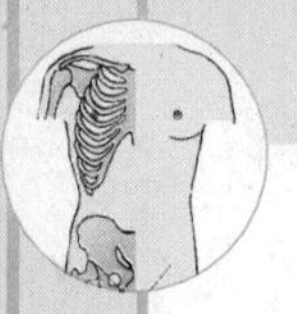

为尘世之冠，由心君主宰，间有臣使之意，故名。

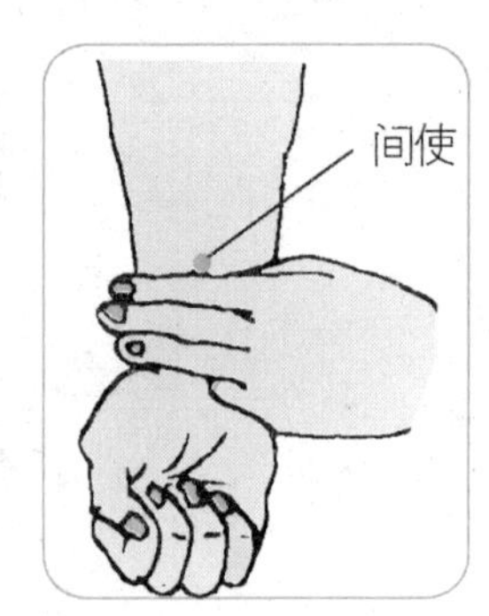

取　　穴 在前臂掌侧，当曲泽与大陵的连线上，腕横纹上3寸，掌长肌腱与桡侧腕屈肌腱之间。握拳，手外展，微屈腕时，即可显现两肌腱，在二者之间为取穴部位。

按摩方法 用拇指或食指按3分钟左右。每天2~3次，按3天左右。

刺灸方法 直刺0.5~1寸。寒则补而灸之，热则浅泻或水针。

适用症状 心绞痛、心悸、心烦、胃痛、呕吐、癫痫、精神病、肘挛、臂痛、疟疾。

配伍疗法 配尺泽治反胃、呕吐、呃逆，配水沟、太冲治癔病，配腰奇治癫痫。

内关穴

穴位解说 内，内外之内；关，关隘。本穴在前臂内侧要处，犹如关隘，故名。

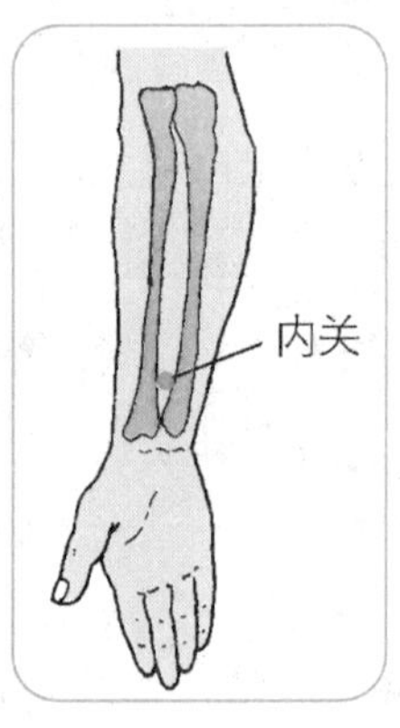

取　　穴 在曲泽与大陵的连线上，腕横纹上2寸，掌长肌腱与桡侧腕屈肌腱之间。

按摩方法 用拇指指尖或指甲尖垂直掐按穴位，有特别酸、胀、微痛的感觉。每天早、晚双侧穴位各掐按1~3分钟，先左后右。

刺灸方法 直刺0.5~1.5寸，透刺外关，可灸。寒则通之或补针多留或灸，热则泻之或水针。

适用症状 胸闷、胁痛、心绞痛、心悸、癫痫、失眠、产后血晕、胃脘痛、呕吐、呃逆、抑郁症、眩晕、偏头痛、中风、偏瘫、上肢痹痛、咳嗽、哮喘、心烦、疟疾。

配伍疗法 配神门、大陵、三阴交治癫狂，配肺俞、心俞治心悸，配膻中、巨阙治瘀血胸痛，配梁丘、阳陵泉、公孙治呕吐，配足三里、神门、太冲治胃溃疡。

大陵穴

穴位解说 大，与小相对，大也；陵，丘陵、土堆也。本穴在腕骨（月骨）隆起处后方，比喻腕骨隆起如大丘陵之状，故名。

取　　穴 在腕掌横纹的中点处，掌长肌肌腱与桡侧腕屈肌肌腱之间。仰掌，微屈腕关节，在掌后第一横纹的两筋之间为取穴部位。

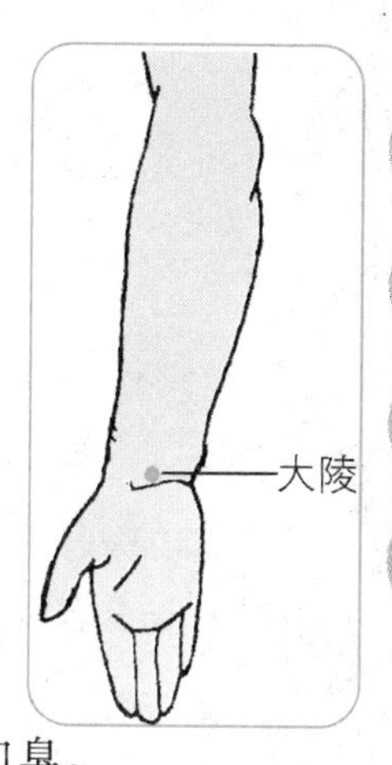

按摩方法 用指尖或者指甲尖垂直掐按穴位，有刺痛感。每次掐按 1 ~3 分钟。

刺灸方法 直刺 0.3 ~0.5 寸。寒则补而灸之，热则泻之。

适用症状 心绞痛、心悸、神经衰弱、癔病、癫痫、精神病、胃痛、呕吐、腕关节痛、胸胁痛、口疮、口臭。

配伍疗法 配脾俞、胃俞、中脘治胃痛、呕吐，配神门、三阴交、心俞治失眠，配内关、玉枕治口疮。

劳宫穴

穴位解说 劳，劳作；宫，中央。司劳动，劳指手，该穴居其中，故名。

取　　穴 在手掌心，当第二、第三掌骨之间，偏于第三掌骨。握拳屈指时中指尖所指处取本穴。

按摩方法 用指甲尖垂直掐按穴位，有刺痛感。先左后右，每天

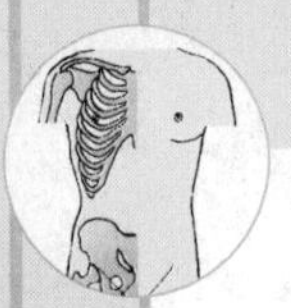

早、晚两手穴位各掐按 1 次，每次 1 ~3 分钟。

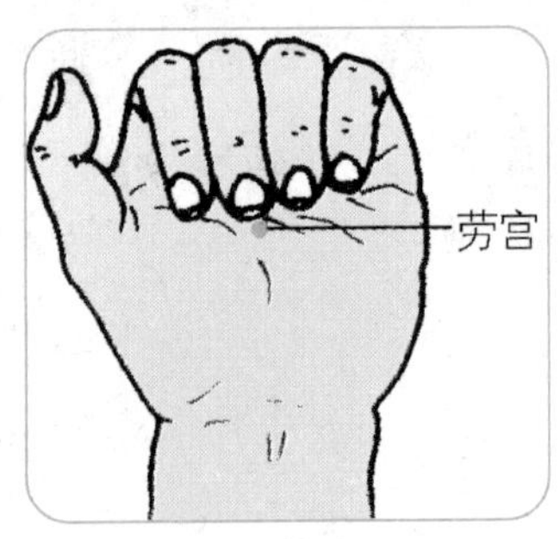

刺灸方法 直刺 0.3 ~ 0.5 寸，可灸。寒则补之，热则泻之。

适用症状 发热、鼻衄、口舌生疮、口臭、咯血、脑卒中、昏迷、心绞痛、癫痫、精神病、手颤、鸡爪风、腹泻、腓肠肌痉挛。

配伍疗法 配内关、心俞、肺俞治心绞痛、心悸，配大陵、玉枕治口疮、口臭，配太冲、人中治中风昏迷，配极泉、少商、太渊治呃逆。

中冲穴

穴位解说 中，中间；冲，冲动，涌出。该穴在中指端，心包经之井穴，经气由此涌出，沿经脉上行。

取　　穴 在手指，中指末端最高点。在中指末节尖端中央取穴。

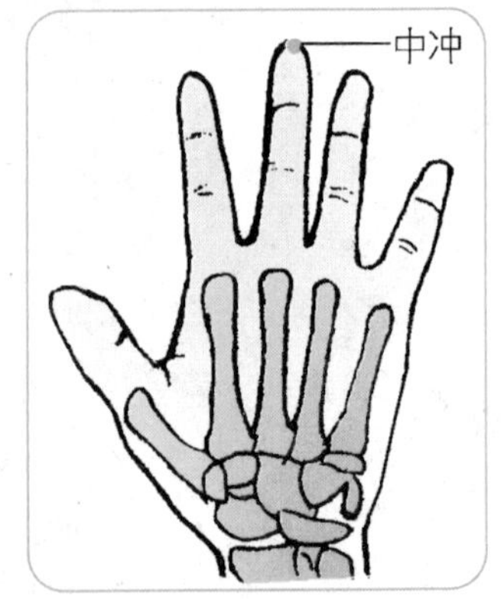

按摩方法 用一手拇指指甲尖垂直掐按另一手中指端的正中穴位，有刺痛的感觉。先左后右，每天早、晚双侧穴位各掐按 1 次，每次 1 ~ 3 分钟。

刺灸方法 浅刺 0.1 寸，或用三棱针点刺出血。寒则点刺出血（血必黑或稀淡），热则泻针出气（莫出其血）。

适用症状 脑卒中、中暑、虚脱、休克、昏迷、热病、舌下肿痛、心烦、小儿夜啼、小儿惊风、舌强不语、癔病。

配伍疗法 配内关、人中治小儿惊风、中暑、中风昏迷，配金津、玉液、廉泉治舌强不语、舌本肿痛。

第10节 手少阳三焦经

——耳病、咽病找三焦经

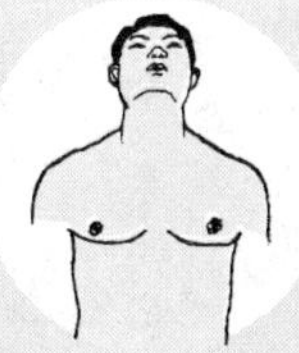

液门穴

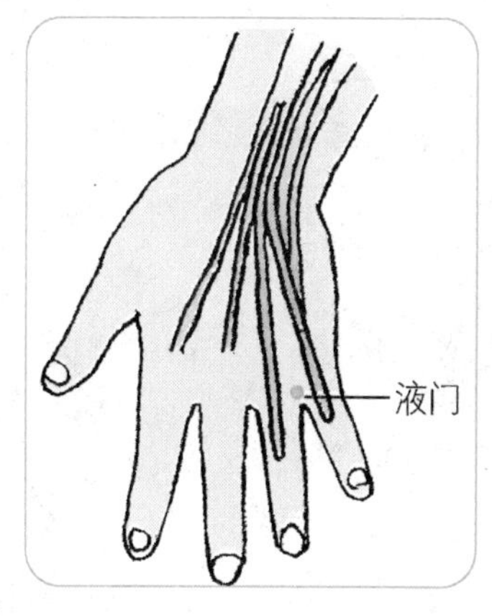

穴位解说 液，液体也，经水也；门，出入的门户。本穴有通调水道之功，犹如水气出入之门户，故名。

取　穴 在手背部，当第四、第五指间，指蹼缘后方赤白肉际处。第四、第五掌指关节前为取穴部位。

按摩方法 用指尖或者指甲尖垂直掐按穴位，有酸胀的感觉，先左后右，每天早、晚两侧穴位各掐按1次，每次掐按1~3分钟。

刺灸方法 直刺0.3~0.5寸。寒则点刺出血或先泻后补，热则补之。

适用症状 牙痛、头痛、目赤、耳聋、耳鸣、咽喉肿痛、手臂痛、疟疾。

配伍疗法 配太冲、侠溪治肝胆火盛引起的头痛，配下关、颊车治牙痛，配听会、耳门治耳聋、耳鸣。

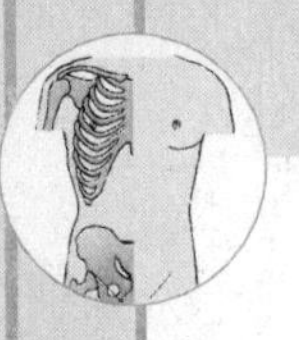

关冲穴

穴位解说 关，通“弯”，在此代表无名指；冲，冲要。穴在无名指端，系三焦经井穴，经气由此涌出，沿经脉上行。

取　　穴 在无名指尺侧，距指甲根角 0.1 寸处。在手环指末节尺侧，距指甲角 0.1 寸处取穴。

按摩方法 以拇指外侧手指甲切压 1～2 分钟。

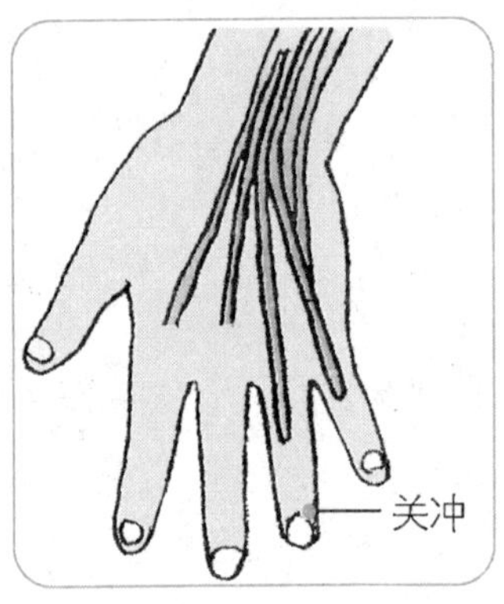

刺灸方法 直刺 0.1 寸，或点刺出血，可灸。寒则点刺出血，热则泻针出气。

适用症状 热病、昏厥、咽喉肿痛、头痛、目赤、耳聋、耳鸣、心烦。

配伍疗法 配太冲、合谷、气海、足三里治头痛眩晕，配睛明、太阳、阳谷治目赤肿痛，配手三里、头维、睛明、内庭治视物不清，配曲泽、下廉、合谷治肘臂痛。

中渚穴

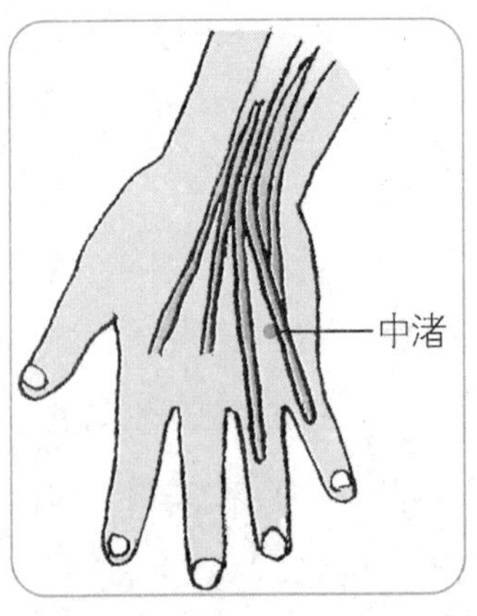

穴位解说 中，中间；渚，水中之小块陆地。该穴在五输流注穴之中间，经气如水循渚而行。

取　　穴 在手背部，第四、第五掌骨间，第四掌指关节近端凹陷处。第四、第五掌指关节后为取穴部位。

按摩方法 食指弯曲，用指头旁侧边缘垂直揉穴位，有酸胀和痛感。先左后右，每天早、晚各揉按1次，每次揉按1～3分钟。

刺灸方法 直刺0.3～0.5寸。寒则先泻后补或补而灸之，热则泻之。

适用症状 头痛、目赤、目痛、目眩、耳鸣、耳聋、咽喉肿痛、两肩胛内痛、腿痛、手指不能屈伸。

配伍疗法 配头维治头痛、目眩，配翳风、耳门治耳鸣，配外关治肩周炎，配肩井、肩贞治落枕。

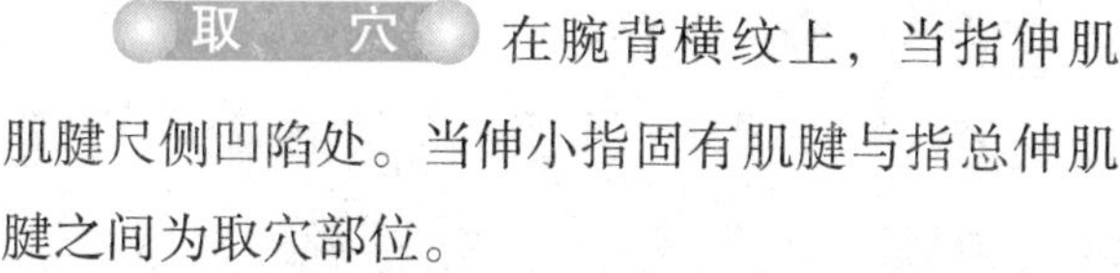

阳池穴

穴位解说 阳，天部阳气也；池，池塘。腕背属阳，浅凹为池，该穴在腕背陷中，故名。

取　　穴 在腕背横纹上，当指伸肌肌腱尺侧凹陷处。当伸小指固有肌腱与指总伸肌腱之间为取穴部位。

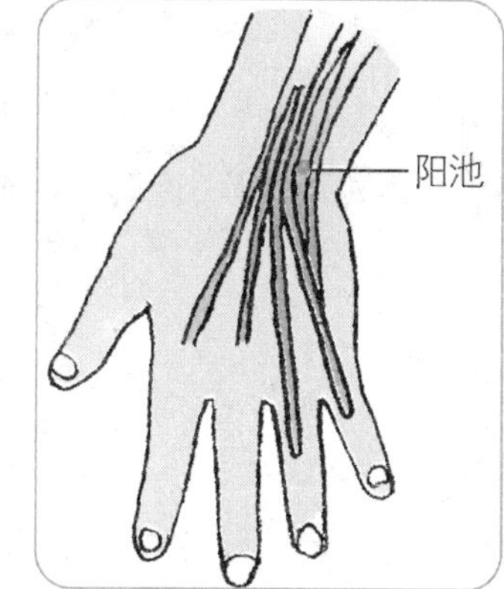

按摩方法 中指指尖垂直下压，揉按穴位，会有酸、痛的感觉。每天早、晚各揉按1次，每次左、右各揉按1～3分钟，先左后右。

刺灸方法 直刺0.3～0.5寸，可灸。寒则补之、灸之，热则泻针出气。

适用症状 腕痛、肩臂痛、糖尿病、目赤肿痛、耳鸣、咽喉肿痛、风湿性关节炎。

配伍疗法 配睛明、承泣治目痛，配液门、扶突治咽喉肿痛，配腕骨、外关治腕痛，配肩髃、臂臑治肩臂痛。

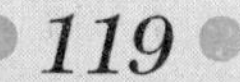

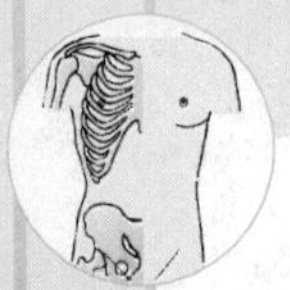

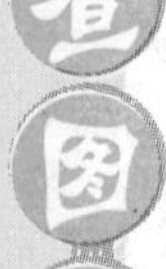

外关穴

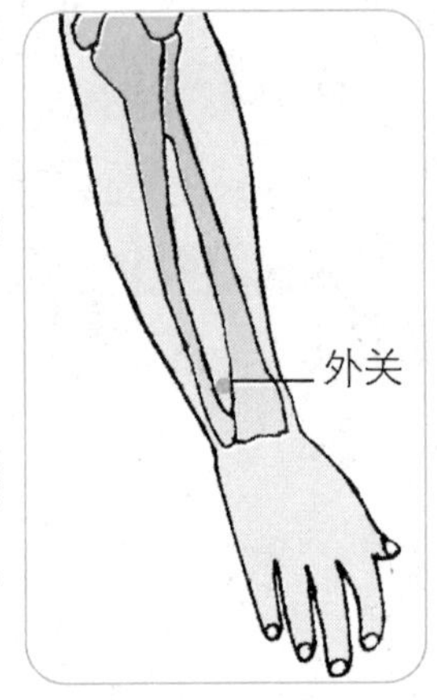

穴位解说 外，内外之外；关，关隘。该穴在前臂外侧要处，犹如关隘，与内关相对，故名。

取　　穴 在前臂背侧，当阳池与肘尖的连线上。腕背横纹上2寸，尺骨与桡骨之间中点为取穴部位。

按摩方法 一手屈肘放于胸前，掌心向下，另一手反手握住该手腕关节稍上方的外侧，以拇指指端点揉外关穴，以局部有酸麻胀痛感为度，两手交替点揉，每次操作2～3分钟。

刺灸方法 直刺0.5～1寸。寒则补而灸之，热则泻针出气。

适用症状 发热、头痛、上肢痛、麻木、瘫痪、耳聋、耳鸣、目赤、项强、胁痛、臂肘腕指痛、手颤、肺炎、腮腺炎。

配伍疗法 配阳池治头痛，配三阳络、光明治急性腰扭伤，配合谷、太冲治面瘫，配耳门、翳风治耳鸣。

支沟穴

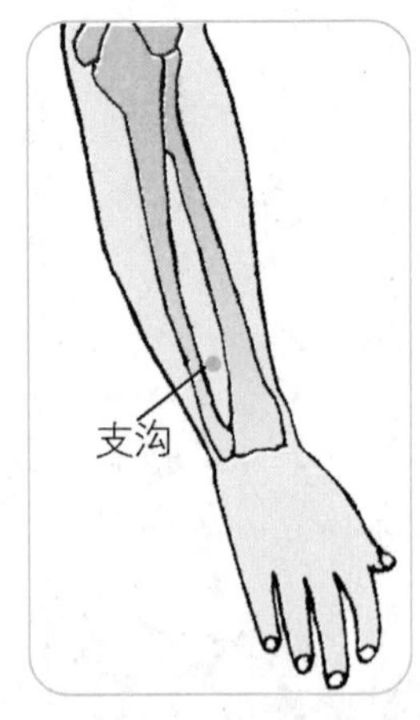

穴位解说 支，通“肢”；沟，指沟渠。该穴在上肢前臂尺、桡两骨之间，因喻脉气行于两骨间如水行于渠，故名。

取　　穴 在前臂后区，腕背侧远端横纹上3寸，尺骨与桡骨间隙中点。手腕背横纹上3寸，尺、桡两骨之间为取穴部位。

按摩方法 中指指尖垂直下压，揉按穴位，会有酸、痛的感觉。每天早晚各揉按1次，每次左右各

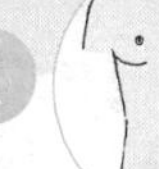

揉按 1 ~3 分钟，先左后右。

刺灸方法 直刺 0.5 ~1 寸，可灸。寒则补之，热则泻针出气。

适用症状 发热、耳鸣、耳聋、声嘶、失声、呕吐、便秘、胁肋痛、肩臂痛。

配伍疗法 配通里、前谷、少商治音哑、失声，配肾俞、委中、腰阳治慢性腰扭伤，配丰隆治痰热气郁导致的实喘。

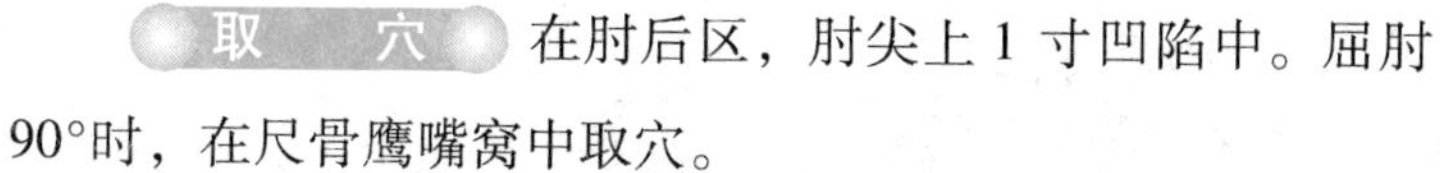

天井穴

穴位解说 天，天部也；井，孔隙通道也。该穴在上臂尺骨鹰嘴之上居天位，其处凹陷颇深，犹似深井，故名。

取　　穴 在肘后区，肘尖上 1 寸凹陷中。屈肘 90°时，在尺骨鹰嘴窝中取穴。

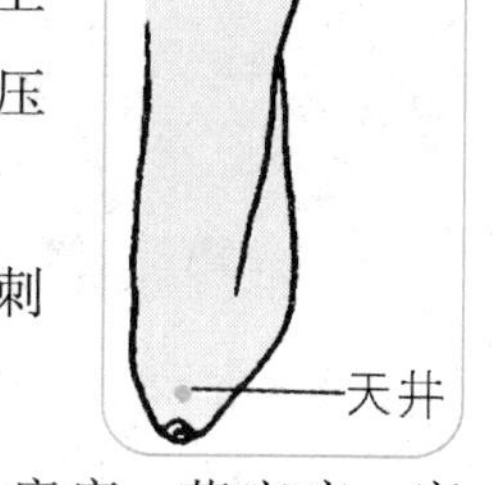

按摩方法 弯曲中指（或食指）以指尖垂直向上按摩肘尖下穴位，有酸、胀、麻的感觉。每天早、晚各按压 1 次，每次左、右各按压 1 ~3 分钟。

刺灸方法 直刺 0.5 ~1 寸。寒则先泻后补或点刺出血或补而灸之，热则提插通泻。

适用症状 偏头痛、耳聋、胸臂痛、颈肩痛、瘰疬、荨麻疹、瘿气、癫痫。

配伍疗法 配率谷治偏头痛，配天突治瘿气，配臂臑治瘰疬，配巨阙、心俞治精神恍惚。

臑会穴

穴位解说 臑，上臂肌肉隆起处；会，交会。该穴在上臂肌肉隆起处，为本经和阳维脉交会之处。

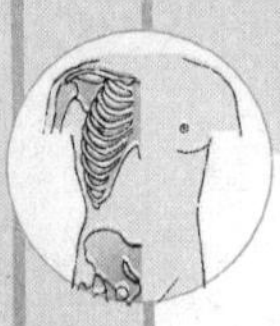

取　穴 在臂外侧，当肘尖与肩髎连线上，肩髎下3寸，三角肌后下缘。三角肌的后下缘与肱骨的交点处为取穴部位。

按摩方法 以指腹按摩该穴，每次按压1～2分钟。

刺灸方法 直刺1～1.5寸。寒则先泻后补或补而灸之，热则泻之。

适用症状 臂痛、肩周炎、淋巴结结核、目疾、瘰疬、瘿气。

配伍疗法 配肩俞、肩贞治肩周炎，配肘髎、外关治肘臂挛痛。

臑会

肩髎穴

穴位解说 肩，指穴在肩部也；髎，孔隙也。该穴当肩关节部骨隙处，故名。

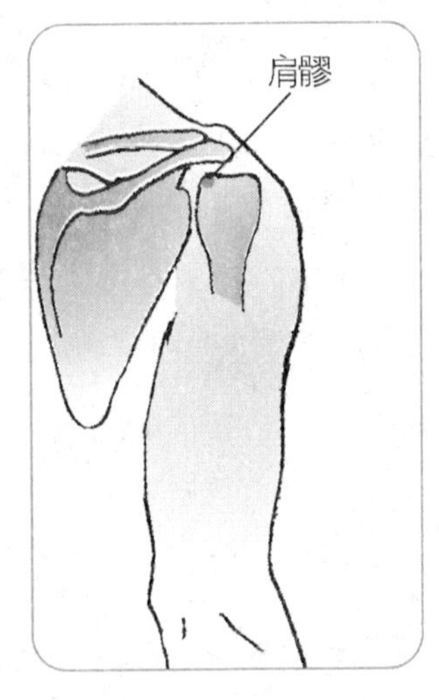

取　穴 在三角肌区，肩峰角与肱骨大结节两骨间凹陷中。肩部，肩髃后方，当臂外展时，于肩峰后下方呈现凹陷处为取穴部位。

按摩方法 大拇指顺时针方向按揉肩髎穴约2分钟，然后逆时针方向按揉约2分钟，以局部感到酸胀为佳。

刺灸方法 直刺0.5～1寸。寒则先泻后补或补而灸之，热则泻针出气。

适用症状 肩周炎、上臂痛、上肢瘫痪。

配伍疗法 配天宗、曲垣治肩背痛，配肩井、天池、养老治上肢不遂、肩周炎。

天髎穴

穴位解说 天，上部为天；髎，孔隙也。本穴在肩胛冈上方之骨隙中，故名。

取　穴 在肩胛区，肩胛骨上角骨际凹陷中。肩井与曲垣连线的中间，肩胛骨的内上角端处，为取穴部位。

按摩方法 手掌伸直，用掌面着力，紧贴骶部两侧皮肤，自上向下连续不断地摩擦穴位 5 ~ 10 分钟。

刺灸方法 直刺 0.5 ~ 1 寸。寒则补之灸之，热则泻针出气。

适用症状 偏头痛、肩周炎、颈椎病、落枕、胸中烦满。

配伍疗法 配秉风、天宗、清冷渊、臑会治颈肩综合征、上肢不遂。

翳风穴

穴位解说 翳，用羽毛做的华盖也，为遮蔽之物；风，风邪。该穴当耳垂后方，为遮蔽风邪之处。

取　穴 在耳垂后方，当乳突与下颌角之间凹陷处。将耳垂后按于头侧部，耳垂的边缘为取穴部位。

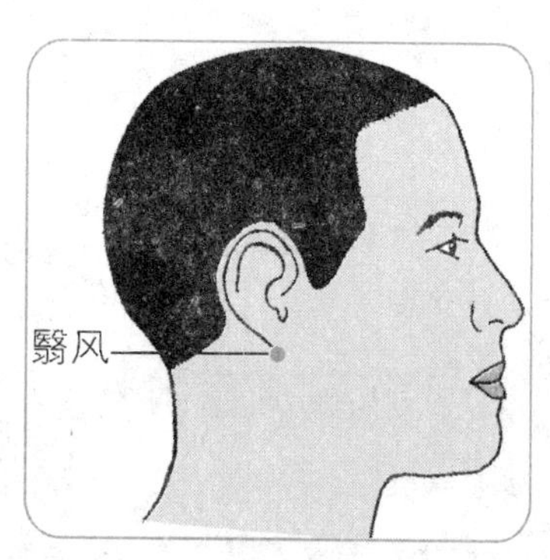

按摩方法 用两手手指指腹端按压此穴，力度适中。

刺灸方法 直刺 0.8 ~ 1 寸。寒则补之，热则泻针出气。

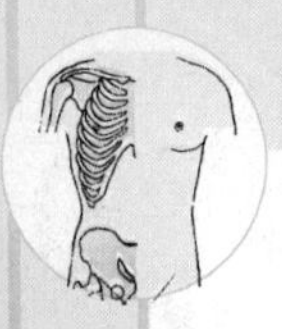

适用症状 耳聋、耳鸣、口眼歪斜、面神经炎、牙痛、腮腺炎、颈淋巴结结核、呃逆。

配伍疗法 配中渚、侠溪、听会治耳鸣、耳聋，配地仓、颊车、合谷治面瘫、口眼歪斜，配少商、极泉、太渊治呃逆。

角孙穴

穴位解说 角，指耳上角；孙，支别之络，“支而横者为络，络之别者为孙。”该穴当耳上角，在手少阳经支脉别行之处，故名。

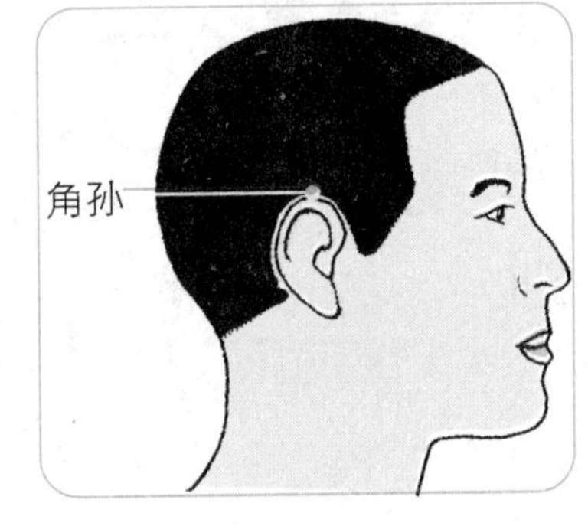

取　　穴 在头部，折耳郭向前，当耳尖直上入发际处。折耳，耳尖尽和为取穴部位。

按摩方法 用两手手指指腹端按按压此穴，每次 2 分钟，每日休息时可做。

刺灸方法 平刺 0.3 ~0.5 寸。寒则补而灸之，热则泻针出气。

适用症状 偏头痛、耳郭肿痛、结膜炎、角膜炎、牙痛、项强、头痛、眩晕。

配伍疗法 配外关、中渚、听会治目赤肿痛，配合谷、颊车、风池治牙痛，配颅息、三阳络、率谷治头痛。

耳门穴

穴位解说 耳，穴内气血的作用部位为耳也；门，出入的门户也。该穴在耳屏上切迹前，主治耳聋、耳鸣，其处犹如耳之门户，故名。

取　　穴 在耳屏上切迹与下颌骨髁状突后缘之间凹陷处。微张

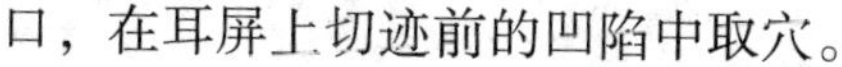

口，在耳屏上切迹前的凹陷中取穴。

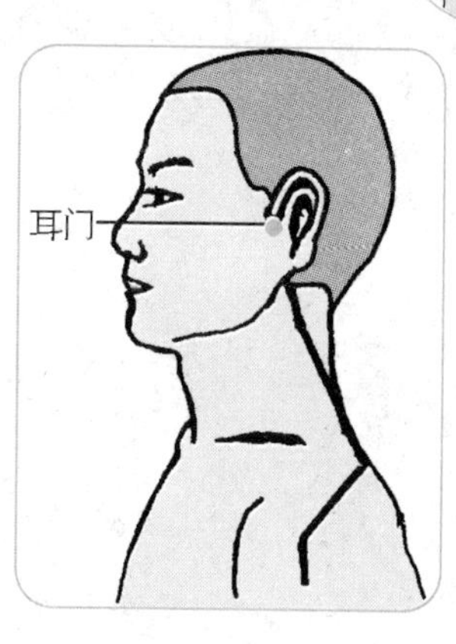

按摩方法 正坐，举起双手，指尖向上，掌心向内，轻扶头部，四指放在面部两侧，以拇指指尖垂直按揉耳门穴，按之胀痛明显，痛感可向耳内渗透。每天早、晚各按揉1次，每次按揉1～3分钟，可双耳门穴同时按揉。

刺灸方法 微张口，直刺0.5～1寸。寒则先泻后补或补而灸之，热则泻针出气。

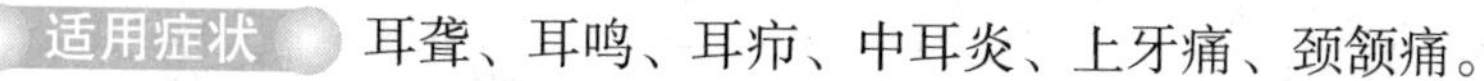

适用症状 耳聋、耳鸣、耳疖、中耳炎、上牙痛、颈颔痛。

配伍疗法 配翳风、风池、听会治耳聋、耳鸣，配角孙、翳风治牙痛、面肿。

丝竹空穴

穴位解说 丝，喻纤细之眉梢；竹，喻眉毛如竹丛；空，指凹陷处之孔穴。该穴在眉后凹陷中，故名。

取　　穴 在面部，当眉梢凹陷处。可于瞳子髎直上，眉骨凹陷处取穴。

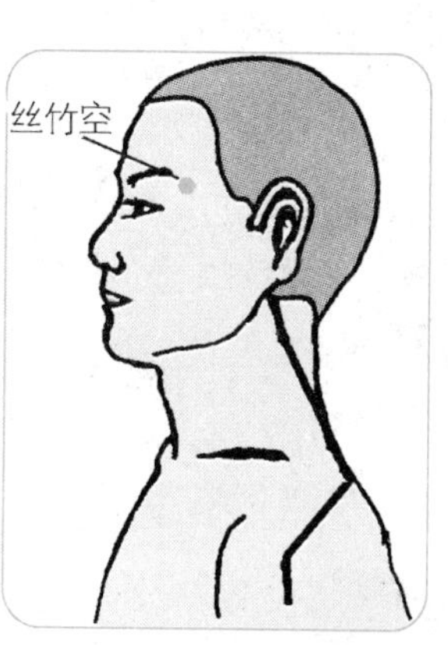

按摩方法 端坐，用双手食指或中指指腹按揉眉梢外侧的凹陷处的丝竹空穴，双手同时按揉，酸痛感明显。每天早、晚各按揉1次，每次按揉2～3分钟。

刺灸方法 平刺0.5～1寸，不宜灸。寒则补针多留，热则泻之。

适用症状 目赤肿痛、牙痛、眼睑动、目眩、头痛、癫痫。

配伍疗法 配耳门穴治牙痛。

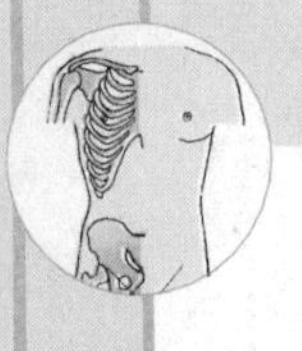

第11节 足少阳胆经

——废物积滞找胆经

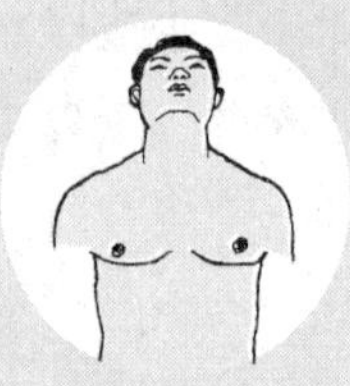

瞳子髎穴

穴位解说 瞳子，即瞳孔；髎，骨隙。该穴当瞳子外方，眶骨外凹陷中，故名。

取　穴 在面部，眼外角旁，当眶外侧缘处。眼眶骨外缘有一凹陷，距外眼角5分处为取穴部位。

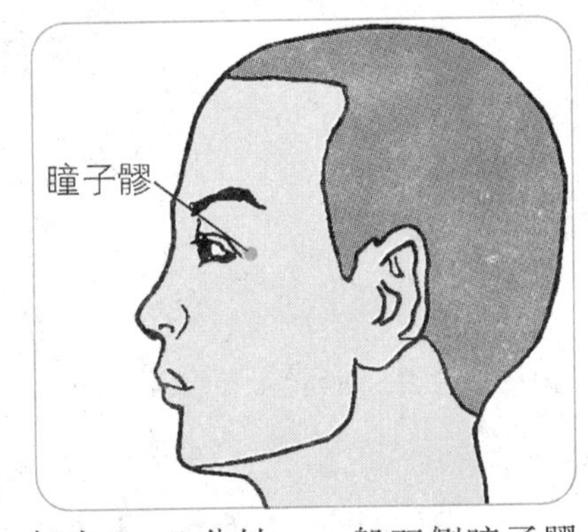

按摩方法 正坐，举起双手，指尖向上，掌心向内，以中指或食指指腹轻轻地点揉瞳子髎穴。点揉时指腹紧贴皮肤，不能与皮肤表面形成摩擦，点揉该穴时力度要轻柔并渗透。每天早、晚各1次，每次3～5分钟，一般双侧瞳子髎穴同时点揉。

刺灸方法 平刺0.3～0.5寸，或三棱针点刺出血。寒则先泻后补或补之，热则泻针出气。

适用症状 头痛、远视、面瘫、三叉神经痛、口眼歪斜、白内障。

配伍疗法 配悬厘、曲鬓治目痛，配听会、上关治迎风流泪，配颔厌、太冲治口眼歪斜。

上关穴

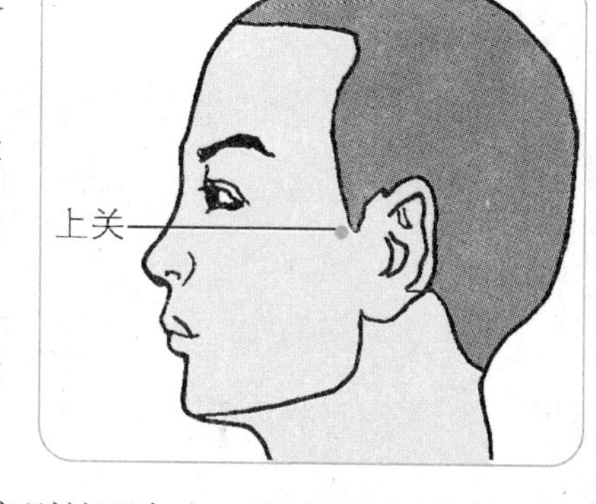

穴位解说 上，上方；关，关界。关指颧骨弓，该穴在其上缘，故名。

取　穴 在面部，颧弓上缘中央凹陷中。先找到下关，下关直上，当颧弓上缘凹陷处为取穴部位。

按摩方法 用两手手指指腹端按压此穴，做环状运动。每次3~5分钟。

刺灸方法 直刺0.3~0.5寸。寒则补而灸之，热则泻针出气。

适用症状 面瘫、耳聋、耳鸣、头痛、牙痛、下颌关节炎、惊痫、瘛疭。

配伍疗法 配肾俞、翳风、太溪、听会治老年人肾虚耳鸣、耳聋，配耳门、合谷、颊车治下颌关节炎、牙关紧闭。

听会穴

穴位解说 听，听觉；会，聚会。该穴在耳前凹陷中，当经气会聚之处；耳主听，故名。

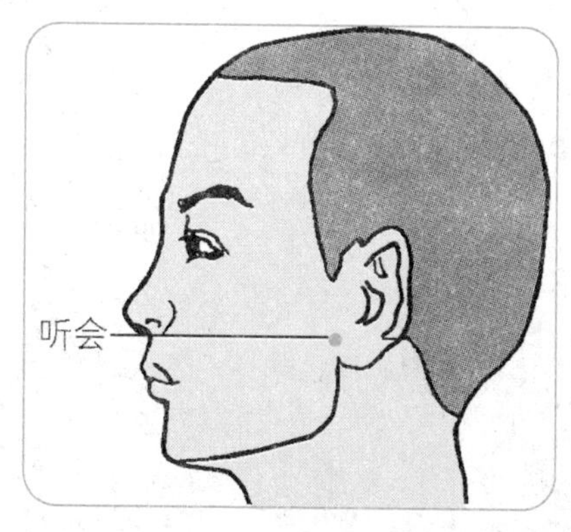

取　穴 耳屏间切迹前，下颌骨髁状突后缘。正坐，在耳屏间切迹前，当听宫直下，下颌骨髁状突后缘，张口有空处取穴。

按摩方法 正坐，举起双手，指尖向上，掌心向内，以中指或食指指腹按揉听会穴。按揉时要用巧劲，指腹紧贴

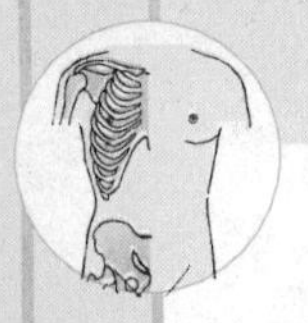

皮肤，不能与皮肤表面形成摩擦，按揉的力度要均匀、柔和、渗透，使胀痛或酸痛的感觉向深部组织渗透。每天早、晚各按揉1次，每次按揉3～5分钟。

刺灸方法 微张口，直刺0.5～0.8寸。寒则点刺出血或先泻后补或补之，热则泻针出气。

适用症状 耳聋、耳鸣、中耳炎、牙痛、面痛、下颌关节炎、口眼歪斜。

配伍疗法 配颊车、地仓治中风口眼歪斜，配迎香治耳聋气痞，配耳门、听宫治下颌关节炎。

曲鬓穴

穴位解说 曲，弯曲；鬓，鬓发。该穴在耳上鬓发边际的弯曲处，故名。

取　　穴 在头部，当耳前鬓角发际后缘的垂线与耳尖水平线交点处。在角孙穴前一横指处取穴。

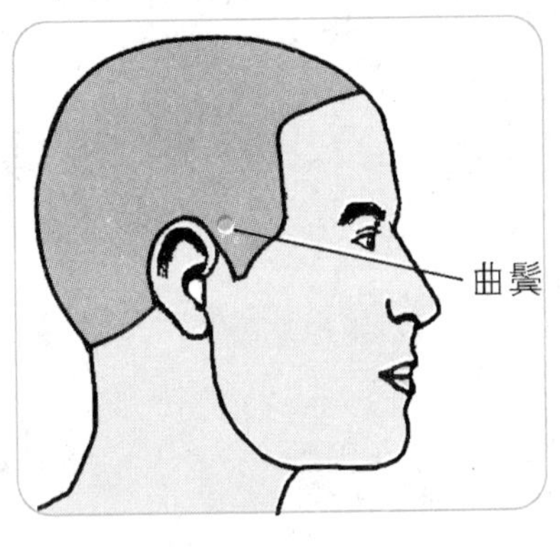

按摩方法 用两手手指指腹端按压此穴，做环状运动。每次3～5分钟。

刺灸方法 平刺0.5～0.8寸。寒则先泻后补或补而灸之，热则泻针出气或水针。

适用症状 头痛、牙痛、牙关紧闭、暴喑、呕吐、目赤肿痛。

配伍疗法 配风池、太冲治目赤肿痛，配下关、合谷、太冲治头痛、口噤不开。

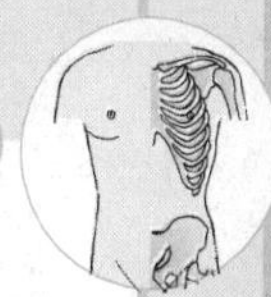

颔厌穴

穴位解说 颔，为点头；厌，有抑制之意。该穴可治肝阳上逆之晃头，故名。

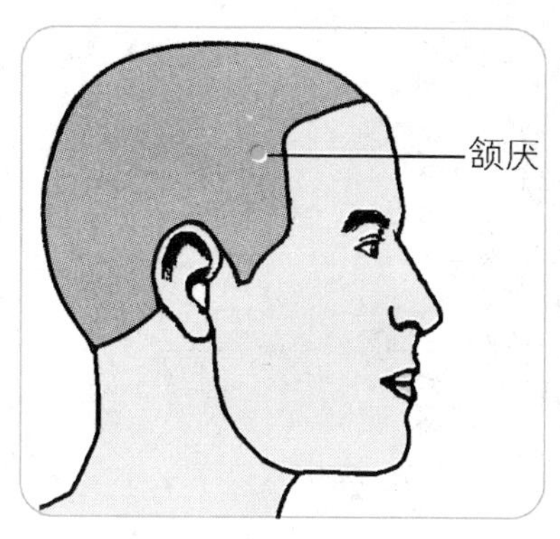

取　穴 在头部鬓发上，当头维与曲鬓弧形连线的上1/4与下3/4交点处。将头维与曲鬓沿发际弧形连线，然后四等分，连线的上1/4与下3/4交点为取穴部位。

按摩方法 用两手手指指腹端按压此穴。做环状运动，力度逐渐加强，时间约为2分钟，用按法、揉法、拿法均可。

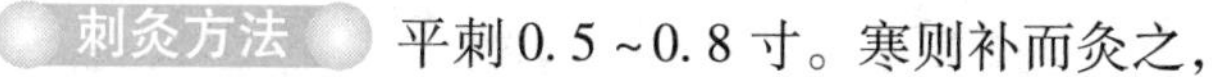

刺灸方法 平刺0.5～0.8寸。寒则补而灸之，热则泻针出气。

适用症状 偏头痛、眩晕、耳鸣、目外眦痛、面瘫、癫痫、瘛疭。

配伍疗法 配悬颅治偏头痛，配外关、风池治眩晕。

率谷穴

穴位解说 率，统率；谷，山谷。该穴在耳上，为以“谷”命名诸穴的最高者，如诸谷的统帅，故名。

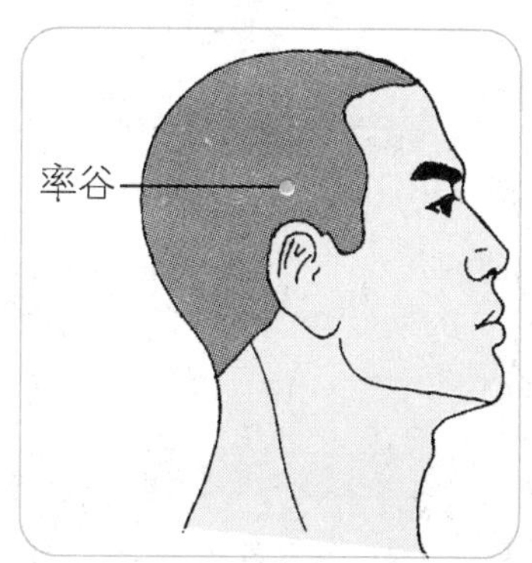

取　穴 在头部，当耳尖直上入发际1.5寸。角孙直上方，入发际1.5寸为取穴部位。

按摩方法 分别以两手中指指腹按压该穴位，按压3～5分钟。

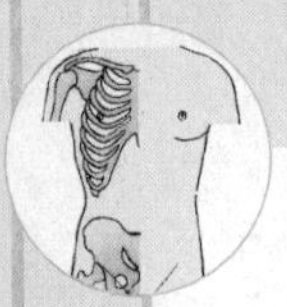

刺灸方法 平刺0.5～0.8寸。寒则先泻后补或补而灸之，热则泻针出气。

适用症状 偏头痛、眩晕、烦懑、呕吐、小儿惊风。

配伍疗法 配百会、悬颅治头痛，配头维、印堂治眩晕，配神门、涌泉治惊风。

天冲穴

穴位解说 天，天空；冲，冲出。天，指头部，该穴在其两侧，本经气血在该穴冲向巅顶，故名。

取　　穴 在头部，当耳根后缘直上入发际2寸。率谷后0.5寸处为取穴部位。

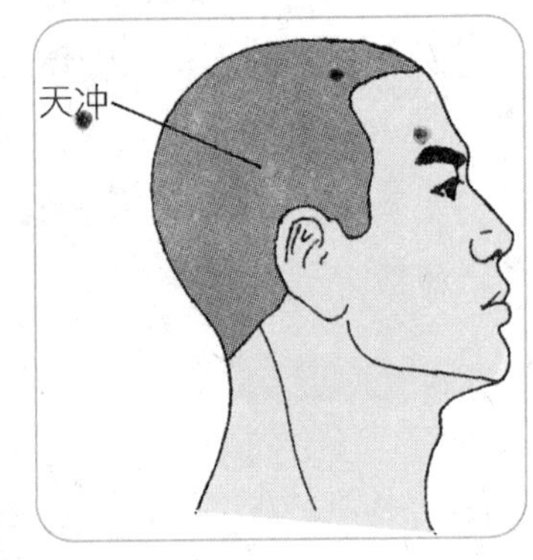

按摩方法 首先用双手手指在太阳穴处按摩，然后慢慢延至头发处，手指随之慢慢增加力度，逐渐移到天冲穴。手指以打圆圈的方式进行按摩，按摩2～3分钟即可。

刺灸方法 平刺0.5～0.8寸。寒则补而灸之，热泻则泻针出气。

适用症状 头痛、牙龈肿痛、惊恐、癫痫、瘿气。

配伍疗法 配目窗、风池治头痛。

头窍阴穴

穴位解说 头，头部；窍，空窍；阴，阴阳之阴。肝肾属阴，开窍于耳目。该穴在头部，治疗耳目之疾。

取　　穴 耳后乳突后上方，天冲与完骨弧形连线的中1/3与下1/

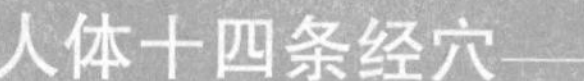

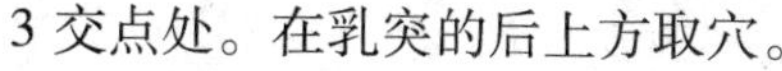

3交点处。在乳突的后上方取穴。

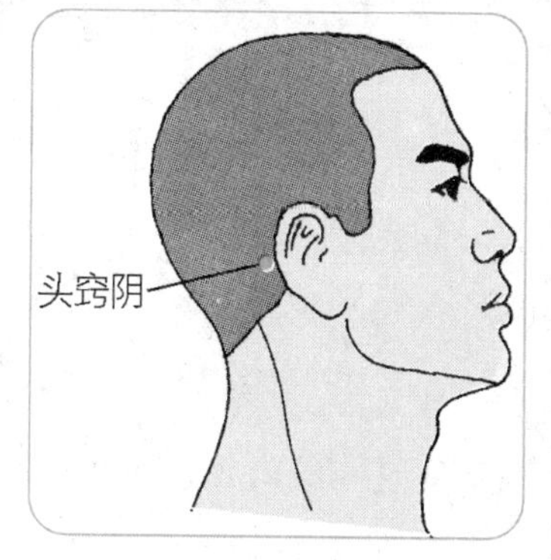

按摩方法 用手指指腹向下按压，做环状运动，休息时可做，每次2～3分钟。

刺灸方法 平刺0.5～0.8寸。寒则先泻后补或灸之或点刺出血，热则补之或水针。

适用症状 头项痛、目痛、眩晕、颈项痛、鼻塞、鼻窦炎、小儿惊风、耳聋、耳鸣。

配伍疗法 配强间治头痛，配支沟、太冲、风池治肝胆火盛之偏头痛或巅顶痛。

完骨穴

穴位解说 完骨，耳后高骨，即颞骨乳突。该穴在其后下方凹陷中，故名。

取　　穴 在头部，当耳后乳突后下方的凹陷处。触摸耳垂后面的凸骨，从此骨下方后缘，触摸上方的骨头，有一浅凹，即为取穴部位。

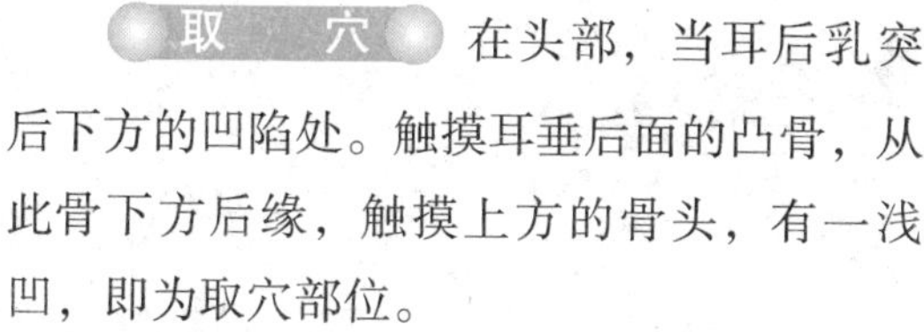

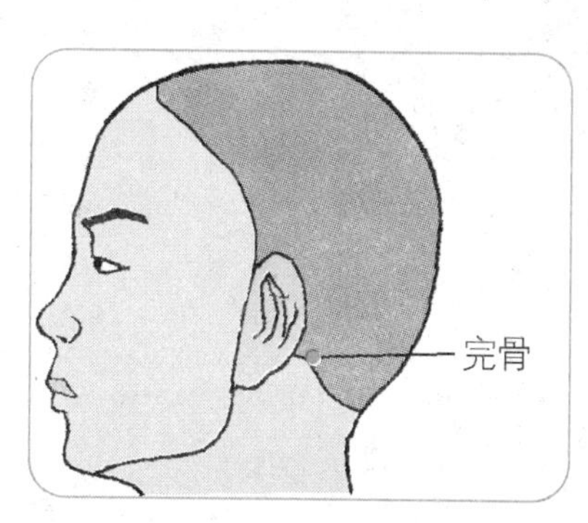

按摩方法 用两手掌包住头部，五指张开，用手指按按压此处，同时手指摩擦颈部。

刺灸方法 斜刺0.5～0.8寸。寒则点刺出血或泻之灸之，热则补之或水针。

适用症状 头痛、失眠、颈项痛、耳鸣、口眼歪斜、喉痹、龋齿、疟疾、癫痫。

配伍疗法 配风池治癫痫，配风池、合谷治风热上犯喉痹、牙痛、痄腮、口歪。

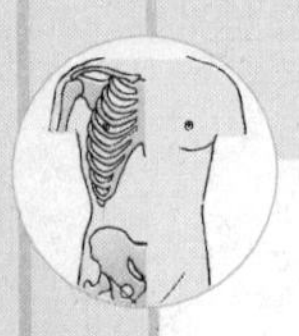

本神穴

穴位解说 本，根本；神，神志。该穴在前发际神庭旁，内为脑之所在；脑为元神之府，主神志，为人之根本，故名。

取　穴 在头部，当前发际上0.5寸，头正中线旁开3寸。神庭与头维连线的内2/3与外1/3交点处为取穴部位。

按摩方法 用两手手指指腹端按揉此穴，做环状运动。每次3～5分钟。

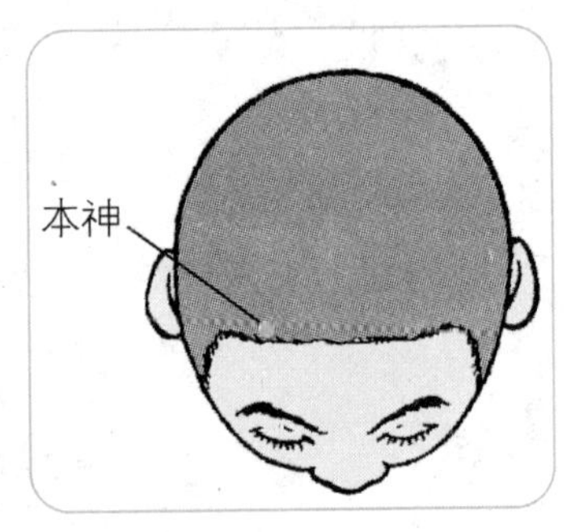

刺灸方法 平刺0.5～0.8寸，可灸。寒则点刺出血或灸留针或灸，热则泻针出气。

适用症状 头痛、目眩、癫痫、小儿惊风、颈项痛、面瘫、半身不遂。

配伍疗法 配前顶、囟会、天柱治小儿惊风，配人中、太阳、合谷、大椎、天柱、百会治中风不省人事、小儿惊风。

头临泣穴

穴位解说 头，指本穴在头部，有别于足临泣穴；临，居高位而朝向低位也；泣，泪水也。该穴位于头部目上方，且调治流泪等病症，故名。

取　穴 在头部，前发际上0.5寸，瞳孔直上。入发五分，在头正中线与头维之间取穴。

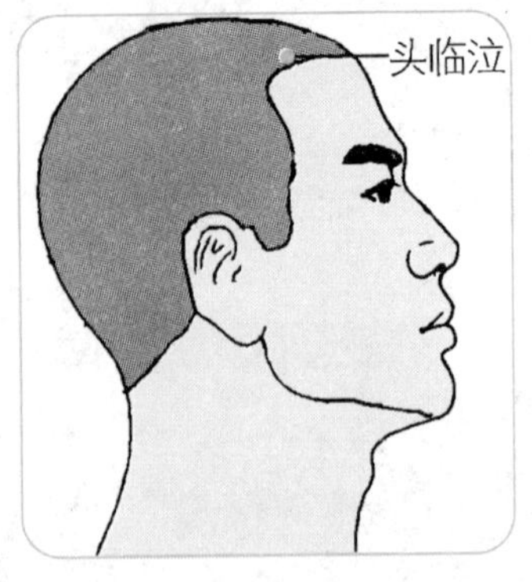

按摩方法 按压此穴，做环状运动。每次3～5分钟。

刺灸方法 平刺0.5～0.8寸，可灸。寒则点刺出血或灸之，热则泻针出气或水针。

适用症状 头痛、鼻塞、目眩、迎风流泪、小儿惊风、耳聋、热病。

配伍疗法 配阳谷、腕骨、申脉治风眩，配肝俞治白翳，配大椎、腰奇、人中、十宣治中风、昏迷、癫痫。

目窗穴

穴位解说 目，眼睛；窗，窗户。穴在眼的上方，善治眼疾，犹如眼目之窗。

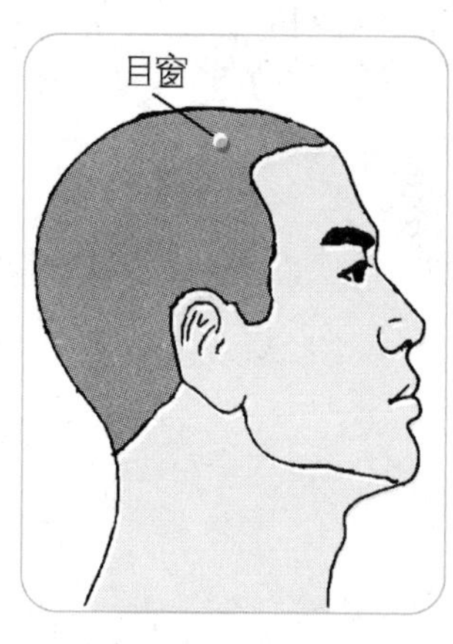

取　　穴 在头部，当前发际上1.5寸，瞳孔直上。头正中线旁开2.25寸，头临泣穴后1寸为取穴部位。

按摩方法 用拇指弹法，要轻快、柔和，有弹性、有节奏。对儿童施治时，注意用力适度，切不可用力过大，以免造成损伤。每次2~3分钟，每日3次。

刺灸方法 平刺0.5~0.8寸。寒则补而灸之，热则泻针出气。

适用症状 头痛、目眩、目赤肿痛、结膜炎、屈光不正、近视、白内障、青光眼、牙痛、小儿惊风。

配伍疗法 配阳溪、睛明治目赤肿痛，配心俞、神门治青光眼，配列缺、尺泽治鼻塞，配风池、太阳治头痛、目眩。

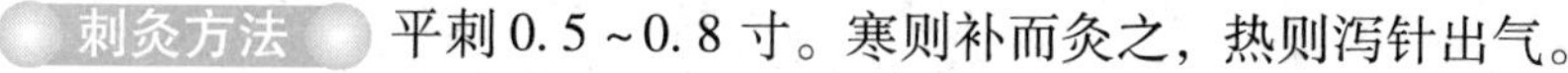

承灵穴

穴位解说 承，承受也；灵，神灵也，天部之气也。脑主神灵，故脑上顶骨又称天灵骨；该穴在其外下方，故名。

取　　穴 在头部，当前发际上4寸，头正中线旁开2.25寸。在正

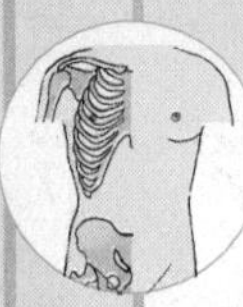

营穴后 1.5 寸，即瞳孔直上，入发际 4 寸取穴。

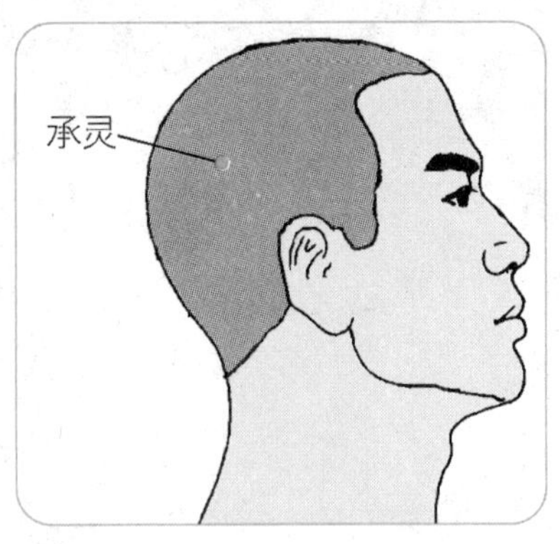

按摩方法 用 5 个手指并拢成梅花指，顺时针旋转按摩。稍用力，以出现胀、痛、酸、麻感为好。

刺灸方法 平刺 0.5～0.8 寸，可灸。寒则先泻后补或补而灸之，热则泻针出气。

适用症状 头痛、头晕、鼻塞、多涕、鼻衄、鼻渊。

配伍疗法 配风池、风门、后溪治鼻衄。

脑空穴

穴位解说 脑，脑髓；空，空窍、空虚。该穴当脑户旁，枕骨外下凹陷中，内通脑窍，主治脑病，故名。

取　　穴 在头部，横平枕外隆凸的上缘，风池直上。枕外隆突上缘外侧，头正中线旁开 2.25 寸处为取穴部位。

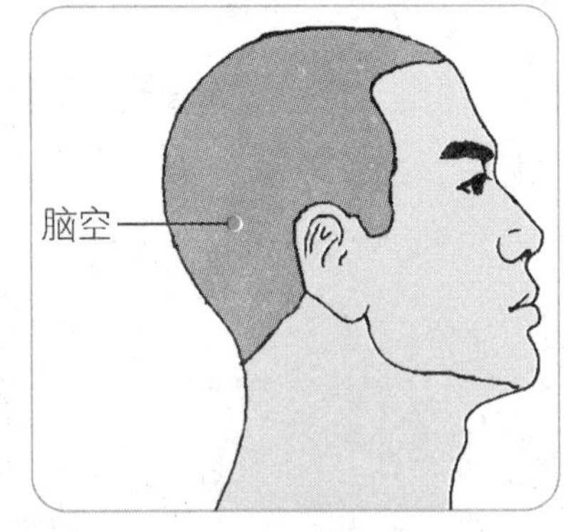

按摩方法 用手指腹按摩 1～3 分钟，以局部酸胀为佳。

刺灸方法 平刺 0.5～0.8 寸，可灸。寒则先泻后补或补而灸之或点刺出血，热则泻针出气。

适用症状 头痛、目眩、颈项强痛、癫痫、热病、惊悸、鼻痛、耳聋。

配伍疗法 配大椎、照海、申脉治癫痫，配风池、印堂、太冲治头痛、目眩，配悬钟、后溪治颈项强痛。

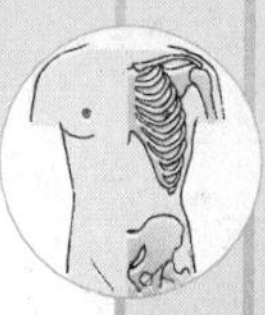

风池穴

穴位解说 风，风邪；池，屯居水液之器也，池塘。该穴在项侧，凹陷如池，为风邪易侵之处，也是治疗风证之要穴，故名。

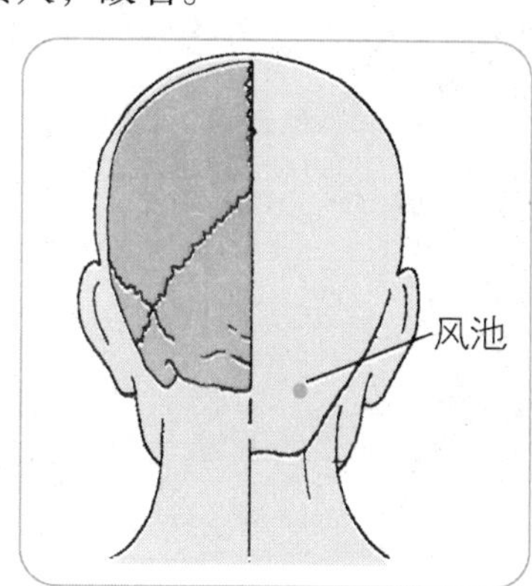

取　　穴 胸锁乳突肌与斜方肌上端之间凹陷处。后颈部，后头骨下，两条大筋外缘陷窝中，于耳垂齐平处为取穴部位。

按摩方法 用两手手指指腹端按压此穴，做环状运动。每次 3 ~5 分钟。

刺灸方法 针尖微下，向鼻尖斜刺 0.8 ~1.2 寸，或平刺透风府。寒则点刺出血或先泻后补或灸之，热则泻针出气。

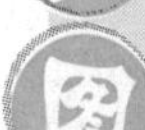
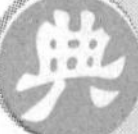

适用症状 感冒、鼻塞、头痛、目赤肿痛、鼻渊、鼻衄、颈项强痛、肩痛不举、头晕、目眩、中风偏瘫、癫痫。

配伍疗法 配少商、行间治鼻衄，配听会、悬厘治目翳，配丰隆、涌泉治癫痫，配人迎、内关、太冲治高血压病。

肩井穴

穴位解说 肩，肩部；井，水井。该穴在肩上，局部凹陷如井，故名。

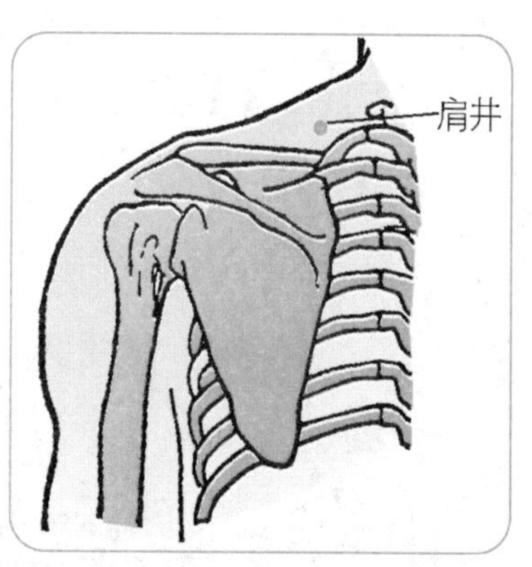

取　　穴 在肩胛区，第七颈椎棘突与肩峰最外侧点连线的中点。前对乳中，当大椎与肩峰连线的中点上为取穴部位。

按摩方法 用右手的食指、中指、无名指按摩左肩的肩井穴，用力按压 5 秒之后慢慢放开。重复 10 次之后换左手。用左手

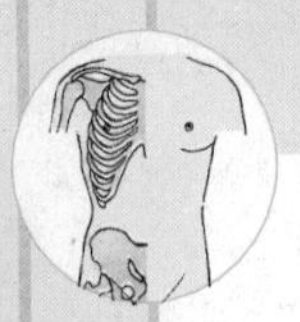

的食指、中指、无名指按摩右肩的肩井穴，重复10次。以有酸胀感为宜。

刺灸方法 直刺0.5～0.8寸。内有肺尖，不可深刺，孕妇禁针。寒则通之或先泻后补或灸之，热则泻针出气或水针。

适用症状 肩周炎、颈椎病、落枕、乳痈、乳汁不足、滞产、高血压病、偏瘫、功能性子宫出血、颈淋巴结结核。

配伍疗法 配少泽、乳根治乳汁不足，配天宗、足三里治急性乳腺炎，配角孙、下关治浮肿。

渊腋穴

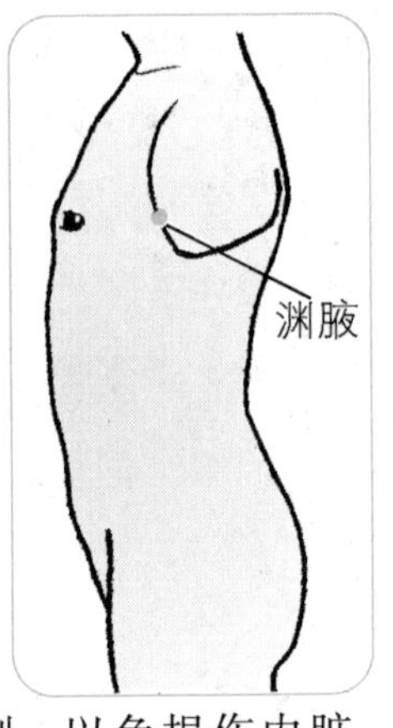

穴位解说 渊，深潭；腋，腋部。该穴深藏在腋窝之下，故名。

取　　穴 腋下3寸，第四肋间隙中。侧卧举臂，当腋中线上，于第四肋间隙处取穴。

按摩方法 背部肌肉尽量往上伸展，保持挺直的姿势，用拇指指腹同时按压穴位，动作要缓慢，按下时会感觉到轻微的疼痛感。每1次保持3～5秒，重复3～5次。

刺灸方法 斜刺或平刺0.5～0.8寸。不可深刺，以免损伤内脏。寒则补而灸之，热则泻针出气。

适用症状 胸满、胁痛、上肢痹痛、吞酸、喘息。

配伍疗法 配大包、支沟治胸胁痛、肋间神经痛。

辄筋穴

穴位解说 辄，车耳；筋，筋肉。该穴在两侧胁肋肌肉隆起处，形如车耳，故名。

取穴 在侧胸部，渊腋前1寸，平乳头，第四肋间隙中。渊腋沿着肋间前1寸处为取穴部位。

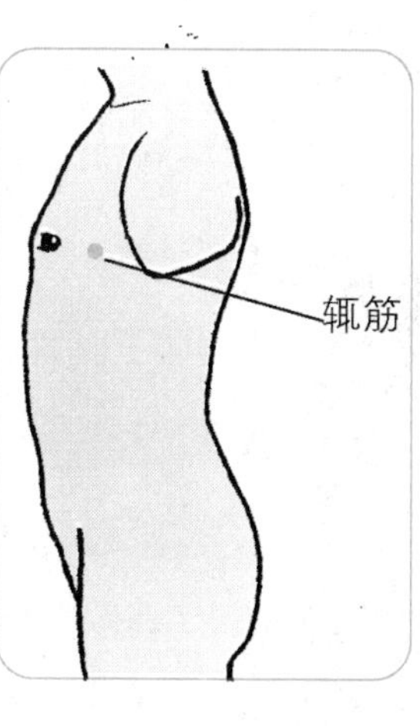

按摩方法 用拇指指腹按压穴位，按摩力度以局部感到酸胀为宜。每次保持3~5秒，重复3~5次。

刺灸方法 斜刺或平刺0.5~0.8寸。不可深刺，以免损伤内脏。寒则补而灸之，热则泻针出气。

适用症状 呕吐、反酸、流涎、哮喘、肩臂痛。

配伍疗法 配肺俞、定喘治胸闷喘息不得卧，配阳陵泉、支沟治胸胁痛。

日月穴

穴位解说 日，太阳；月，月亮。日为阳，指胆；月为阴，指肝。该穴为治肝胆疾病的要穴。

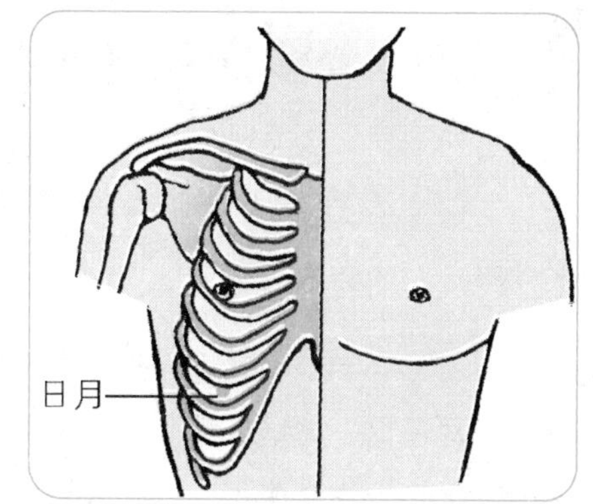

取穴 在胸部，第七肋间隙中，前正中线旁开4寸。乳头直下，第七肋间隙中为取穴部位。

按摩方法 正坐或仰卧，双手握拳置于上腹部，以双手的大拇指指腹按揉两侧的日月穴。按揉时指腹紧贴皮肤，避免与皮肤形成摩擦，力度要均匀、柔和、渗透，以局部有酸胀感为佳，不可用蛮力，以免引起损伤。每次2分钟左右。

刺灸方法 平刺或斜刺0.5~0.8寸，禁深刺，可灸。寒则补之或灸之，热则泻针出气。

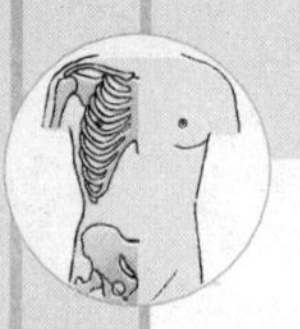

适用症状 胁肋胀痛、黄疸、呕吐、呃逆、反酸。

配伍疗法 配胆俞治胆虚，配内关、中脘治呕吐、纳呆，配期门、阳陵泉治胆石症，配支沟、丘墟治胸胁胀痛，配胆俞、腕骨治黄疸。

带脉穴

穴位解说 带，腰带；脉，经脉。该穴属胆经，交会在带脉之上。

取　穴 在侧腹部，章门下 1.8 寸，当第十一肋游离端下方垂线与脐水平线的交点上。腋中线上，与通过脐中的水平线相交为取穴部位。

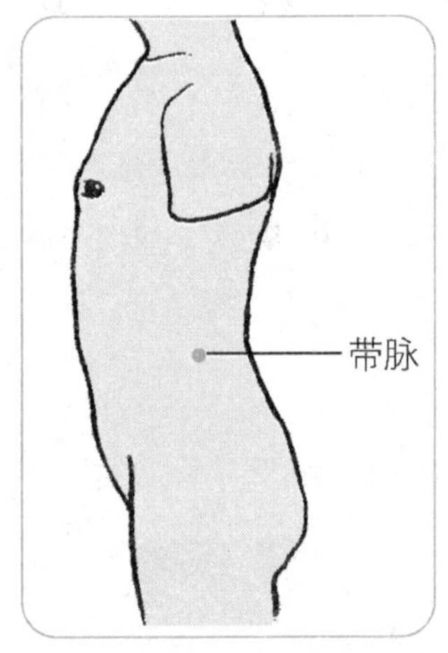

按摩方法 正坐或仰卧，双手握拳分别置于两侧侧腹部，以双手的大拇指指腹按揉两侧的带脉穴。按揉时指腹紧贴皮肤，力度要均匀、柔和、渗透，以局部有酸胀感为佳，不可用蛮力，以免引起损伤。每次 2 分钟左右。

刺灸方法 直刺 0.5 ~0.8 寸。寒则补而灸之，热则泻针出气。

适用症状 月经不调、阴挺、赤白带下、子宫颈炎、子宫内膜炎、子宫脱垂、腰胁痛、疝气。

配伍疗法 配关元、气海、三阴交、白环俞、间使治赤白带下，配关元、足三里、肾俞、京门、次髎治肾气虚带下，配中极、次髎、行间、三阴交治湿热下注之带下。

五枢穴

穴位解说 五，为中数；枢，为枢纽，即中枢之意。该穴为藏气之枢要，且居人身长度之折中处，故名。

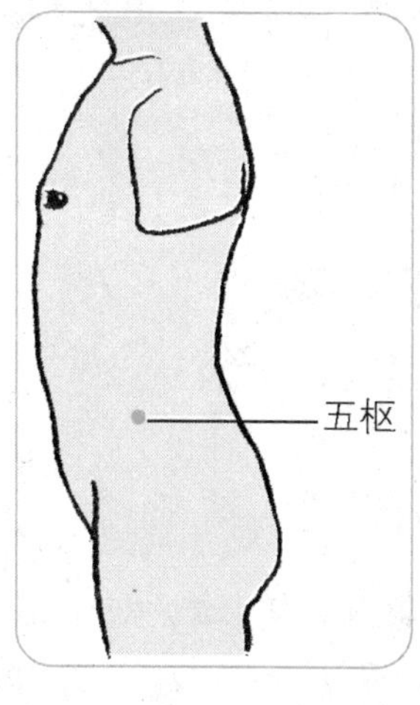

取　穴 在下腹部，横平脐下3寸，髂前上棘内侧。于髂前上棘前0.5寸，约平脐下3寸处取穴。

按摩方法 用双手手指指端按压此穴位，并且做环状运动，每日2次，每次2分钟。

刺灸方法 直刺0.5～1寸，可灸。寒则补而灸之，热则泻针出气。

适用症状 小腹痛、疝气、便秘、阴挺、带下病、月经不调、腰胯痛。

配伍疗法 配腰阳关治寒湿腰痛，配膈俞、次髎治瘀血腰痛。

环跳穴

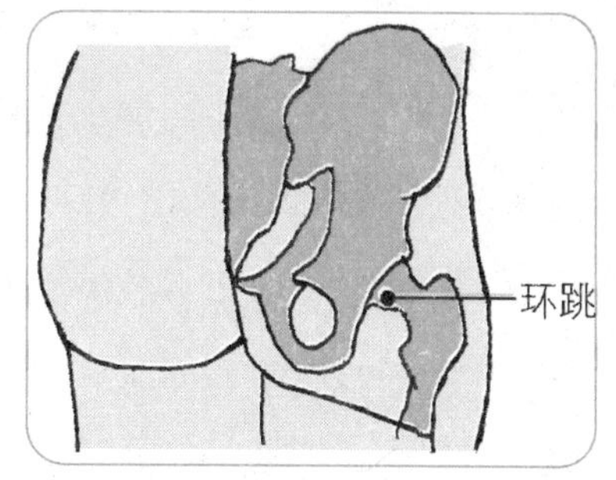

穴位解说 环，环曲；跳，跳跃。该穴在髀枢中，髀枢为环曲跳跃的枢纽，故名。

取　穴 在臀区，股骨大转子最凸点与骶管裂孔连线的外1/3与内2/3交点处。侧卧，屈膝屈髋位，股骨大转子最凸点与骶管裂孔连线的外1/3与中1/3交点处为取穴部位。

按摩方法 用大拇指的指腹稍用力按摩穴位，有酸痛感，用力按压时下肢还有酸麻感，每次按揉3～5分钟。

刺灸方法 直刺2～2.5寸，可灸。寒则补而灸之，热则泻针出气或水针。

适用症状 腰腿痛、痿痹、坐骨神经痛、髋关节炎、风疹、膝踝肿痛。

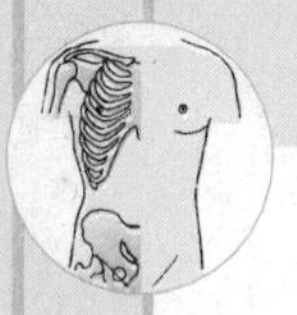

配伍疗法 配大肠俞、腰阳关治腰膝疼痛，配委中、风市、伏兔治下肢麻木，配阳陵泉、犊鼻治膝踝肿痛，配绝骨治脚气，配曲池治半身不遂。

风市穴

穴位解说 风，风邪也；市，集市也。该穴主治下肢风痹不仁，言其为风气集结之处，又为祛风之要穴，故名。

取　　穴 大腿外侧中线上，腘横纹上7寸。直立垂手，掌心贴于大腿，中指尖处为取穴部位。

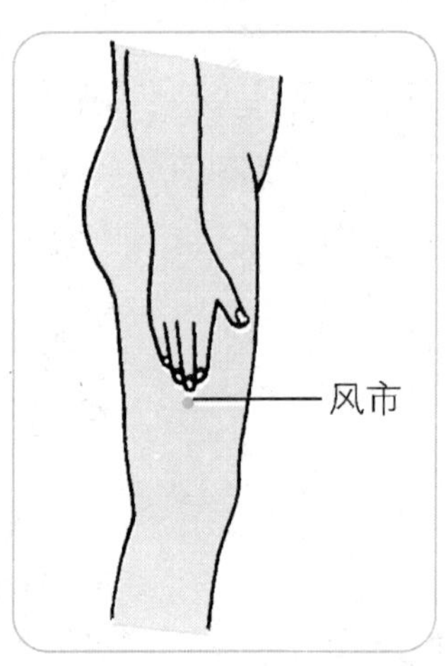

按摩方法 用中指的指腹垂直下压穴位，有酸、胀、麻等感觉。先左后右，每次两侧穴位各按压1～3分钟，也可以两侧穴位同时按压。

刺灸方法 直刺1～1.5寸。寒则先泻后补或多灸，热则泻针出气。

适用症状 下肢痛、脚气、下肢麻木瘫痪、皮肤瘙痒、中风。

配伍疗法 配风池、大杼、大椎、命门、关元、腰阳关、十七椎治风湿。

居髎穴

穴位解说 居，居处；髎，近骨之凹陷处。该穴居髋骨上凹陷处。

取　　穴 髂前上棘与股骨大转子最凸点连线的中点。取穴时先找到髂前上棘与股骨大转子最高点，二者连线的中点即是取穴部位。

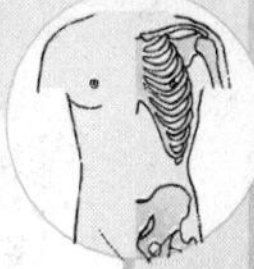

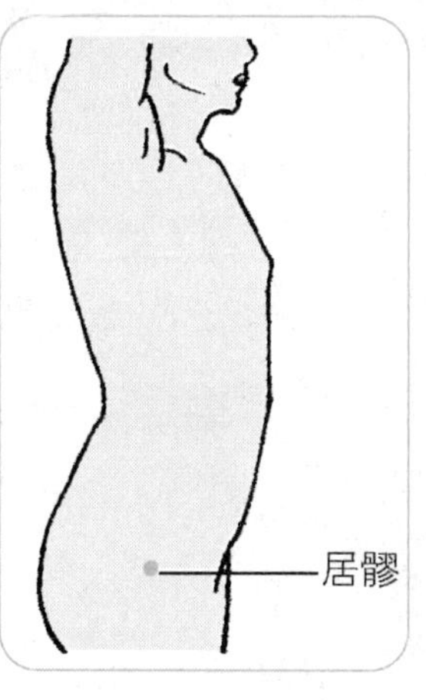

按摩方法 用双手手指指端按压此穴位，并且做环状运动。每日2次，每次2分钟。

刺灸方法 直刺或斜刺1.5~2寸，可灸。寒则通之或补之或灸之，热则水针或泻针出气。

适用症状 腰腿痹痛、腹痛、坐骨神经痛、瘫痪、睾丸痛、带下病、疝气。

配伍疗法 配环跳、委中治下肢风湿痛，配夹脊、环跳、跳跃、风市、阳陵泉、条口、悬钟治中风瘫痪、坐骨神经痛、腓总神经麻痹。

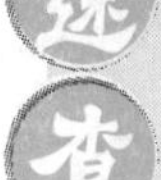

中渎穴

穴位解说 中，中间；渎，小的沟渠。该穴居股外侧中线筋骨凹陷，如在沟渎之中，故名。

取　穴 在大腿外侧，当风市下2寸。腘横纹上5寸，股外侧肌与股二头肌之间为取穴部位。

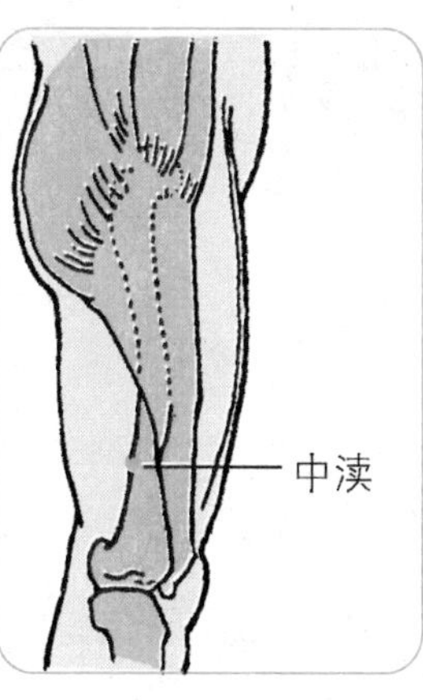

按摩方法 用双指指腹按压此穴，并做环状运动。每日2次，每次3分钟左右。

刺灸方法 直刺1~1.5寸。寒则通之或点刺出血或灸，热则泻针出气或水针。

适用症状 下肢麻木瘫痪、腰膝酸痛、脚气。

配伍疗法 配环跳、风市、膝阳关、阳陵泉、足三里治中风后遗症、下肢瘫痪、小儿麻痹症。

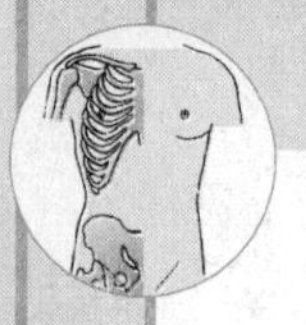

膝阳关穴

穴位解说 膝，指本穴所在为膝部；阳，阳气也；关，关卡也。外为阳，则本穴在膝关节外侧，故名。

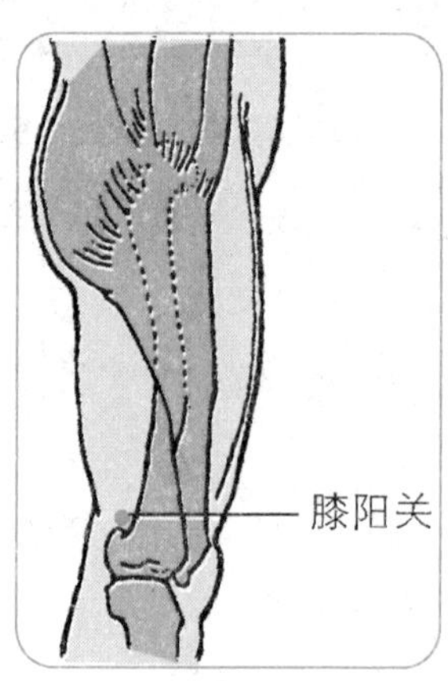

取　穴 在膝部，股骨外上踝后上缘，肱二头肌腱与髂胫束之间的凹陷中。阳陵泉上 3 寸，股骨外上髁上凹陷处为取穴部位。

按摩方法 双手握拳，四指关节敲打，力度适中，每敲 4 下为 1 组，左、右腿各 50 次。

刺灸方法 直刺 1～1.5 寸，可灸。寒则泻之或点刺出血或灸，热则补之或水针。

适用症状 膝冷痛、腘筋挛急、小腿麻木。

配伍疗法 配环跳、承筋治胫痹，配血海、膝关、犊鼻、丰隆、曲池、合谷治膝关节炎。

阳陵泉穴

穴位解说 阳，阴阳之阳；陵，丘陵；泉，水泉。外为阳，膝外侧腓骨小头隆起如陵，该穴在其下陷处，犹如水泉。

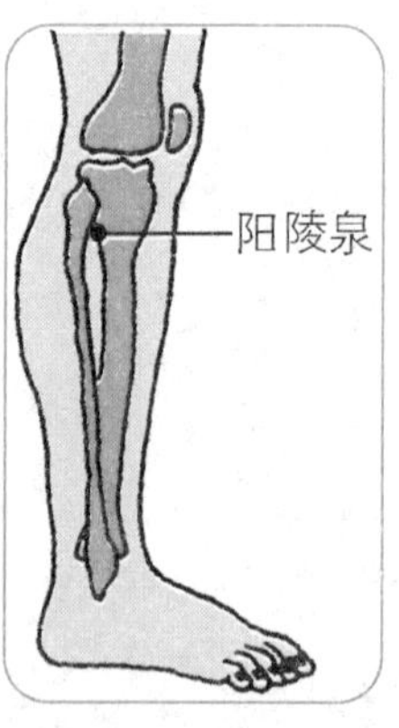

取　穴 在小腿外侧，当腓骨头前下方凹陷处。坐位，屈膝呈 90°，膝关节外下方，腓骨小头前缘与下缘交叉处的凹陷为取穴部位。

按摩方法 用双手指指腹用力按压此穴，并做环状运动。力度较大。每日 2 次，每次 3 分钟左右。

刺灸方法 直刺 1～1.5 寸。寒则补而灸之，热则泻针出气或水针。

适用症状　膝肿痛、瘫痪、脚气、胁肋痛、黄疸、小儿惊风、破伤风、半身不遂、下肢痿痹。

配伍疗法　配足三里、环跳、风市、悬钟治中风半身不遂，配委中、阳市、伏兔、光明治下肢痿痹，配梁丘消肿止痛，配列缺、肩贞、肩髃治肩周炎。

阳交穴

穴位解说　阳，阳气也；交，交会也。该穴为足少阳胆经与阳维脉之交会，故名。

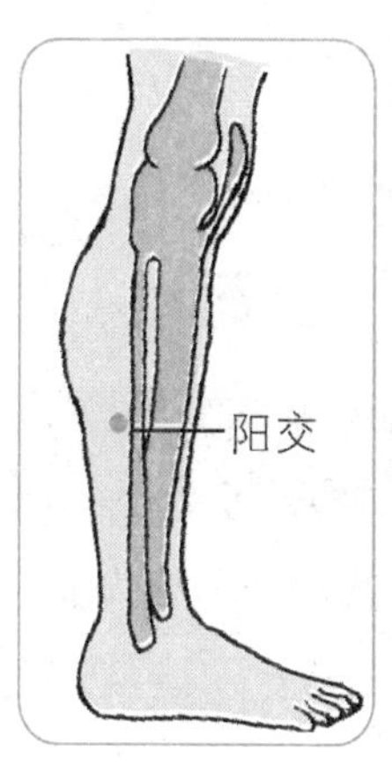

取　　穴　外踝尖上 7 寸，腓骨后缘。正坐垂足，在外踝尖上 7 寸，与外丘穴相平，于腓骨后缘取穴。

刺灸方法　直刺 0.5 ~ 0.8 寸。寒则补而灸之，热则泻针出气。

适用症状　下肢痿痹、胸胁胀痛、狂犬咬伤毒不出、癫痫。

配伍疗法　配阳辅、绝骨、行间、昆仑、丘墟治两足麻木，配环跳、秩边、风市、伏兔、昆仑治风湿性腰腿痛、腰扭伤、坐骨神经痛、中风半身不遂之下肢瘫痪、小儿麻痹症。

光明穴

穴位解说　光明，光彻明亮也。胆经络穴，肝开窍于目，足少阳胆经上通于目，能治目疾，故名。

取　　穴　在小腿外侧，当外踝尖上 5 寸，腓骨前缘。从外踝尖与腘横纹连线分成 4 等份，由下 1/4 向上一横指，当腓骨前缘处为取穴部位。

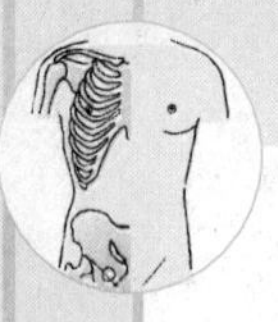

按摩方法 用双手手指指腹按压此穴。每日 2 次，每次 3 分钟左右。

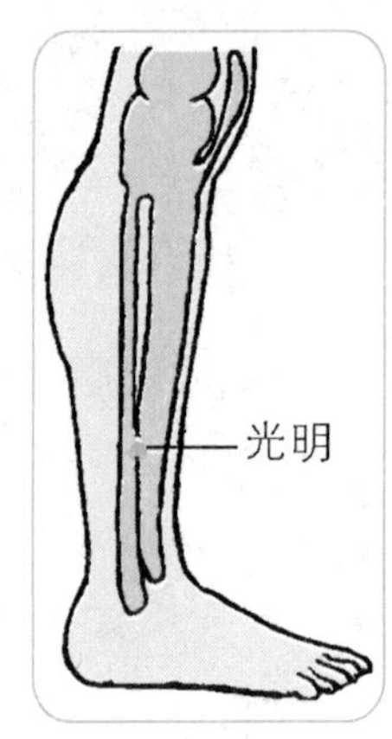

刺灸方法 直刺 0.5 ~ 0.8 寸。寒则补而灸之，热则泻针出气。

适用症状 夜盲症、屈光不正、白内障、偏头痛、颊肿、小腿痛、下肢痿痹、腓肠肌痉挛、乳痈、癫痫、精神病。

配伍疗法 配肝俞、肾俞、风池、目窗、睛明、行间治青光眼、早期白内障。

悬钟穴

穴位解说 悬，吊挂也，指空中；钟，古指编钟，为一种乐器，其声浑厚响亮。该穴当外踝尖上 3 寸，古时常有小儿在此处悬带响铃似钟，故名。

取　　穴 在小腿外侧，当外踝尖上 3 寸，腓骨前缘。外踝尖上 3 寸，当腓骨后缘与腓骨长、短肌腱之间凹陷处为取穴部位。

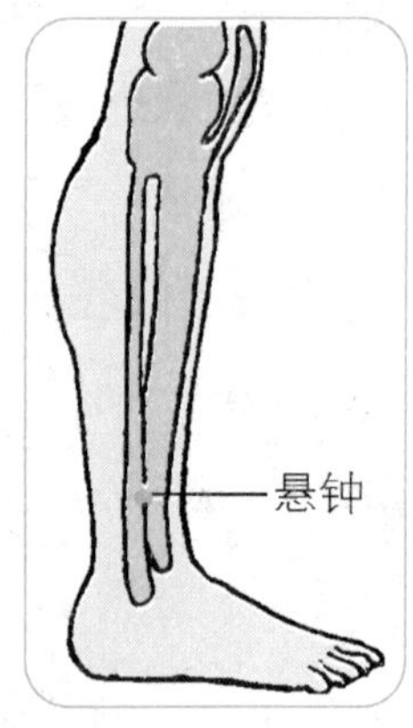

按摩方法 坐位微屈膝，腰部弯曲，以双手拇指指腹分别点揉两侧的悬钟穴。点揉的力度要均匀、柔和、渗透，使力量深达深层局部组织，以有酸胀感为佳，切忌用蛮力。每天早、晚各 1 次，每次 3 ~ 5 分钟，可以双侧同时或者交替点揉。

刺灸方法 直刺 0.5 ~ 0.8 寸。寒则补而灸之，热则泻针出气。

适用症状 偏瘫、足膝痛、下肢麻木、头痛、胁痛、落枕、颈椎病、脚气。

配伍疗法 配内庭治心腹胀满，配昆仑、合谷、肩髃、曲池、足三里治中风半身不遂，配后溪、列缺治颈项强、落枕。

足临泣穴

穴位解说 足，指穴在足部；临，居高临下之意；泣，泪也。与头临泣上下对应，主治头目之疾，故名。

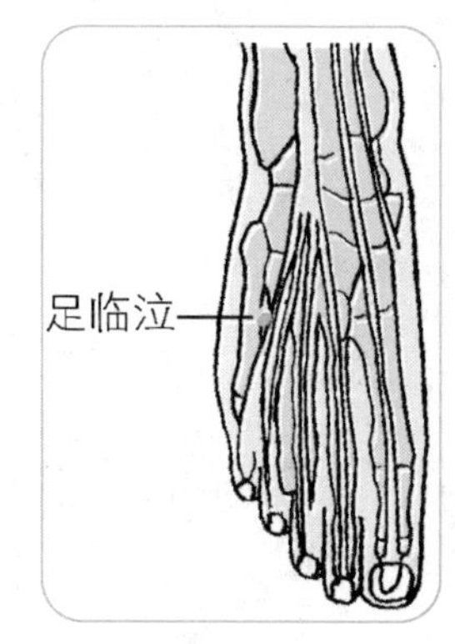

取　穴 足第四趾本节的后方，小趾伸肌腱外侧凹陷处。向上跷足小趾，摸到第五趾长肌腱，在肌腱的外侧，并在第四、第五跖骨之间为取穴部位。

按摩方法 用大拇指的指腹按揉穴位，有酸、胀、痛的感觉；先左后右，两侧穴位每次按揉 1 ~ 3 分钟。

刺灸方法 直刺 0.5 ~ 0.8 寸。寒则先泻后补或补而灸之或点刺出血，热则泻针出气或水针。

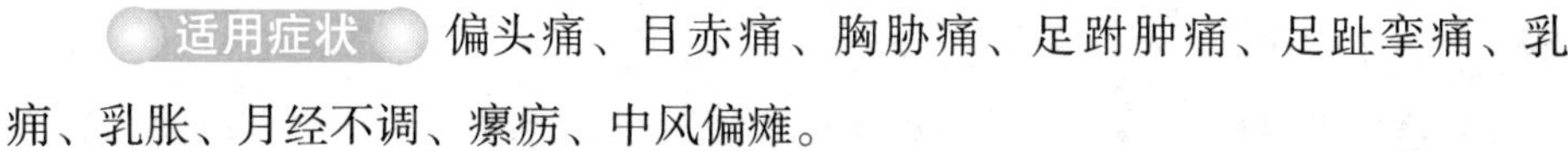

适用症状 偏头痛、目赤痛、胸胁痛、足跗肿痛、足趾挛痛、乳痈、乳胀、月经不调、瘰疬、中风偏瘫。

配伍疗法 配三阴交治痹证，配三阴交、中极治月经不调。

丘墟穴

穴位解说 丘，小土堆；墟，大土堆。本穴在外踝（如墟）与跟骨滑车突（如丘）之间。

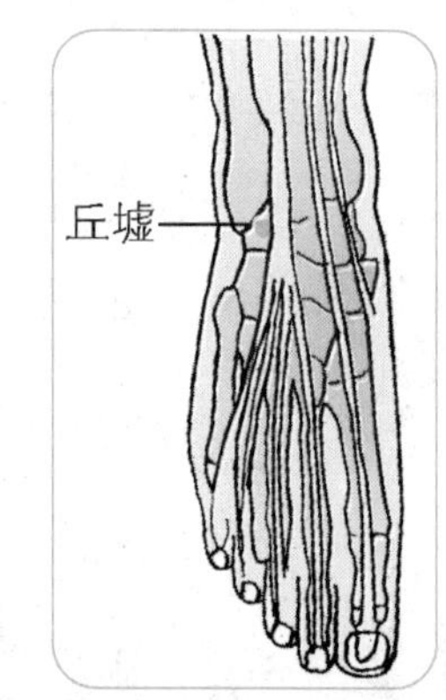

取　穴 外踝前下方，趾长伸肌腱外侧凹陷处。采用仰卧的姿势，在外踝的前下缘凹陷处取穴。

按摩方法 坐位屈膝，腰部前倾，用拇指指腹点揉丘墟穴。点揉时的力度要均匀、柔和、渗透，不能在皮肤表面形成摩擦。每天早、晚各 1 次，每次 2 ~ 3 分钟，两侧丘墟穴同时或交替点揉。

刺灸方法 直刺 0.5 ~ 0.8 寸。寒则先泻后补或补而灸之，热则泻针出气。

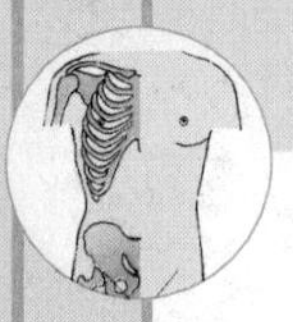

适用症状 偏头痛、颈项痛、胸胁痛、腋下肿痛、腰腿痛、转筋、足跟痛。

配伍疗法 配昆仑、绝骨治踝跟足痛，配中渎治胁痛，配大敦、阴市、照海治疝气，配日月、期门、肝俞、胆俞、阳陵泉、腕骨治黄疸、胆道疾患。

侠溪穴

穴位解说 侠，通“挟”；溪，指沟陷。本穴处于第四、第五趾缝间沟陷中，故名。

取　穴 在足背，第四、第五趾间缝纹端。足第四、第五趾间，趾蹼缘后方赤白肉际处为取穴部位。

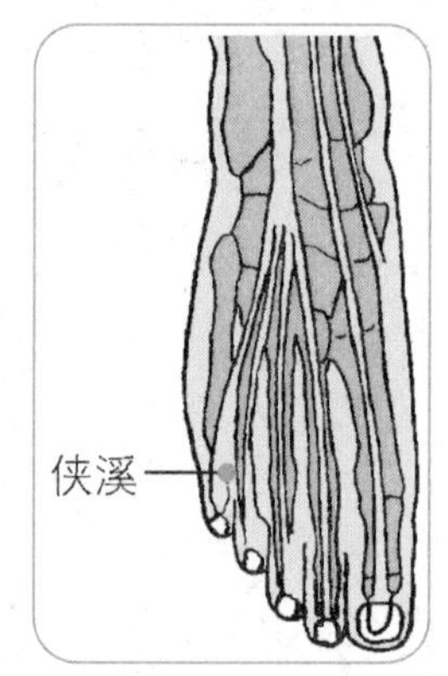

按摩方法 右手拇指用力按压约 9 秒，不要松劲，按顺时针方向揉 9 次，逆时针方向揉 9 次，再按照顺时针方向揉 9 次，逆时针方向揉 9 次，一共 36 次。

刺灸方法 直刺 0.3～0.5 寸。寒则通之或点刺出血，热则泻针出气或水针。

适用症状 头痛、目眩、目赤肿痛、耳鸣、耳聋、乳痈、胁肋疼痛、热病。

配伍疗法 配太阳、太冲、阳白、风池、头临泣治眩晕、偏头痛、耳鸣、耳聋、目外眦痛。

足窍阴穴

穴位解说 足，足部；窍，孔窍；阴，阴阳之阴。肾肝属阴，开窍于耳目，该穴在足部，治疗耳目之疾。

取　穴 在足趾，第四趾末节外侧，趾甲根角侧后方 0.1 寸。在

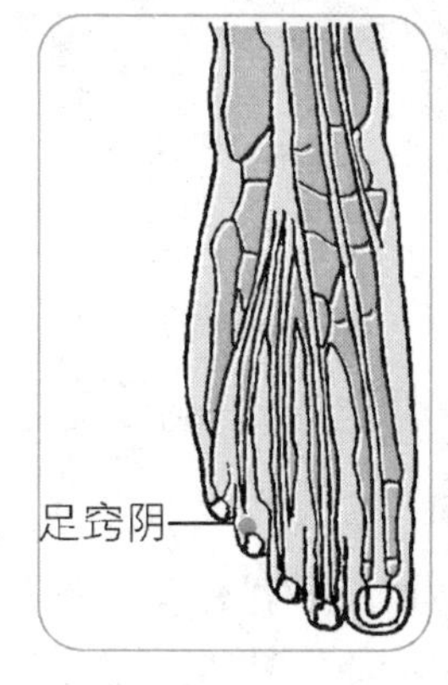

足第四趾末节外侧缘与基底部各作一线，两线相交处为取穴部位。

按摩方法 用大拇指指腹揉按穴位，有酸、胀、痛的感觉。每次左、右各揉按1~3分钟，先左后右。

刺灸方法 浅刺0.1~0.2寸，或点刺出血。寒则通之或点刺出血，热则泻针出气。

适用症状 头痛、目眩、失眠、结膜炎、声带麻痹、胁肋痛、哮喘、多梦、热病、耳聋、耳鸣。

配伍疗法 配太冲、太溪、内关、太阳、风池、百会治神经性头痛、高血压病、肋间神经痛、胸膜炎、急性结膜炎、神经性耳聋等，配阳陵泉、期门、支沟、太冲治胆道疾患，配人中、太冲、中冲、百会、风池治中风昏迷。

第12节 足厥阴肝经

——胸满呕逆找肝经

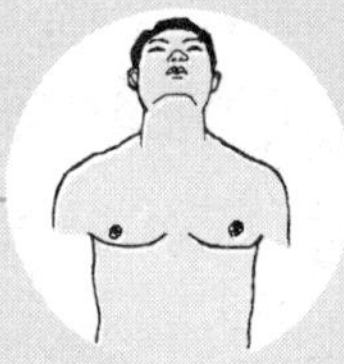

大敦穴

穴位解说 大，大小之大；敦，敦厚。大，指大趾。该穴在大趾内侧，肌肉敦厚，故名。

取　穴 在足大趾末节外侧，距趾甲根角侧后方0.1寸。在大趾背外侧，由趾甲根正中至趾关节外侧作一“田”字，“田”字的中央为取穴部位。

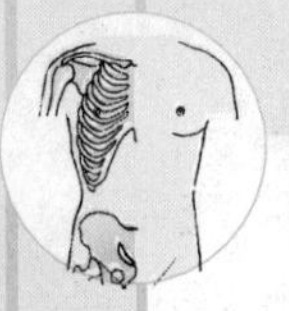

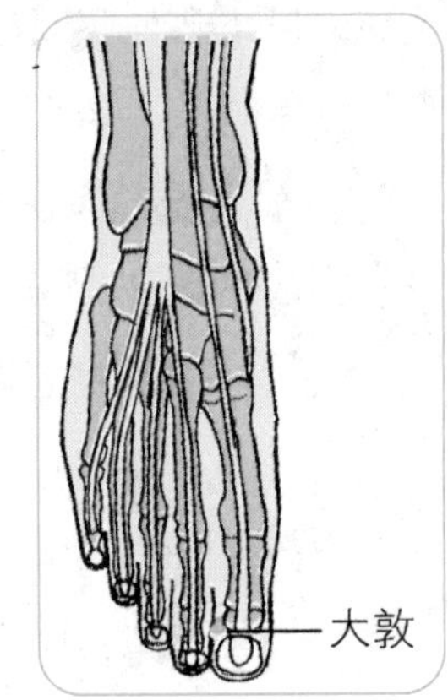

按摩方法 用大拇指指腹揉按穴位，有酸、胀、痛的感觉。每次左、右各揉按3～5分钟，先左后右。

刺灸方法 浅刺0.1～0.2寸，或点刺出血。寒则点刺出血或灸之，热则泻针出气。

适用症状 月经不调、闭经、功能性子宫出血、子宫脱垂、泌尿系感染、遗尿、癃闭、睾丸炎、癫痫、晕厥、脑卒中、疝气。

配伍疗法 配内关、人中治癫狂、癫痫、脑卒中，配膻中、天突、间使治梅核气。

行间穴

穴位解说 行，运行；间，中间。穴在第一、第二趾间缝纹端，因喻气行于两趾之间而入本穴，故名。

取　穴 在足背侧，当第一、第二趾间，趾蹼缘后方赤白肉际处。正坐或仰卧，于第一、第二趾间缝纹端取穴。

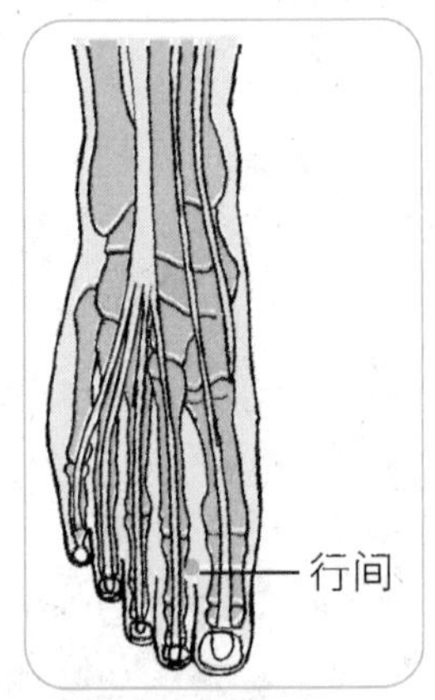

按摩方法 按压行间穴5秒钟，直到感觉酸感后，可休息5秒钟，之后再按压，共按压20次。

刺灸方法 直刺0.5～0.8寸，可灸。寒则点刺出血或补而灸之，热则泻针出气。

适用症状 目赤肿痛、青光眼、失眠、癫痫、月经不调、痛经、崩漏、带下病、小便不利、尿痛、眩晕、下肢内侧痛、脑卒中。

配伍疗法 配听会、听宫、太冲治耳聋、耳鸣，配风池、印堂治眩晕，配鱼际、少商、列缺、天府治鼻衄，配地机、阴陵泉治遗精，配百会、气海、足三里、肝俞治月经过多。

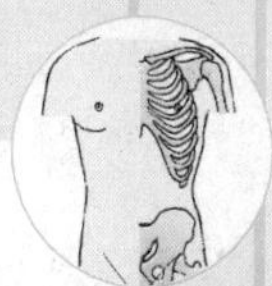

太冲穴

穴位解说 太，大也；冲，指冲盛。该穴为肝经之原，当冲脉之支别处。肝藏血，冲为血海，肝与冲脉、气脉相应合而盛大，故名。

取　穴 在足背侧，当第一跖骨间隙后方凹陷处。由第一、第二趾间缝纹向足背上推，至其两骨联合缘凹陷中（约缝纹头上两横指）处为取穴部位。

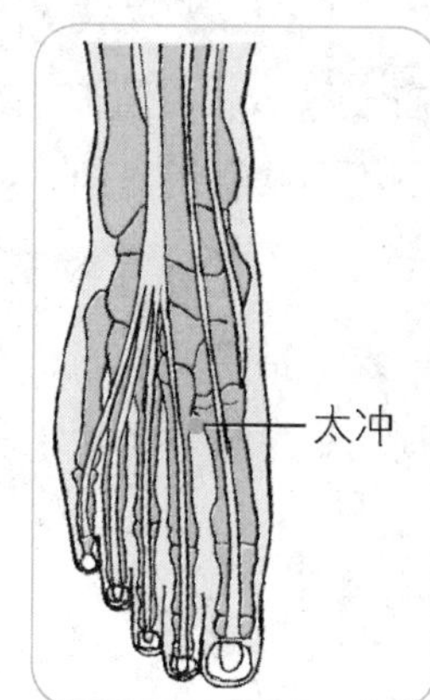

按摩方法 以食指和中指指尖垂直由下往上揉按，有胀、酸、疼痛的感觉。每次左、右各按揉3～5分钟，先左后右。

刺灸方法 直刺0.5～0.8寸。寒则补而灸之，热则泻针出气。

适用症状 月经不调、功能性子宫出血、闭经、滞产、子宫脱垂、遗精、遗尿、小便不利、黄疸、头痛、眩晕、结膜炎、青光眼、耳鸣、耳聋、面瘫、咽喉肿痛、胁痛、膝踝痛、泻痢、疝气、小儿惊风、癫痫、精神病、乳腺炎、高血压病。

配伍疗法 配内关、灵道缓解神志不清、癫狂，配少商、太渊、劳宫治呃逆，配列缺、天府治鼻衄，配百会、悬颅、太溪治肝阳上亢引起的头痛。

中封穴

穴位解说 中，正中也；封，封堵也。该穴在内踝高点前方。以胫骨前肌腱内侧为界，前有筋，后有骨，当其中，故名。

取　穴 在足背侧，当足内踝前，商丘与解溪连线之间，胫前肌腱内侧凹陷处。平齐内踝尖，伸拇趾肌腱的内侧为取穴部位。

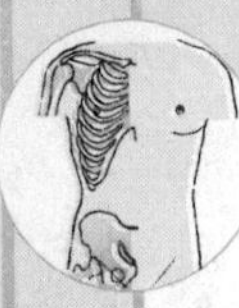

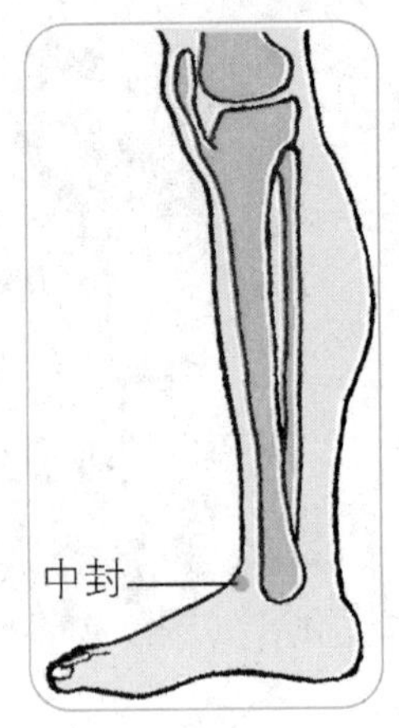

按摩方法 用大拇指指腹揉按穴位，有酸、胀、痛的感觉。每次左、右各揉按3～5分钟，先左后右。

刺灸方法 直刺0.5～0.8寸。寒则补而灸之，热则泻针出气。

适用症状 绕脐腹痛、黄疸、小便淋漓、遗精、疝气、腰痛、膝痛、踝痛、脚气、胆囊炎、足冷、踝关节周围软组织损伤、风湿性关节炎、膀胱炎。

配伍疗法 配胆俞、阳陵泉、太冲、内庭泄热舒肝，治黄疸；配足三里、阴廉治阴缩入腹、阴茎痛、遗精、淋症、小便不利。

蠡沟穴

穴位解说 蠡，贝壳；沟，人中。因腓肠肌外形酷似贝壳，该穴在其前方沟中，故名。

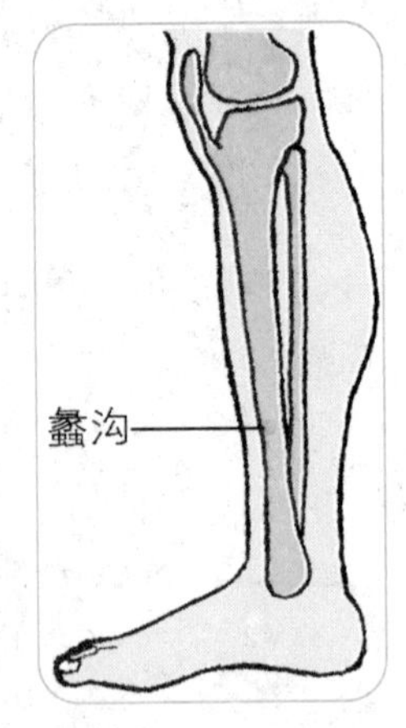

取　　穴 在内踝尖上5寸，胫骨内侧面中央。横平筑宾，髌尖与内踝尖连线的下1/3处为取穴部位。

按摩方法 两腿盘坐，以大拇指指腹点揉蠡沟穴。点揉的力度要均匀、柔和、渗透，使力量深达深层局部组织，以有酸痛感为佳。每次3分钟左右。

刺灸方法 直刺0.5～0.8寸，可灸。寒则补而灸之，热则泻针出气。

适用症状 外阴瘙痒、月经不调、带下病、小便不利、疝气、胫部酸痛、睾丸肿痛、腹痛。

配伍疗法 配百虫窝、阴陵泉、三阴交治滴虫性阴道炎，配中都、地机、中极、三阴交治月经不调、带下病、睾丸炎，配大敦、气冲治睾丸肿痛、疝气、赤白带下。

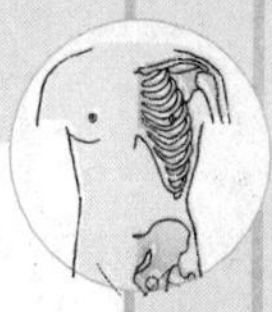

膝关穴

穴位解说 膝，指穴在膝部也；关，关节。该穴当膝关节部，主治膝内廉痛引髌，不可屈伸，故名。

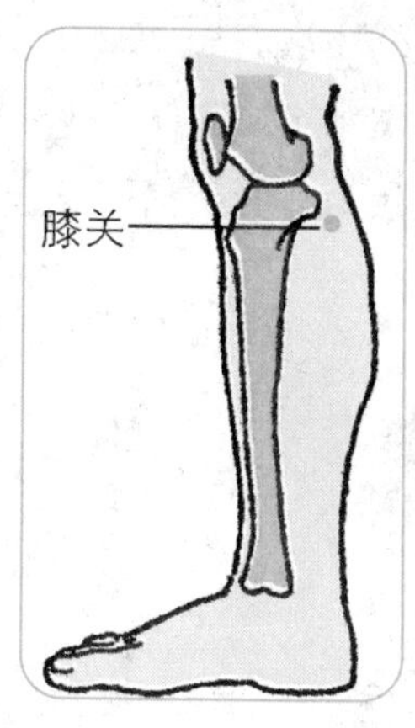

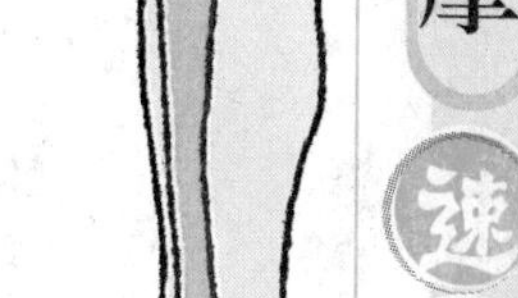

取　　穴 在小腿内侧，当胫骨内侧髁后下方，阴陵泉后1寸，腓肠肌内侧头上部。胫骨内侧踝起点斜后1寸为取穴部位。

按摩方法 指压时用双手中指，一面缓缓吐气一面强压6秒钟，如此左、右各做10次，每天做3回。

刺灸方法 直刺0.8～1寸。寒则先泻后补或点刺出血或灸，热则泻针出气。

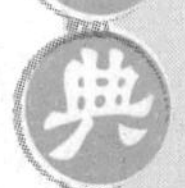

适用症状 膝关节痛、风湿性关节炎、类风湿关节炎、髌软骨炎、咽喉肿痛、下肢痿痹。

配伍疗法 配足三里、血海、阴市、阳陵泉、髀关、伏兔、丰隆治中风下肢不遂、小儿麻痹症，配委中、足三里治两膝红肿疼痛。

中都穴

穴位解说 中，中间；都，会聚。该穴在小腿内侧中间，为肝经之气深聚之处。

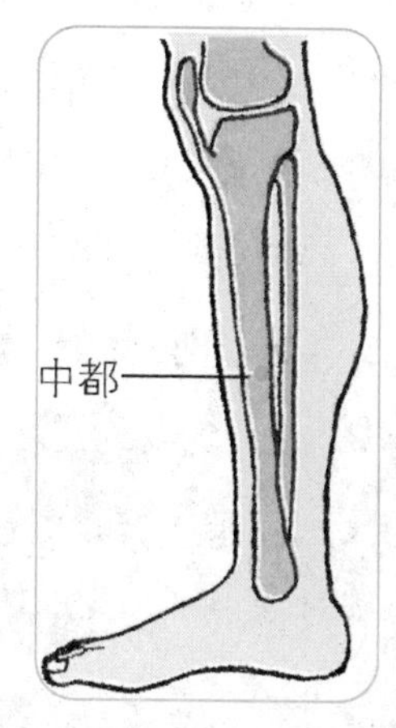

取　　穴 在小腿内侧，当内踝尖上7寸，胫骨内侧面中央。正坐或仰卧位，先在内踝尖上7寸的胫骨内侧面作一水平线，当胫骨内侧面的上中1/3交点处为取穴部位。

按摩方法 用手指指端按压此穴，并做环状运动。每日2次，每次3分钟左右。

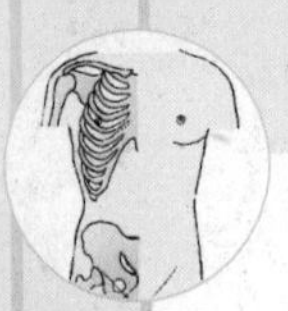

刺灸方法 平刺0.5～0.8寸。寒则先泻后补或点刺出血或灸之，热则泻针出气。

适用症状 胁痛、腹胀、腹痛、泄泻、恶露不净、疝气、崩漏。

配伍疗法 配血海、三阴交治月经过多、崩漏、恶露不净，配合谷、次髎、三阴交治痛经，配脾俞、阴陵泉治带下病，配足三里、梁丘治肝木乘土之腹胀、泄泻，配太冲治疝气，配三阴交、阴陵泉、膝阳关、膝关、伏兔、箕门治下肢痿痹。

曲泉穴

穴位解说 曲，指屈曲；泉，喻凹陷处，屈膝取之。该穴为足厥阴之合，属水，以泉喻之，故名。

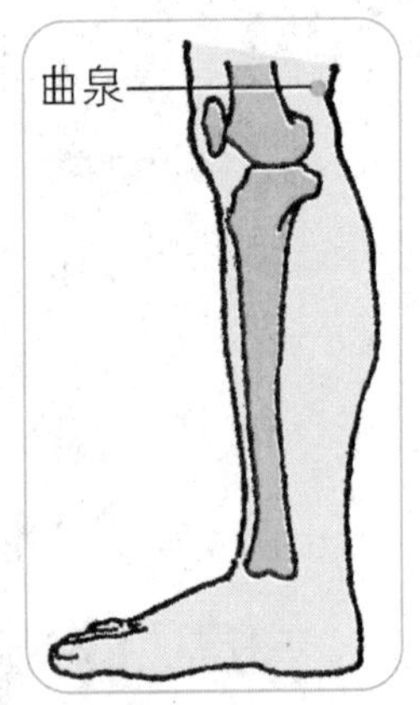

取穴 在膝内侧，腘横纹内侧端，半腱肌腱内侧缘凹陷中。屈膝，在膝关节内侧面横纹内侧端，股骨内侧髁后缘，半腱肌、半膜肌止端前缘凹陷处为取穴部位。

按摩方法 四指并拢，从下往上按揉，有胀、酸、疼痛的感觉。两侧穴位先左后右，每次各按揉3～5分钟，也可以两侧穴位同时按揉。

刺灸方法 直刺1～1.5寸。寒则先泻后补或点刺出血或灸，热则泻针出气或补之。

适用症状 小腹痛、小便不利、遗精、阴挺、阴痒、外阴肿痛、月经不调、带下病、痛经、膝股内侧痛。

配伍疗法 配中封、水泉、水分、膀胱俞治小便不利，配肾俞、阴陵泉、关元治阳痿，配三阴交、足三里、气海治遗精，配地机、血海、公孙治月经不调，配阴陵泉、阳陵泉治膝髌肿痛。

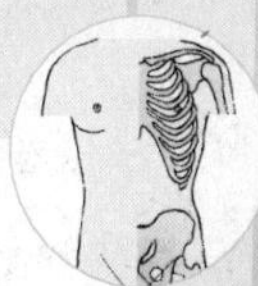

阴包穴

穴位解说 阴，阴阳之阴；包，同“胞”。内为阴，包在此指子宫。该穴在大腿内侧，主治子宫疾病，故名。

取　　穴 在股骨内侧髁上4寸，股内肌与缝匠肌之间。屈膝或正坐，膝内侧横纹头上方，胫骨内踝之后凹陷处直上4寸为取穴部位。

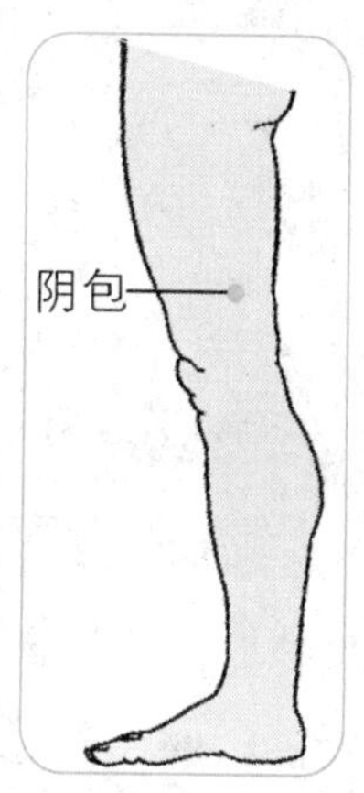

按摩方法 坐位，两脚掌相对并在一起。握拳用同侧的掌指关节由上向下轻敲绷起的筋。或者正坐位，双脚着地，同侧小指掌指关节轻敲大腿内侧3～5次，以出现痛感为佳。

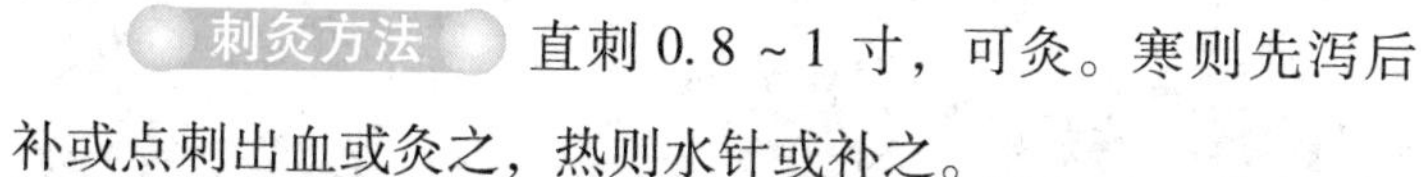

刺灸方法 直刺0.8～1寸，可灸。寒则先泻后补或点刺出血或灸之，热则水针或补之。

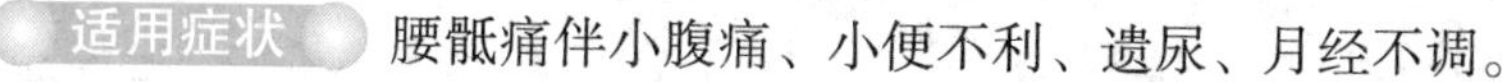

适用症状 腰骶痛伴小腹痛、小便不利、遗尿、月经不调。

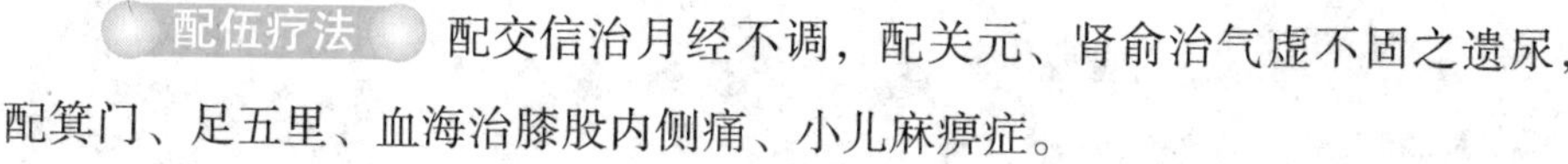

配伍疗法 配交信治月经不调，配关元、肾俞治气虚不固之遗尿，配箕门、足五里、血海治膝股内侧痛、小儿麻痹症。

足五里穴

穴位解说 足，下肢；五，数词；里，古代有“以里为寸”之说。该穴在股内侧约当箕门上5寸处，故名。

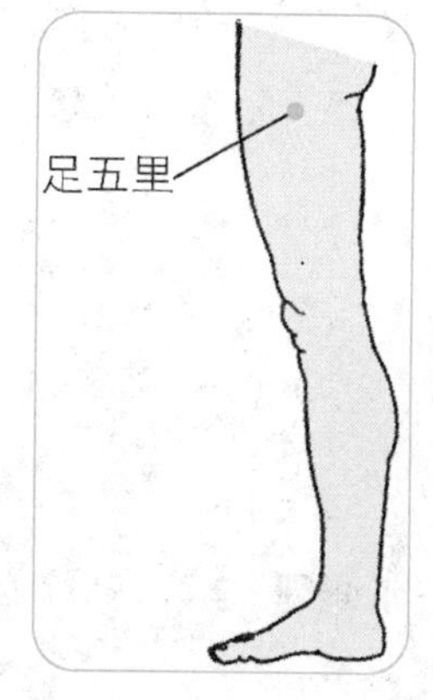

取　　穴 在大腿内侧，当气冲直下3寸，动脉搏动处。大腿根部，耻骨结节下方，长收肌外缘为取穴部位。

按摩方法 四指拼靠在一起，如水泼般由下而上，重力按3～5分钟。以感到酸软，胀痛为佳，先左腿后右腿，或两边同时进行。

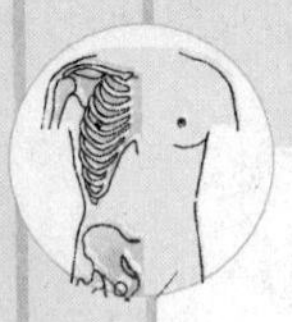

刺灸方法 直刺0.5～0.8寸，可灸。寒则先泻后补或点刺出血或灸，热则水针或泻针出气。

适用症状 小腹痛、小便不通、遗尿、股内侧痛、阴部湿疹、阴痒、嗜卧、四肢倦怠、睾丸肿痛。

配伍疗法 配三阳络、天井、厉兑、三间治嗜卧。

阴廉穴

穴位解说 阴，阴阳之阴；廉，边缘。本穴在股内侧阴器旁，故名。

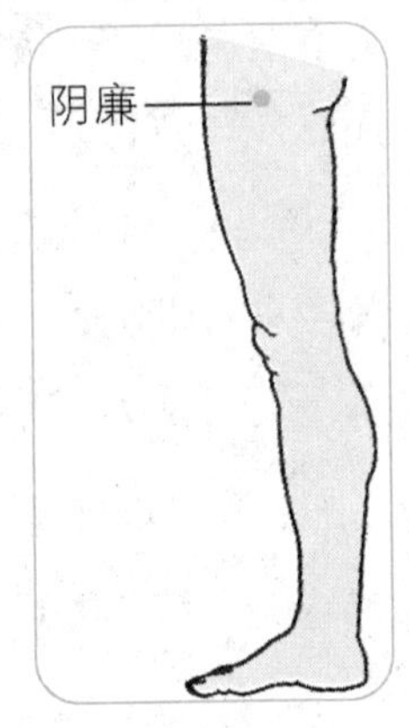

取　　穴 在大腿内侧，当气冲直下2寸。大腿根部，耻骨结节下方，长收肌外缘为取穴部位。

按摩方法 四指并拢，从下往上按揉，有胀、酸、疼痛的感觉；两侧穴位，先左后右，每次按揉3～5分钟，也可以两侧穴位同时按揉。

刺灸方法 直刺0.8～1寸，可灸。寒则先泻后补或补而灸之，热则泻针出气或水针。

适用症状 月经不调、带下病、阴痒、不孕、遗尿、阴部湿疹、股内侧痛。

配伍疗法 配曲骨、次髎、三阴交治湿热下注之月经不调、白带多、阴部瘙痒、股癣等，配肾俞、大赫、命门、太溪治不孕、不育，配委中、次髎、膀胱俞治膀胱炎、膀胱结石。

期门穴

穴位解说 期，周期；门，门户。两侧胁肋如敞开之门户。该穴在胁肋部，经气运行至此为一周期，故名。

取　　穴 胸部，当乳头直下，第六肋间隙，前正中线旁开4寸。

仰卧，在胸部，乳头直下，与巨阙齐平处取穴。

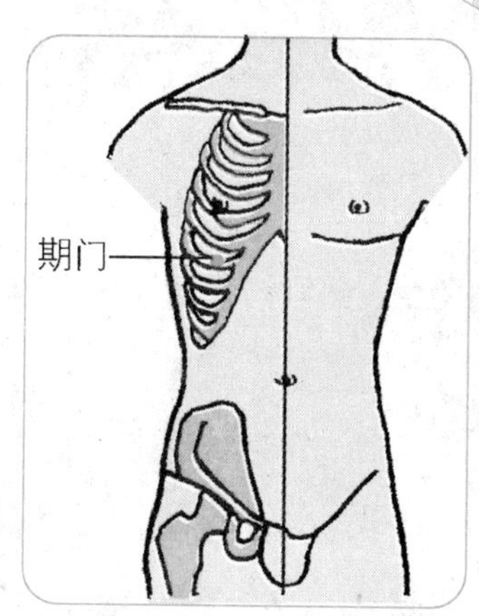

按摩方法 用大拇指、食指直下掌根处揉按穴位，有胀痛的感觉。每次左、右（或双侧同时）各揉按3~5分钟。

刺灸方法 斜刺或平刺0.5~0.8寸，可灸。寒则补而灸之，热则泻之。

适用症状 乳痈、抑郁症、胸胁胀痛、腹胀、呃逆、吞酸、咳喘、消化不良。

配伍疗法 配大敦治疝气，配肝俞、公孙、中脘、太冲、内关治肝胆疾患、胆囊炎、胆结石。

第13节 任脉

——总揽诸阴的“阴脉之海”

会阴穴

穴位解说 会，交会也；阴，在此指下部两阴窍。该穴处于两阴之间，又为冲、任、督相会之所，故名。

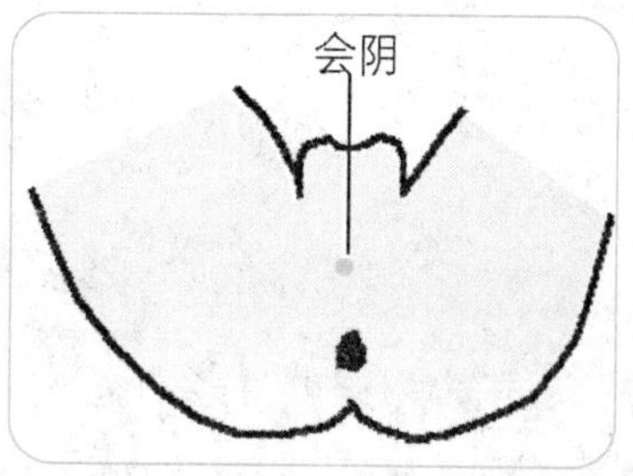

取　穴 在会阴部，男性当阴囊根部与肛门连线的中点，女性当大阴唇后联合与肛门连线的中点。采用胸膝位或侧卧位，男性于肛门与阴囊根部（女性为大阴唇后联合）连线的中点取穴。

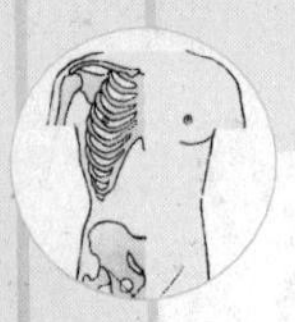

按摩方法 俯卧位，双脚稍微分开，用双手指指腹端按、按压此穴。每次3分钟左右。

刺灸方法 直刺0.5～1.5寸，孕妇慎用，可灸。寒则通之或补而灸之，热则泻针出气或水针。

适用症状 小便不利或失禁、痔疮、脱肛、遗精、阳痿、阴部瘙痒、溺水窒息、昏迷、癫狂、遗尿、月经不调、赤白带下。

配伍疗法 配神门治癫痫，配人中治溺水窒息，配十宣急救昏迷，配蠡沟治阴痒、阴痛（湿热下注型），配归来、百会治阴挺（中气下陷型），配承山治痔疮、脱肛，配支沟、上巨虚治便秘，配中极治遗尿、淋症，配关元治遗精。

曲骨穴

穴位解说 曲，弯曲；骨，骨头。曲骨，指耻骨，本穴在耻骨联合上缘，故名。

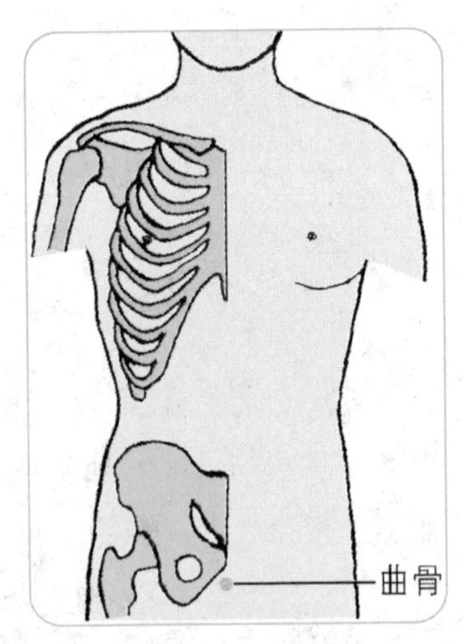

取　　穴 在下腹部，当前正中线上，耻骨联合上缘中点处。

按摩方法 将双手搓热，一只手掌盖住肚脐，另一只在其上进行按摩，两手可以交换进行按摩。每次2分钟，每日2次。

刺灸方法 直刺0.5～1寸，孕妇慎用。寒则先泻后补或留针多灸，热则泻针出气或水针。

适用症状 泌尿系感染、遗尿、阳痿、阴囊湿疹、月经不调、痛经、阴道炎、子宫内膜炎。

配伍疗法 配肾俞、志室、大赫、关元、命门治阳痿、遗精（肾气

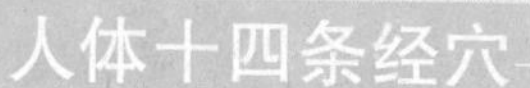

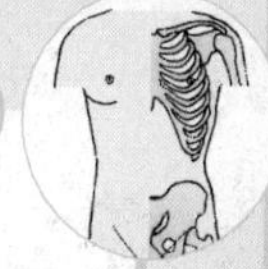

虚型），配膀胱俞、肾俞、次髎、阴陵泉、蠡沟治阳痿、遗精、癃闭、淋症、阴痒、湿疹、带下病（湿热下注），配中极、关元、肾俞治肾虚、遗尿、小便不利，配关元、命门、阴交（针补法或灸）治宫寒不孕、痛经。

关元穴

穴位解说 关，关藏；元，本元。该穴近男子藏精、女子蓄血之处，为人生之关要、真元之所存，故名。

取　　穴 在下腹部，前正中线上，当脐中下3寸。仰卧，从肚脐到耻骨上方画一线，将此线五等分，从肚脐往下五分之三处为取穴部位。

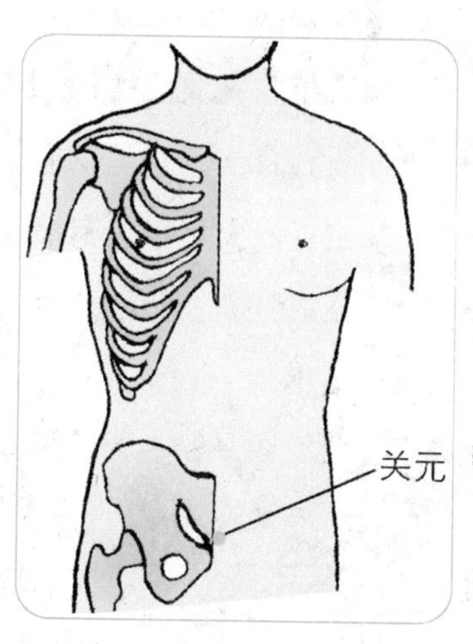

按摩方法 用两手中指同时用力按揉穴位，有酸胀的感觉，每天早、晚双手轮流按揉穴位，先左后右，每次按揉1~3分钟。

刺灸方法 直刺0.5~1寸，多用灸法，孕妇慎用。寒则先泻后补或补而灸之，热则水针或泻针出气。

适用症状 阳痿、遗精、遗尿、小便频数、小便不通、月经不调、崩漏、带下病、痛经、阴挺、阴痒、不孕、产后出血、泄泻、脱肛、消化不良。

配伍疗法 配气海、肾俞（重灸）、神阙（隔盐灸）急救中风脱证，配足三里、脾俞、公孙、大肠俞治虚劳、里急、腹痛，配三阴交、血海、中极、阴交治月经不调（冲任不固，针用补法），配中极、大赫、肾俞、次髎、命门、三阴交治男子不育症、阳痿、遗精、早泄、尿频、尿闭、遗尿，配太溪、肾俞治泄痢不止、五更泄。

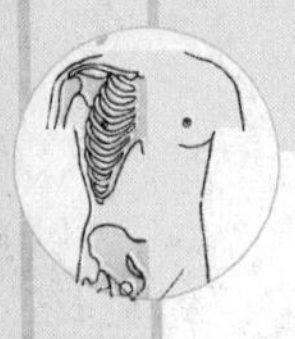

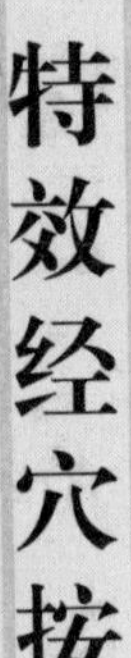

中极穴

穴位解说 中，正中；极，点。该穴处于一身上下左右之中点，故名。

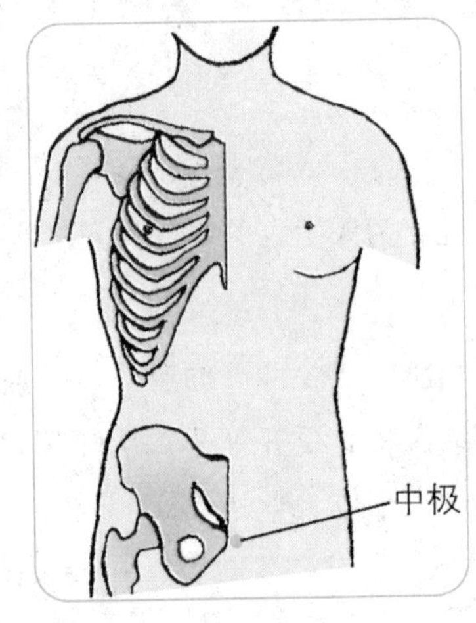

取　穴 在下腹部，前正中线上，当脐中下4寸。于曲骨上1寸取穴。

按摩方法 用两手的中指同时用力按揉穴道，有酸胀的感觉。每天早、晚轮流用两手按揉穴位，每次按揉1~3分钟。

刺灸方法 直刺1~1.5寸，孕妇慎用。寒则补而灸之，热则水针或泻针出气。

适用症状 遗精、早泄、阳痿、遗尿、小便不通、尿频、尿急、尿痛、水肿、少腹痛、疝气、月经不调、闭经、带下病、子宫脱垂、功能性子宫出血、阴痒、滞产、产后宫缩痛。

配伍疗法 配曲骨、关元、肾俞、八髎、百会、阴陵泉、会阴治阳痿、早泄，配膀胱俞、肾俞、三阴交、会阴治尿潴留，配神阙、石关、曲骨治尿失禁，配石门、阴交、伏兔、天枢治疝气。

石门穴

穴位解说 石，岩石；门，门户。石有坚实之意，本穴能治疗下腹坚实之证，如同任脉关卡，故名。

取　穴 在下腹部，前正中线上，当脐中下2寸。仰卧位，在脐下2寸，腹中线上取穴。

按摩方法 以中指指腹按揉本穴。按摩本穴时，手法要准确，力度要适中。对儿童、体弱者不要用力太大，以免造成损伤。每次 3 ~5 分钟，每日 2 ~3 次。

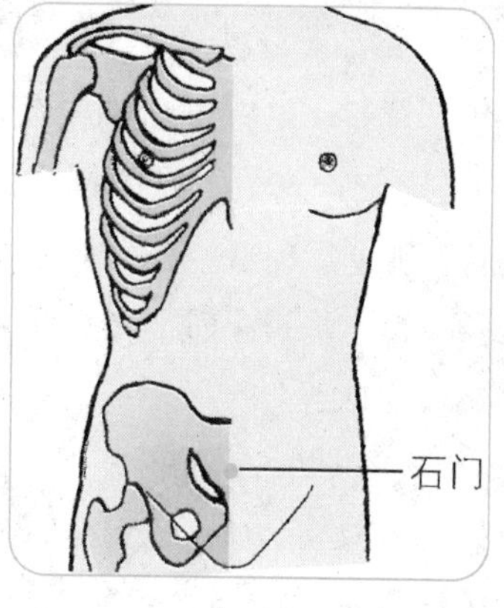

刺灸方法 直刺 0.5 ~1 寸，女性慎用。寒则先泻后补或补而灸之，热则水针或泻针出气。

适用症状 腹痛、腹胀、腹泻、水肿、小便不利、疝气、泌尿系感染、闭经、功能性子宫出血、遗尿、崩漏、产后恶露不止。

配伍疗法 配中极、伏兔、天枢、归来、水道治疝气，配肾俞、水分、大溪治水肿，配膀胱俞、阴陵泉、天枢、足三里、中极、水分治小便不利，配风池、内关、丰隆、合谷治高血压病，配胃俞、中脘治消化不良。

气海穴

穴位解说 气，元气；海，海洋，大也。本穴居腹部，为生气之海，故名。

取　　穴 在下腹部，前正中线上，当脐中下 1.5 寸。仰卧，该穴位于人体的下腹部，直线连结肚脐与耻骨上方，将其分为十等分，肚脐 3/10 的位置为取穴部位。

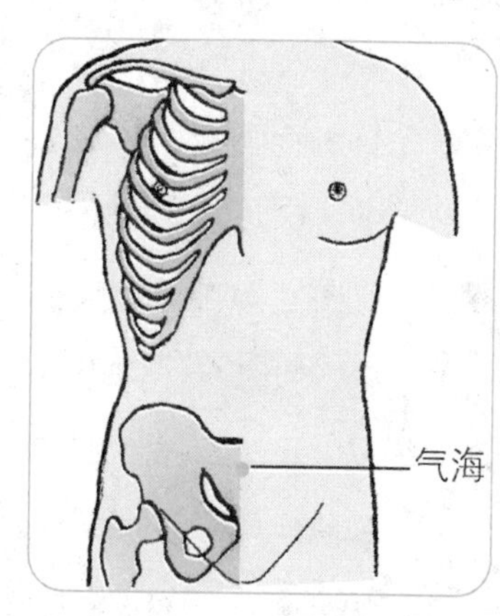

按摩方法 仰卧位，以中指指腹点揉气海穴，顺时针和逆时针交替点揉。点揉的力度要均匀、柔和、渗透，使力量深达深层局部组织。按摩 3 ~5 分钟。

刺灸方法 直刺 0.5 ~1 寸，多用灸法，孕妇慎用。寒则补而灸之，热则泻针出气。

适用症状 腹痛、泄泻、便秘、遗尿、疝气、遗精、阳痿、月经不调、闭经、产后恶露不止、崩漏。

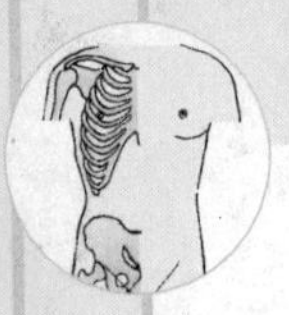

配伍疗法 配三阴交治白浊、遗精，配关元治恶露不净，配灸关元、膏肓、足三里治喘息短气（元气虚惫），配关元、命门（重灸）、神阙（隔盐灸）急救中风脱证，配足三里、脾俞、胃俞、天枢、上巨虚治胃腹胀痛、呃逆、呕吐、消化不良、便秘、泄痢不止（脾气虚弱），配足三里、合谷、百会治胃下垂、子宫下垂、脱肛。

阴交穴

穴位解说 阴，阴水之类也；交，交会也。本穴在脐下1寸，为任脉、冲脉和肾经交会处，故名。

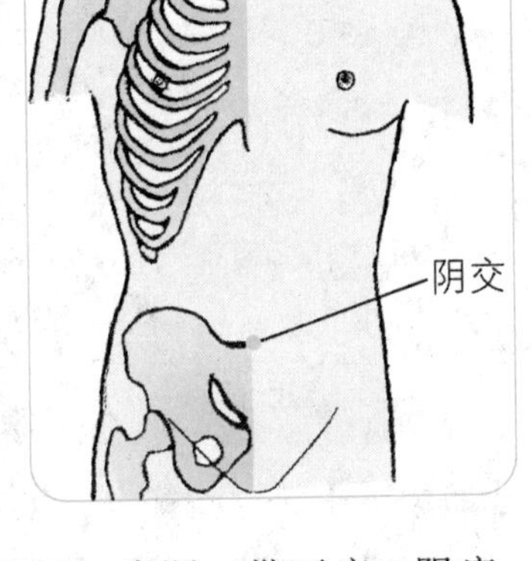

取　　穴 在下腹部，前正中线上，当脐中下1寸。仰卧，脐下1寸，腹中线上为取穴部位。

按摩方法 大拇指弯曲，用指尖垂直按压胫骨后缘，会有强烈的酸痛感。每天早、晚各按1次，每次按压1～3分钟。

刺灸方法 直刺1～1.5寸，孕妇慎用。寒则补而灸之，热则水针或泻针出气。

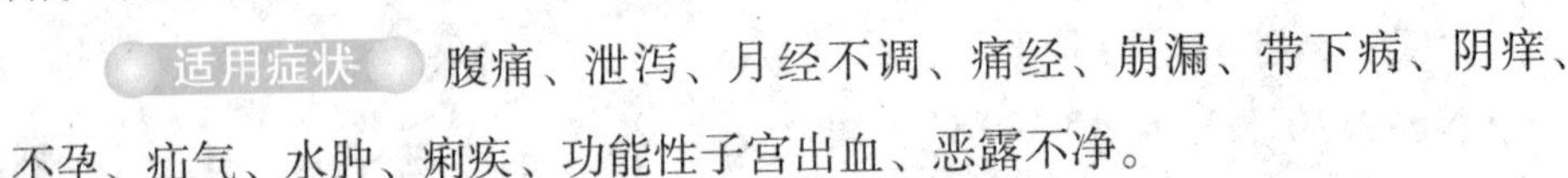

适用症状 腹痛、泄泻、月经不调、痛经、崩漏、带下病、阴痒、不孕、疝气、水肿、痢疾、功能性子宫出血、恶露不净。

配伍疗法 配阴陵泉、带脉治赤白带下，配子宫、三阴交治月经不调、崩漏，配大肠俞、曲池治脐周腹痛，配天枢、气海治腹胀、肠鸣、泄泻。

神阙穴

穴位解说 神，神气；阙，宫门。本穴在脐中，脐为胎儿气血运行之要道，如神气出入之宫门，故名。

取　穴　在腹中部，脐中央。仰卧，脐中即为取穴部位。

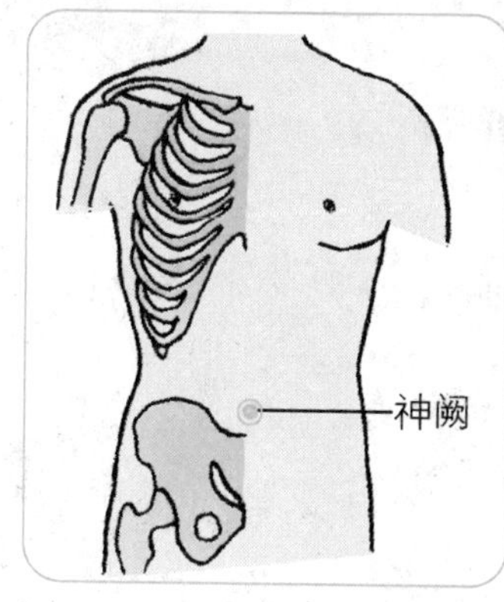

按摩方法　用左手手掌心对准肚脐，覆盖在肚脐上，右手手掌覆盖于左手背上，双手掌同时用力，揉按穴位，有酸痛感，每次左、右手互换，各揉按1～3分钟。

刺灸方法　一般不用针刺，多用艾条灸，或艾炷隔盐灸。

适用症状　虚脱、休克、腹痛、腹胀、腹泻、便秘、脱肛、水肿、细菌性痢疾、肠黏连。

配伍疗法　配脾俞、胃俞、天枢、关元、中脘、足三里治泄泻，配上巨虚、曲泽、合谷、公孙治腹痛，配血海、伏兔、合谷治荨麻疹，配中极、肾俞、膀胱俞治小便不利。

水分穴

穴位解说　水，水谷；分，分别。该穴当小肠下口，小肠为受盛之官，至是而始泌别清浊，水液入膀胱，滓渣入大肠，故名。

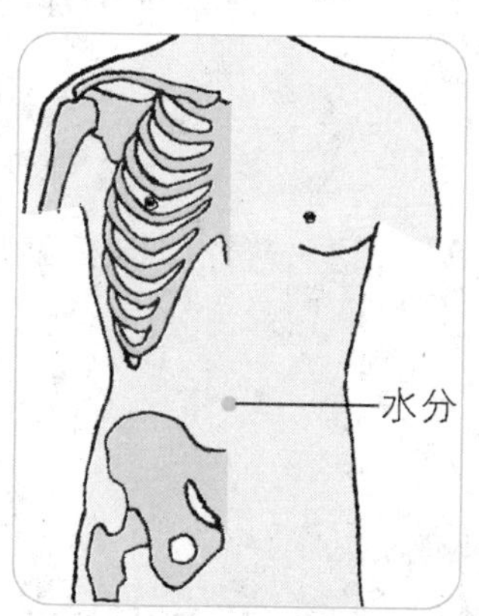

取　穴　在上腹部，前正中线上，当脐中上1寸。人体中腹部，肚脐上一指宽处。

按摩方法　用双手指指端对准此穴，连续按揉。要注意力度适中，可反复操作。每次1～3分钟。

刺灸方法　直刺1～1.5寸，水病多用灸法。寒则通而灸之，热则水针。

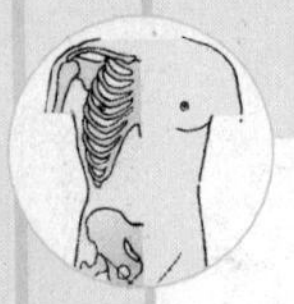

适用症状　小便不通、水肿、腹痛、泄泻、反酸、呕吐、肠鸣、腰脊强急。

配伍疗法　配天枢、地机治腹水，配内关治反酸、呕吐，配中封、曲泉治脐周腹痛，配脾俞、三阴交治水肿。

下脘穴

穴位解说　下，下方；脘，胃脘。本穴当胃脘之下部，故名。

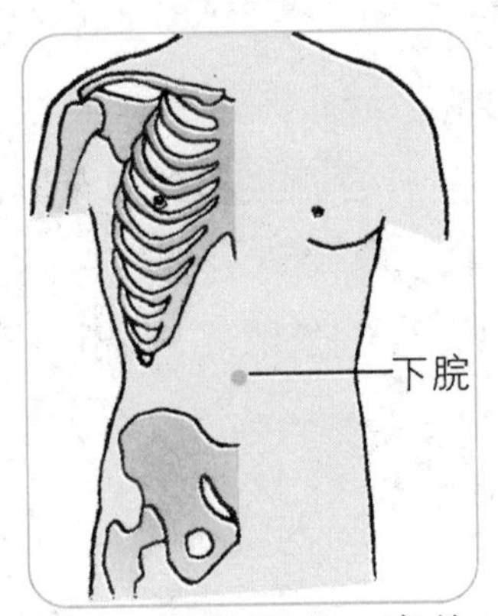

取　穴　在上腹部，前正中线上，当脐中上2寸。仰卧，中脘直下2寸处为取穴部位。

按摩方法　按摩本穴可采用摩、揉、按、点、振等手法。按摩时注意用力适中。每次1～3分钟。

刺灸方法　直刺0.5～1寸。寒则通之或灸之，热则水针或泻针出气。

适用症状　胃痛、呃逆、呕吐、腹胀、腹泻、消化不良、痞块、浮肿。

配伍疗法　配神阙、气海、曲池、天枢、合谷治泄泻，配极泉、太渊、劳宫、胃俞、中渚治呃逆，配上脘、胃俞、脾俞治胃炎。

中脘穴

穴位解说　中，中间；脘，胃脘。本穴当胃脘之中部，故名。

取　穴　在上腹部，前正中线上，当脐中上4寸。仰卧，在胸骨下端和肚脐连线中点取穴。

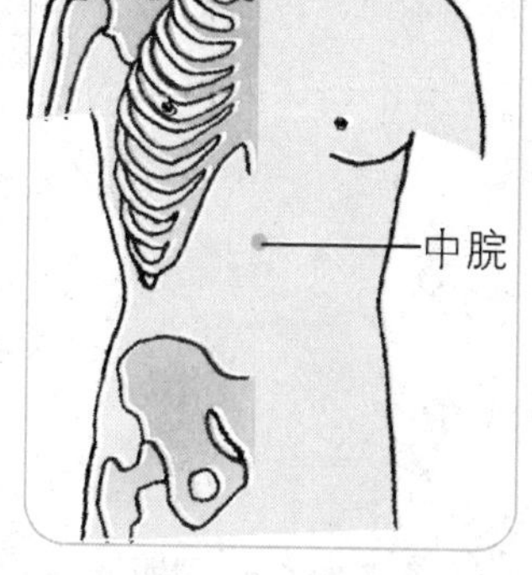

按摩方法 仰卧位，以中指指腹点揉中脘穴，顺时针和逆时针交替点揉。点揉的力度要均匀、柔和、渗透，使力量深达深层局部组织。每次1~3分钟。

刺灸方法 直刺0.5~1寸，可灸。寒则补之，留针或多灸，热则泻针出气或水针。

适用症状 胃痛、腹胀、恶心、呕吐、反酸、肠鸣、腹泻、痢疾、黄疸、消化不良、便秘、吐血、便血、哮喘、慢性胃炎、肠炎、胃十二指肠溃疡、肠梗阻、神经衰弱。

配伍疗法 配曲池、合谷、三阴交治荨麻疹，配中脘、气海、太冲、足三里治肝郁气滞，配合谷、天枢、足三里、关元治痢疾，配胃俞、神阙、大横、合谷治肠鸣，配劳宫、胃俞、膈俞治呃逆。

上脘穴

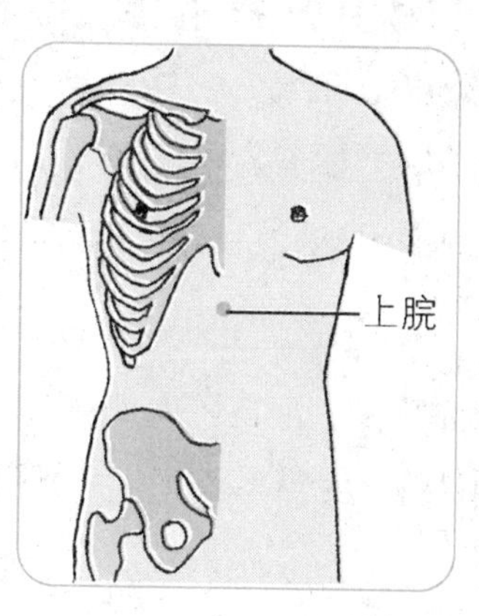

穴位解说 上，上方；脘，胃脘。本穴当胃脘之上部，故名。

取　　穴 在上腹部，前正中线上，当脐中上5寸。于胸骨下端和肚脐连线中点取穴。

按摩方法 以中指点揉此穴。按摩本穴时，注意用力适中，节奏和谐。儿童、老年人、体弱者在施治时，尤应注意用力不可过猛。每日2~3次，每次3~5分钟。

刺灸方法 直刺0.5~1寸。寒则补之或留针多灸，热则泻针出气或水针。

适用症状 胃痛、呕吐、腹胀、癫痫、消化不良、黄疸。

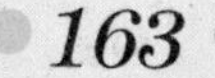

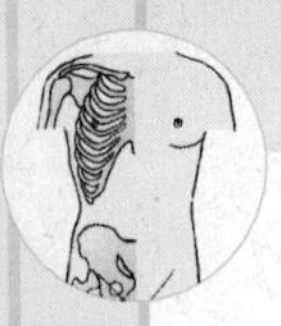

配伍疗法 配脾俞、胃俞、足三里、公孙治消化不良，配劳宫、人迎、丰隆、胃俞治呃逆，配中脘、内关、行间、公孙治气滞胃痛，配天枢、申脉、隐白治赤白痢疾。

巨阙穴

穴位解说 巨，大；阙，宫门。本穴居中线而近心脏，为神气通行之处，犹如心君居所之宫门，故名。

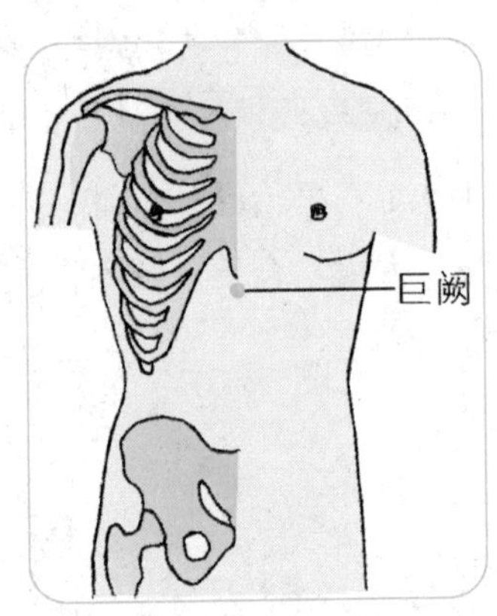

取　穴 在上腹部，前正中线上，当脐中上6寸。仰卧，在人体腹部中部，左右肋骨相交之处，再向下二指宽处取穴。

按摩方法 用双手手指指端按压此穴，并做环状运动，力度适中。每次按压1～3分钟。

刺灸方法 向下斜刺0.5～1寸。不可深刺，以免损伤肝脏。寒则补之或留针多灸，热则泻针出气。

适用症状 恶心、呕吐、反酸、胃痛、噎嗝、胸闷、心悸、惊恐、心烦、癫痫、精神病、神经衰弱、胃下垂、胆道蛔虫症。

配伍疗法 配内关治心绞痛；配章门、合谷、中脘、内关、足三里治呃逆，配足三里、膻中、内关、三阴交、心平、心俞治心肌梗死，配内关、人中治癫狂、痫证，配神门治失眠、健忘。

鸠尾穴

穴位解说 鸠，鸠鸟；尾，尾巴。胸骨剑突形如鸠鸟尾巴，本穴在其下，故名。

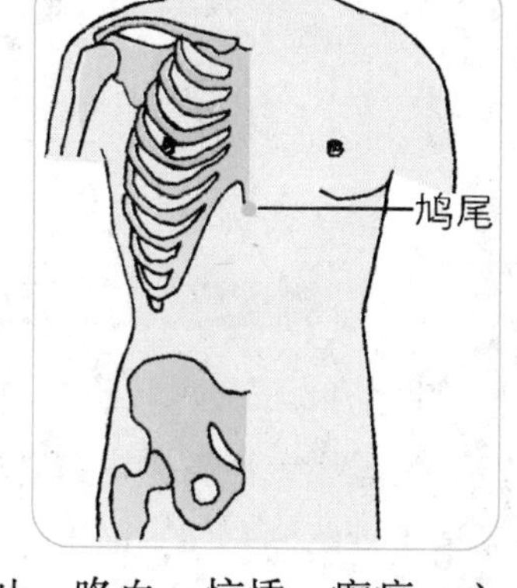

取穴 仰卧，在人体的心窝正下方，最底下肋骨稍下处为取穴部位。在上腹部，前正中线上，当胸剑结合部下1寸。

按摩方法 用双手指指腹端按压此穴，力度适中。每次按压1~3分钟。

刺灸方法 向下斜刺0.5~1寸。寒则补而灸之，热则泻针出气。

适用症状 胸中胀痛、咳喘、呃逆、呕吐、咯血、惊悸、癫痫、心绞痛、胆道蛔虫症、精神病。

配伍疗法 配梁门、足三里治胃痛，配三关、足三里治呕吐。

中庭穴

穴位解说 中，中间；庭，庭院。本穴在心下，犹如在宫殿前的庭院中，故名。

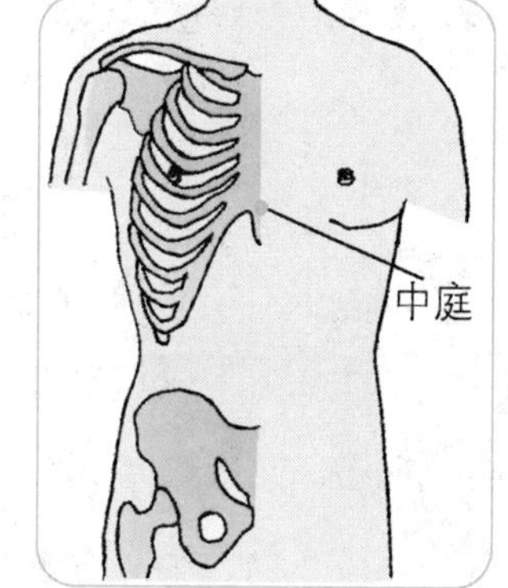

取穴 在胸部，当前正中线上，平第五肋间隙，即胸剑结合部。仰卧位，在胸部前正中线上，胸骨体下缘处为取穴部位。

按摩方法 站立，两掌重叠，放在中庭穴，沿顺时针和逆时针方向按揉各2分钟，以有酸胀感为宜。

刺灸方法 平刺0.3~0.5寸。寒则补而灸之，热则泻针出气。

适用症状 咳嗽、哮喘、小儿吐乳、消化不良、梅核气。

配伍疗法 配俞府、意舍治呕吐。

膻中穴

穴位解说 膻，指胸腔；中，中间。本穴居胸腔中间，故名。

取　　穴 在胸部，当前正中线上，平第四肋间隙，两乳头连线的中点。男性可取两乳中点，女性可先定胸骨角（第二肋间），在向下定出第四肋间，即可取膻中穴。

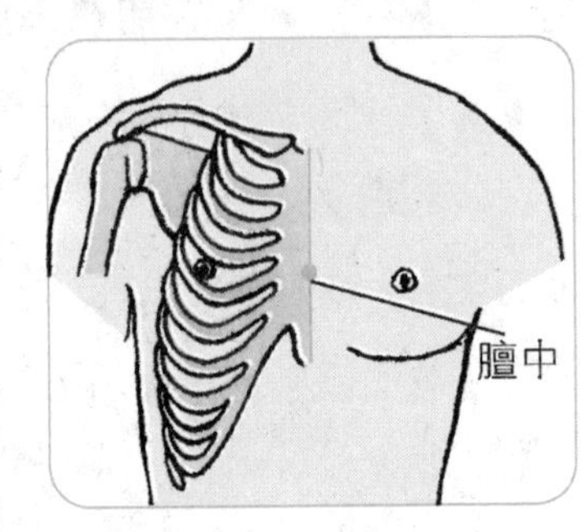

按摩方法 双手中指同时用力揉按穴位，有刺痛的感觉，每次各揉按1～3分钟，先中指左上右下，后右上左下。

刺灸方法 平刺0.3～0.5寸。寒则补而灸之，热则泻针出气。

适用症状 气喘、胸痛、胸闷、心痛、心悸、产后乳少、呃逆、噎嗝。

配伍疗法 配肺俞、心俞、尺泽、内关治心悸，配天池、太渊、中冲治心烦胸闷，配内关、鸠尾、足三里、神门、间使治心绞痛，配郄门、太渊、丰隆治胸痹，配乳根、少泽、天宗、合谷治产后乳少。

天突穴

穴位解说 天，指与天气相通；突，突出，又指烟囱。本穴居上胸部，能通利肺气，故名。

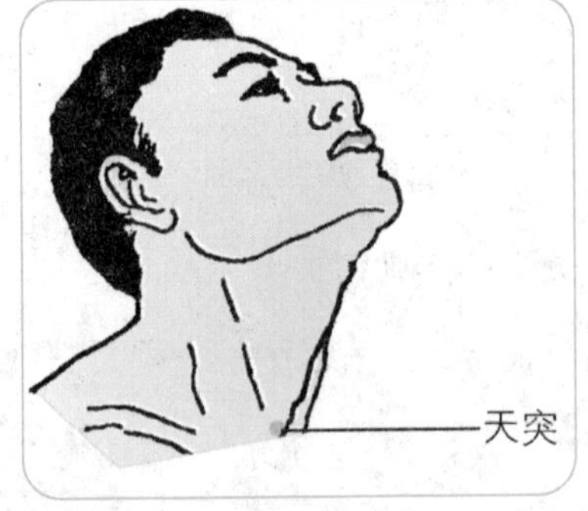

取　　穴 在颈根部，当前正中线上，胸骨上窝中央。正坐仰头，在璇肌穴上1寸，胸骨上窝正中取穴。

按摩方法 仰卧位或端坐位，以中

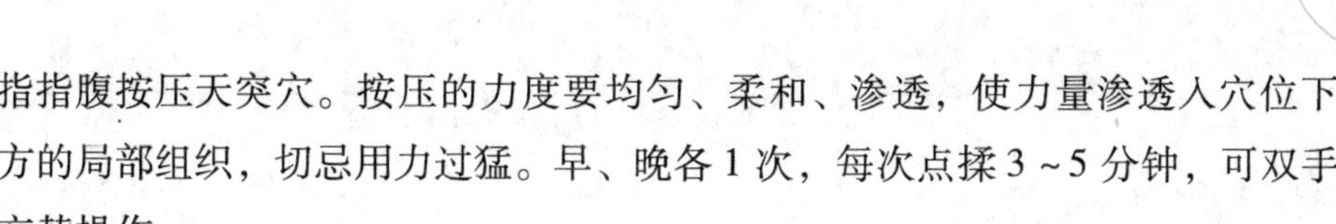

指指腹按压天突穴。按压的力度要均匀、柔和、渗透，使力量渗透入穴位下方的局部组织，切忌用力过猛。早、晚各1次，每次点揉3～5分钟，可双手交替操作。

刺灸方法 先直刺0.2～0.3寸，然后将针尖向下，紧靠胸骨柄后方刺入1～1.5寸。寒则补而灸之，热则泻针出气。

适用症状 咽喉肿痛、声音嘶哑、咳喘、呃逆、胃痉挛、食管痉挛、噎嗝、功能性失语、瘿气、梅核气。

配伍疗法 配膻中、肺俞、气海、命门治哮喘，配肺俞、合谷、大椎、内关治风热咳嗽，配尺泽、合谷、孔最、气舍治咽喉肿痛，配廉泉、尺泽、通里治音哑。

承浆穴

穴位解说 承，承受；浆，水浆。本穴在颏唇沟正中的凹陷处，为承受从口流出的水浆之处，故名。

取　　穴 在面部，当颏唇沟的正中凹陷处。正坐仰靠或仰卧位，在下颌部颏唇沟两旁约1寸凹陷处取穴。

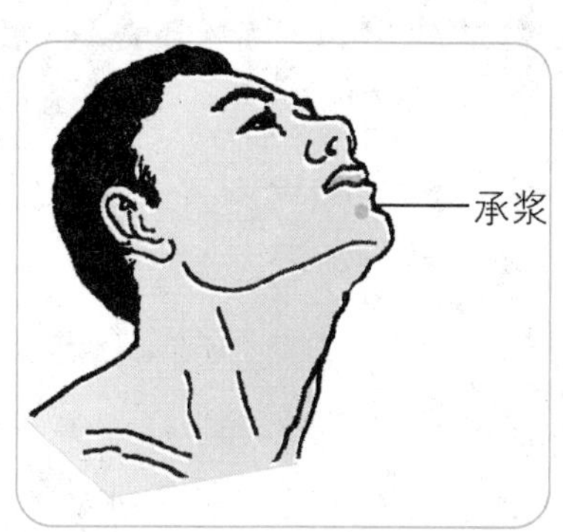

按摩方法 端坐位，以食指或中指指腹点揉承浆穴。点揉的力度轻柔而渗透，不可过度用力，以局部有酸胀感为佳。早、晚各1次，每次点揉3～5分钟，双手交替操作。

刺灸方法 平刺0.3～0.5寸。寒则通之或补而灸之，热则泻针出气。

适用症状 面瘫、面肿、口舌生疮、牙痛、牙周炎、流涎、失语、癫痫、小便失禁。

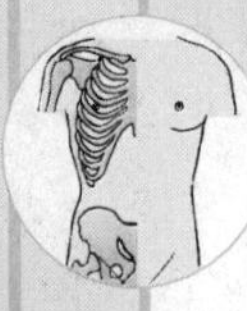

配伍疗法 配合谷、太冲、颊车、人中治口眼歪斜，配天枢、涌泉、本神、神柱、丰隆、太冲治癫痫，配人中、十二井、百会、劳宫治中风昏迷，配悬钟、列缺、合谷、天柱、后溪、手三里治落枕。

第14节 督脉

——总督诸阳的“阳脉之海”

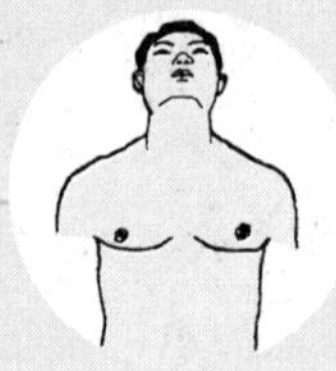

长强穴

穴位解说 长，长短之长；强，强弱之强。本穴属督脉第一穴，督脉为阳脉之长，脉气强盛，故名。

取　穴 在会阴区，尾骨下方，尾骨端与肛门之间。于尾骨端下，当尾骨端与肛门连线的中点处取穴。

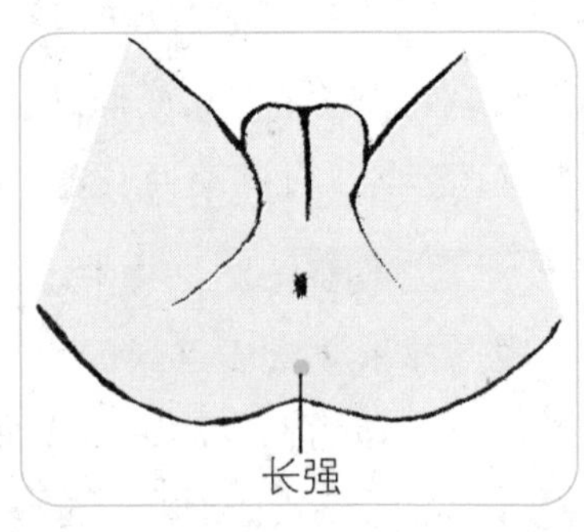

按摩方法 用中指用力揉按穴位，便秘、腹泻或者有痔疮的人，会感到穴位有酸胀感，同时会感觉酸胀感向体内和四周扩散。每天分别用左、右两手各揉按1~3分钟。

刺灸方法 紧靠尾骨前面斜刺0.8~1寸。不宜直刺，以免损伤直肠。寒则补而灸之，热则泻针出气。

适用症状 腹泻、便秘、便血、脱肛、痔疮、癫痫、精神病、腰骶痛、阴部湿疹、遗精、阳痿、尾骶部疼痛。

配伍疗法 配二白、阴陵泉、上巨虚、三阴交治痔疮（湿热下注型），配精宫、二白、百会（灸）治脱肛、痔疮。

腰俞穴

穴位解说 腰，腰部也；俞，输注。本穴居背部“腰尻之解”（骶管裂孔），为经气输注之处，故名。

取　　穴 在骶部，后正中线上，当骶管裂孔处。俯卧，在臀沟分开处取穴。

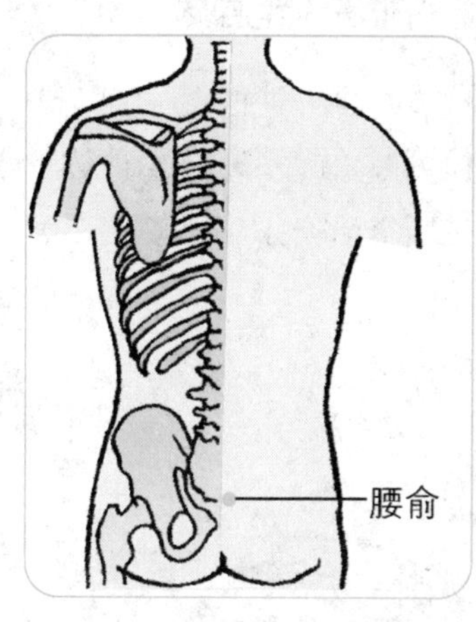

按摩方法 用两手手指指腹端对腰部的腰俞穴进行点按刺激，每回按摩 50 次，以按摩穴位处微微出汗，出现热胀感为好。

刺灸方法 向上斜刺 0.5 ~1 寸。寒则补而灸之，热则泻针出气。

适用症状 腰骶痛、痔疮、脱肛、便血、月经不调、下肢麻木瘫痪、便秘、腹泻。

配伍疗法 配膀胱俞（灸）、长强、气冲、上髎、下髎、居髎治腰脊冷痛，配太冲治脊强反折、抽搐。

腰阳关穴

穴位解说 腰，腰部；阳，阴阳之阳；关，机关。督脉为阳。穴属督脉，位于腰部转动处，如腰之机关，故名。

取　　穴 在腰部，当后正中线上，第四腰椎棘突下凹陷中。俯卧，两髂嵴上缘连线与后正中线的相交处为取穴部位。

按摩方法 俯卧位，两手置于后腰部，用大拇指指腹按揉腰阳关

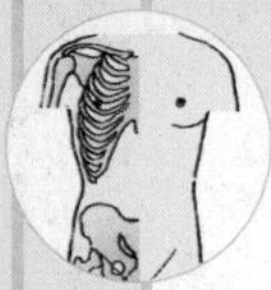

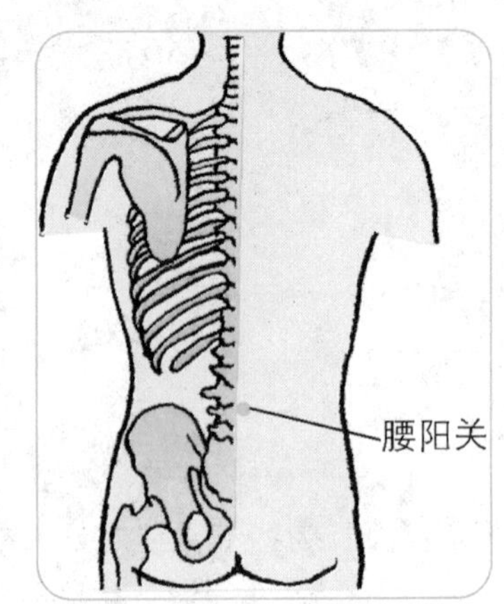

穴。按揉的手法要均匀、柔和、渗透，以局部有酸胀感为佳。每次按揉1～3分钟。

刺灸方法 向上斜刺0.5～1寸。多用灸法。寒则先泻后补或补而灸之，热则泻针出气。

适用症状 腰骶痛、坐骨神经痛、下肢瘫痪、遗精、阳痿、尿路感染、月经不调、赤白带下、盆腔炎。

配伍疗法 配腰阳关、肾俞、次髎、委中治腰脊痛、四肢厥冷、小便频数，配腰夹脊、秩边、承山、飞扬治坐骨神经痛、腰腿痛，配膀胱俞、三阴交治遗尿、尿频。

命门穴

穴位解说 命，人之根本也，以便也；门，出入的门户也。肾为生命之源，该穴在肾俞之间，相当于肾气出入之门户，故名。

取　　穴 在腰部，后正中线上，第二腰椎棘突下凹陷中。俯卧，先找到第四腰椎棘突下缘，往上数2个棘突为取穴部位。

按摩方法 双手中指同时用力揉按穴位，有酸、胀、疼痛的感觉；左、右手中指轮流在下揉按穴位，先左后右，每次按揉3～5分钟。

刺灸方法 向上斜刺0.5～1寸，多用灸法。寒则补而灸之，热则泻之。

适用症状 遗精、阳痿、月经不调、带下病、泄泻、腰脊强痛、头晕耳鸣、癫痫。

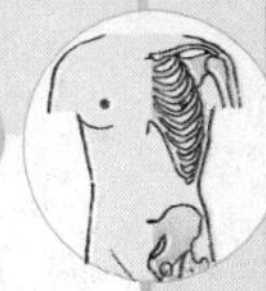

配伍疗法 配中极、关元、膀胱俞、肾俞、三阴交治遗尿或尿失禁，配足三里、三阴交、肾俞、百会治阳痿，配脊中、悬枢、至阳、神道治脊痛。

悬枢穴

穴位解说 悬，悬挂；枢，中心。本穴在脊中下方，故名。

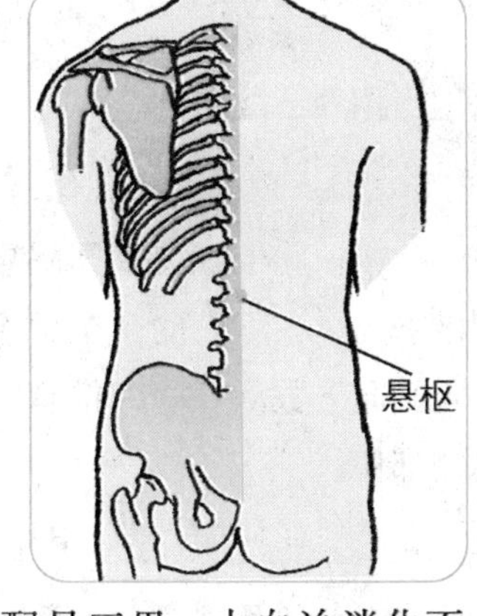

取　　穴 在腰部，当后正中线上，第一腰椎棘突下凹陷中。

按摩方法 用手指或掌根揉按背腰部胸椎第 11 节至腰椎第 2 节，并揉按穴位。

刺灸方法 向上斜刺 0.5 ~ 1 寸。寒则补而灸之，热则泻针出气。

适用症状 腰背痛、消化不良、腹泻、痢疾、脱肛。

配伍疗法 配委中、肾俞治腰脊强痛，配足三里、太白治消化不良、泄泻。

中枢穴

穴位解说 中，中间；枢，枢纽也。本穴在第十胸椎下，相当于脊柱中部之枢纽，故名。

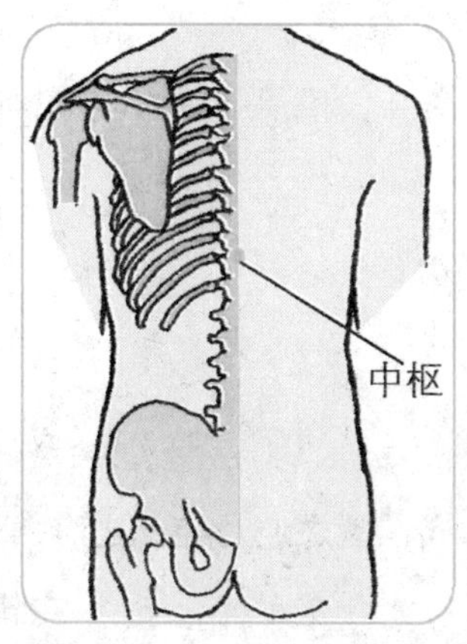

取　　穴 在背部，后正中线上，第十胸椎棘突下凹陷中。正坐，身体略向前倾，于第十胸椎下取穴。

按摩方法 单肘尖按中枢穴，共 20 次。

刺灸方法 稍向上斜刺 0.5 ~ 1.5 寸，可灸。寒则补而灸之，热则泻针出气。

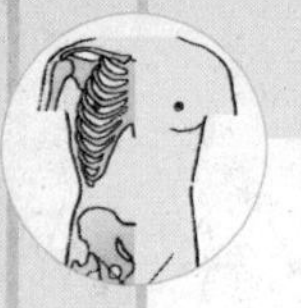

适用症状 腰背痛、胃痛、呕吐、腹胀、食欲不振、黄疸、寒热、感冒、腰背神经痛、神经衰弱、胃下垂、肠炎、胃肠神经痛。

配伍疗法 配命门、腰眼、阳陵泉、后溪治腰脊痛。

身柱穴

穴位解说 身，身体；柱，支柱。该穴当两肩胛冈之间，为背部负重支撑处，故名。

取　穴 在背部，当后正中线上，第三胸椎棘突下凹陷中。先找到第七颈椎棘突，它下面的一个棘突即是第一胸椎棘突，向下数到第三胸椎棘突，它的下缘为取穴部位。

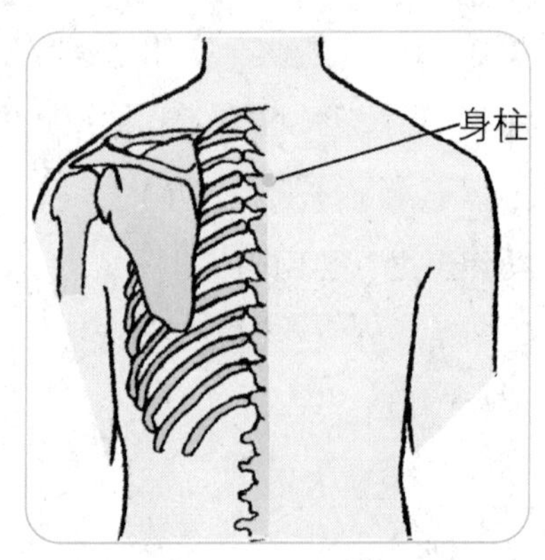

按摩方法 用中指的指尖揉按穴位，有刺痛的感觉，两侧穴位先左后右，每次各揉按 3 ~5 分钟。

刺灸方法 向上斜刺 0.5 ~1 寸。寒则补而灸之，热则泻针出气。

适用症状 发热、咳喘、惊厥、癫痫、脊背强痛、疔疮发背、百日咳、精神病、感冒、小儿夜啼、夜尿症、身热头痛。

配伍疗法 配人中、内关、丰隆、心俞治癫狂、痫证，配风池、合谷、大椎治肺热、咳嗽，配灵台、合谷、委中（泻法）治疔毒。

至阳穴

穴位解说 至，极也；阳，阳气也。本穴之旁，为足太阳之膈俞穴，膈之上乃纯气之府，血为阴，气为阳，故名。

取　穴 在背部，当后正中线上，第七胸椎棘突下凹陷中。俯卧

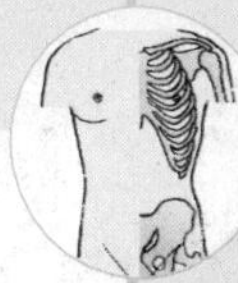

位或坐位，双手平放于身体两侧或自然下垂，在背部，两侧肩胛下角连线与后正中线相交处为取穴部位。

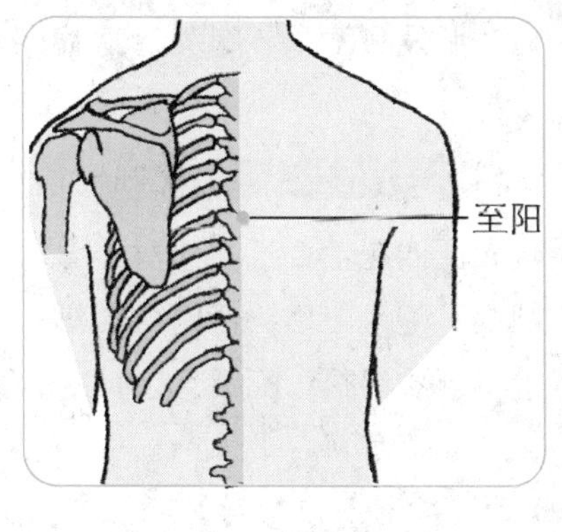

按摩方法 俯卧位，两手置于后背部，用大拇指指腹按揉至阳穴。按揉的手法要均匀、柔和、渗透，使力量深达深层局部组织，以局部有酸胀感为佳，切忌用蛮力。每次按揉3~5分钟。

刺灸方法 向上斜刺0.5~1寸。寒则补而灸之，热则泻针出气。

适用症状 身热、咳喘、胸胁胀闷、胃脘痛、黄疸、脊强、四肢重痛、胆道感染与结石、胃及十二指肠溃疡、肋间神经痛。

配伍疗法 配侠溪、期门、中庭治肝郁气滞引起的胸胁胀痛，配灵台、照海、支沟、巨阙治腹痛，配肺俞、合谷、鱼际、天府治咳嗽。

大椎穴

穴位解说 大，巨大；椎，椎骨。古称第一胸椎为大椎，该穴在其上方，故名。

取　　穴 在后正中线上，第七颈椎棘突下凹陷中。正坐，先找到第七颈椎棘突，它的下缘为取穴部位。

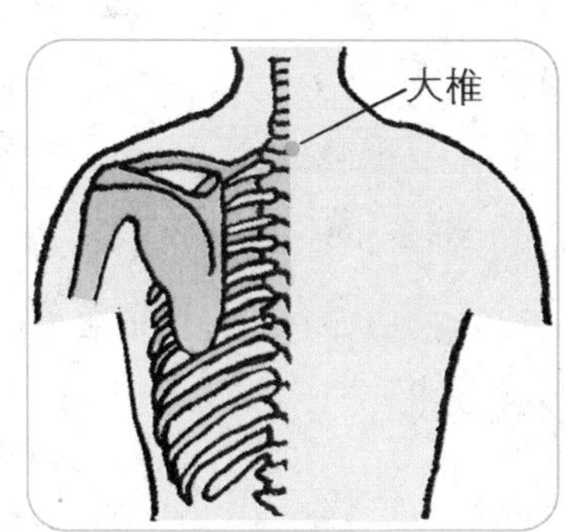

按摩方法 用中指的指尖揉按穴位，有刺痛的感觉，两侧穴位先左后右，每次各揉按3~5分钟。

刺灸方法 向上斜刺0.5~1寸。寒则补而灸之，热则泻针出气。

适用症状 发热、感冒、咳喘、颈椎病、癫痫、精神病、小儿惊

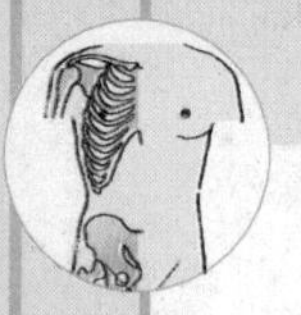

风、脑发育不全、脑炎后遗症、贫血、中暑、呕吐、黄疸、风疹、疟疾、肩背痛。

配伍疗法　配肺俞治虚损、盗汗、劳热，配间使、乳根治脾虚发疟，配四花治百日咳（双膈俞、双胆俞），配曲池预防流脑，配合谷治白细胞减少，配足三里、命门增强机体免疫力，配大椎、定喘、孔最治哮喘，配曲池、合谷泻热，配腰奇、间使治癫痫。

脑户穴

穴位解说　脑，脑髓；户，门户。督脉循脊上行入脑。该穴在枕部，相当于脉气入脑的门户，故名。

取　　穴　在头部，当后发际正中直上2.5寸，风府上1.5寸。枕外隆凸上缘凹陷处为取穴部位。

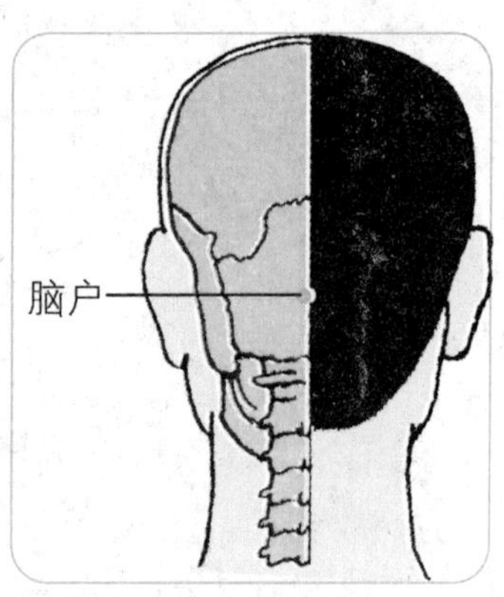

按摩方法　用两拇指并排放在印堂穴上，向头顶方向按摩，经过百会穴至脑户穴即可。按压1~3分钟。

刺灸方法　平刺0.5~0.8寸。寒则补之，热则泻之。

适用症状　头重头痛、面赤目黄、眩晕、面瘫、音哑、项强、癫狂、痫证、瘿瘤。

配伍疗法　配通天、脑空治头重头痛，配人中、太冲、丰隆治癫狂、痫证。

风府穴

穴位解说　风，指风邪；府，集聚处。本穴当风邪易侵之处，故名。

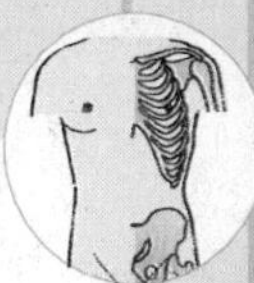

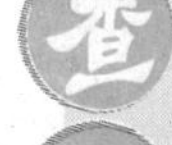

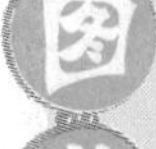

取　穴　在项部，后发际正中直上1寸，枕外隆凸直下，两侧斜方肌之间的凹陷处。俯卧或正坐，于后颈部，两风池穴连线中点，颈顶窝处取穴。

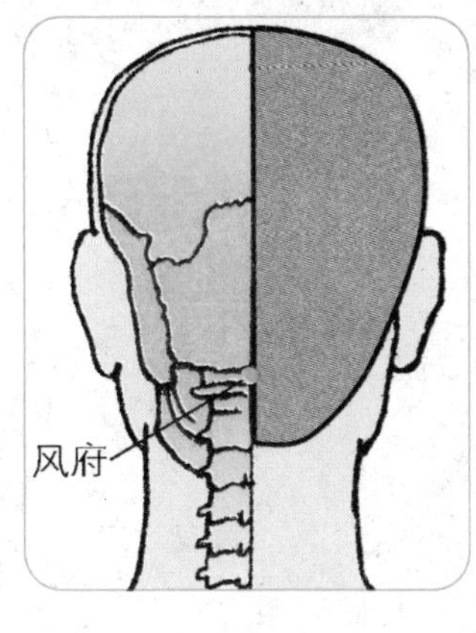

按摩方法　端坐位，以食指或中指指腹点揉风府穴。点揉的手法要均匀、渗透，使力量深达深层局部组织，以局部有酸胀感为佳，点揉时切忌摩擦头皮或头发。早、晚各1次，每次按揉3～5分钟，可两手交替操作。

刺灸方法　直刺或向下斜刺0.5～1寸。寒则先泻后补或补而灸之，热则泻针出气。

适用症状　中风不语、半身不遂、癫痫、头痛项强、眩晕、咽痛。

配伍疗法　配印堂、攒竹、合谷、内庭治风寒头痛，配中渚、太冲、行间、昆仑治目眩，配大杼、天柱、玉枕、合谷治鼻塞，配风府、人中、丰隆、劳宫、风池治中风昏迷。

强间穴

穴位解说　强，强硬；间，中间。本穴在脑户之上，后顶之下，最坚固之所，故名。

取　穴　在头部，当后发际正中直上4寸。正坐或俯卧位，在头部，当脑户穴直上1.5寸为取穴部位。

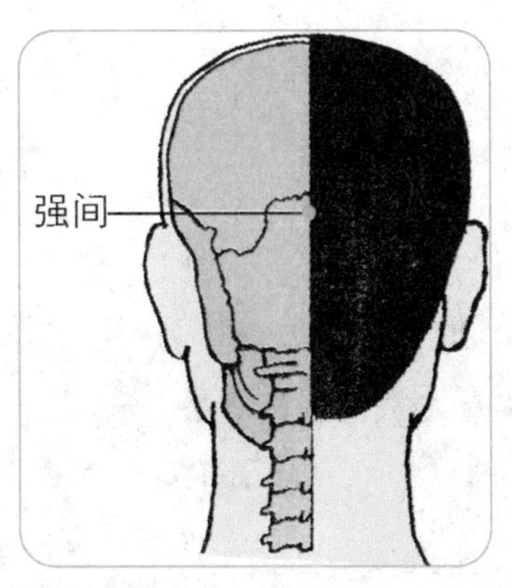

按摩方法　用中指和食指指腹揉按穴位，有酸痛、胀麻的感觉。每次揉按1～3分钟。

刺灸方法　平刺0.5～0.8寸。寒则补而灸之，热则泻针出气。

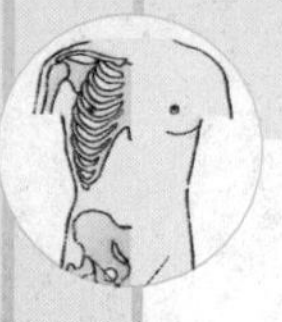

适用症状 头痛、眩晕、项强、面瘫、失眠、癔病、癫痫、精神病、脑震荡。

配伍疗法 配后溪、至阴治后头痛、目眩，配丰隆治头痛。

后顶穴

穴位解说 后，指本穴所处之位为头之后部；顶，头顶也。本穴在百会之后，百会为顶也，故名。

取　　穴 在头部，后发际正中直上5.5寸。正坐，从强间穴直上1.5寸，在枕骨上取穴。

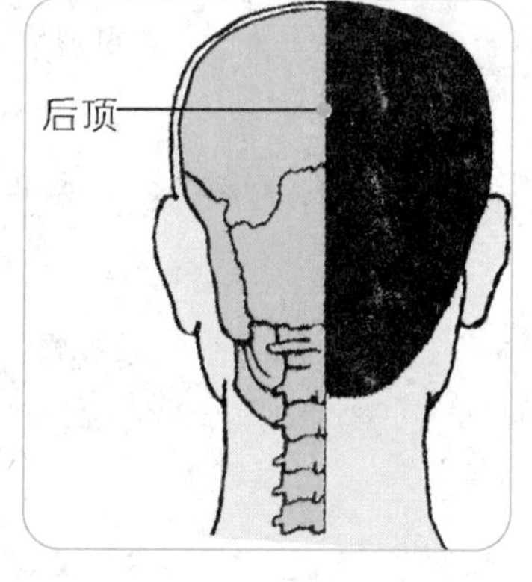

按摩方法 可用手指按揉此穴，最好做环状运动。每次可根据自己的需要确定按摩时间。

刺灸方法 平刺0.5～0.8寸。寒则补而灸之，热则泻针出气。

适用症状 头痛、眩晕、癫痫、中风偏瘫、颇顶部痉挛、脑充血。

配伍疗法 配风池、太冲、天柱治头痛，配臑俞、天枢、隐白、中脘、神门治失眠，配灵道、昆仑、大陵治癫痫。

百会穴

穴位解说 百，数量词，多之意；会，交会也。本穴在头顶，为一身之宗，百神所会，故名。

取　　穴 在头部，前发际正中直上5寸。两耳尖连线的中点处为取穴部位。

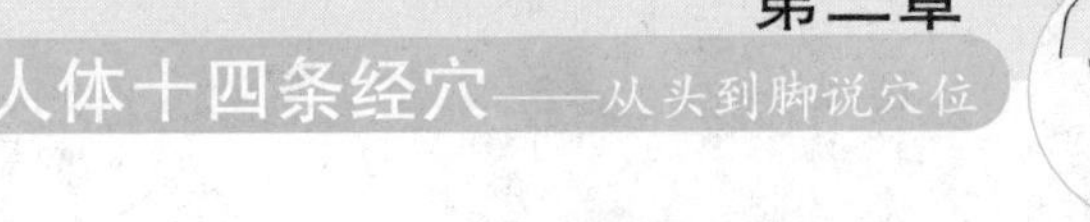

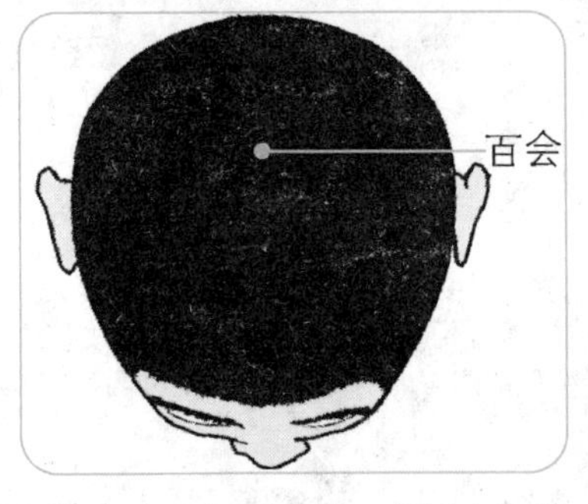

按摩方法 先把左手中指按压在穴位上，右手中指按在左手中指指甲上，双手中指交叠，同时向下用力揉按穴位，会有酸胀、刺痛的感觉。每次各揉按 1～3 分钟。

刺灸方法 平刺 0.5～0.8 寸，可灸。寒则补而灸之，热则泻针出气。

适用症状 眩晕、头痛、昏厥、中风偏瘫失语、脱肛、阴挺、癫狂、失眠、健忘、耳鸣。

配伍疗法 配前顶、风池、外关、头维治神经性头痛，配间使、心俞、神门、足三里治惊悸，配百会、听宫、外关治耳鸣。

人中穴

穴位解说 人，指本穴位于头面天地人三部中的人部；中，指本穴位处在头面前正中线上。意指本穴位于鼻唇沟的中部，故名。

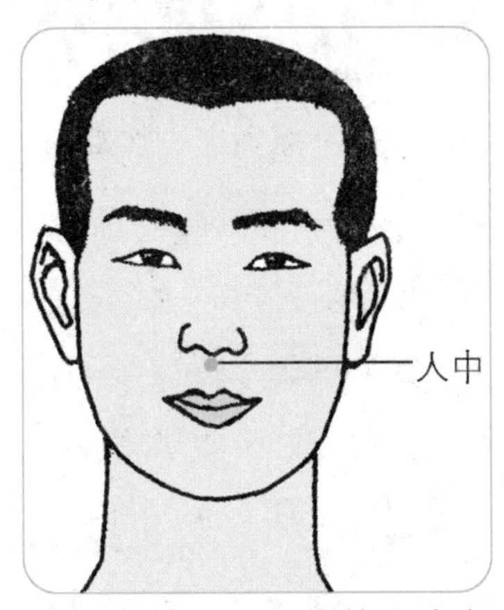

取　　穴 在面部，人中沟的上 1/3 与中 1/3 交点处。在鼻头与上嘴唇之间的中心点取穴。

按摩方法 如果是轻度的头昏或中暑，可以用指肚按揉人中穴，每次持续数秒，按揉 2～3 分钟，即可缓解症状。如果病人已经晕厥、昏迷，则应该用指甲掐或针刺人中穴，适当的节律性刺激最为合适。每分钟掐压或捻针 20～40 次，每次持续 0.5～1 秒，共持续 1～2 分钟即可。指掐人中穴是在模拟针刺效果，力度不要过大，以稍用力为宜。

刺灸方法 向上斜刺 0.2～0.3 寸，可灸。寒则补而灸之，热则泻针出气。

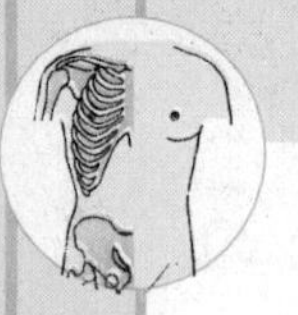

适用症状 晕厥、中暑、中风昏迷、癫痫、急性腰扭伤、口歪面肿。

配伍疗法 配百会、十宣、涌泉治昏迷急救，配委中、尺泽治中暑，配会阴急救溺水窒息，配上星、风府治鼻流清涕，配委中（泻法）治急性腰扭伤，配三阴交、血海治月经不调、崩漏。

神庭穴

穴位解说 神，神明；庭，前庭。“脑为元神之府”，神在此指脑。该穴在前额部，如脑室之前庭，故名。

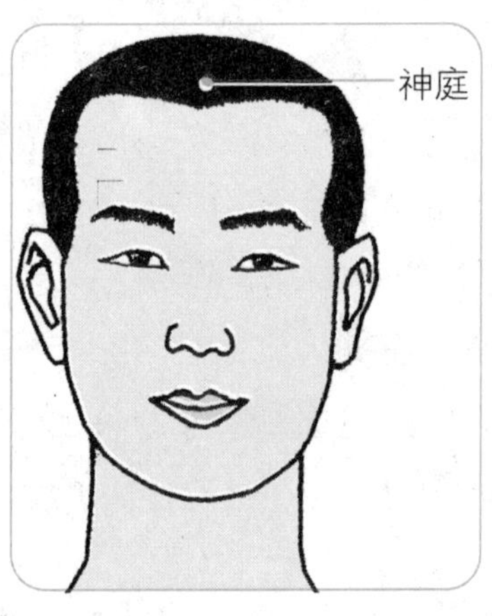

取　　穴 在头部，当前发际正中直上0.5寸。正坐或仰靠，在头前部入发际0.5寸处取穴。

按摩方法 食指和中指着力来按摩神庭穴，每天按摩50～100次。

刺灸方法 平刺0.3～0.5寸，可灸。寒则补而灸之，热则泻针出气。

适用症状 失眠、惊悸、痫证、头痛、眩晕、鼻渊。

配伍疗法 配行间治泪出，配囟会治中风不语，配兑端、承浆治癫痫吐沫，配人中治寒热头痛、咳喘、目不可视，配太冲、太溪、阴郄、风池治肝阳上亢型头痛、眩晕、失眠等。

第三章 经穴按摩常见病

——手到病除显奇效

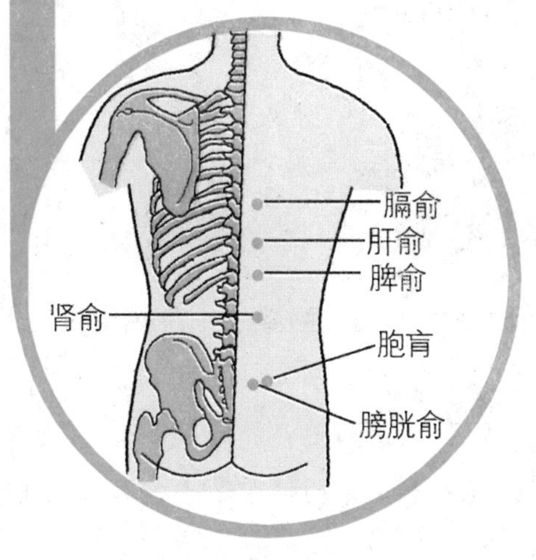

经穴治疗日常疾病的神奇功效凸显了中医治病的智慧。经穴遍布于人体各个部位，犹如密网般将人体连结成一个整体，真可谓"牵一发而动全身"。每一个穴位都相当于一味良药，经穴通畅则身体无恙。

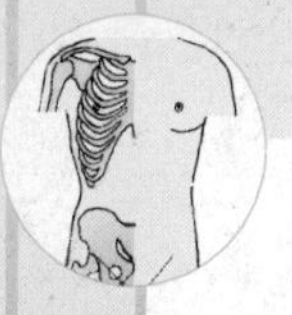

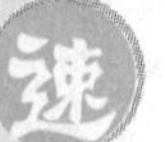

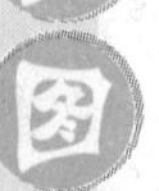

第1节 常见疾病按摩法

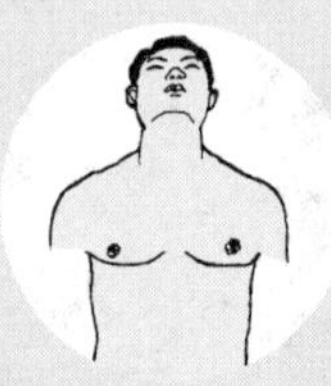

感冒

感冒的发生主要由于体虚，抗病能力减弱，当气候骤变，冷热失常时，人体不能适应，邪气乘虚由皮毛、口鼻而入，引起一系列肺卫症状。体质偏寒者，则致寒邪束表，肺气不宣，阳气郁阻，毛窍闭塞；体质偏热者，则热邪灼肺，腠理疏泄，肺失清肃。感冒虽以风邪多见，但随季节不同，多夹时气或非时之气，如夹湿、夹暑等。

感冒的常见表现为：打喷嚏、鼻塞、流涕、咽痛、声音嘶哑、咳嗽、畏寒、发热或有低热，还伴有关节痛和周身不适等症状。治疗应以疏风解表为先。

按摩方法

（1）双手轮换紧贴于后头部，以风池穴为重点，来回用力按摩，并重点在风池穴点按、揉、搓，使穴位有酸、胀、麻感为宜。

（2）如头昏症状较重，可用食指端按揉太阳穴36次，或用拇指指腹与食指侧峰相对，捏揉耳垂及其上的软骨部分36次。

（3）如鼻部症状较重，可捏揉耳屏（俗称小耳朵）36次。

针灸疗法

主穴为风池、曲池、外关、大椎、合谷。风热型感冒宜解表清热，加少商点刺、放血，可以治疗咽痛；加天突、丰隆，可以治疗咳嗽痰黏等。

主穴宜用风池、列缺、合谷。风寒型感冒宜解表理肺，加迎香可以治疗

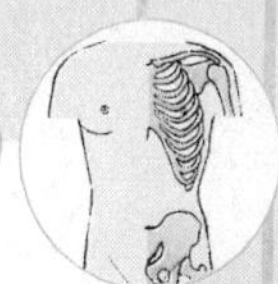

鼻塞；加攒竹、太阳可以治头痛。

主穴宜用大椎、风池、曲池、合谷。暑湿型感冒宜消暑化浊，加四神聪、太阳可以治头胀痛；加内关、足三里可以治呕吐。

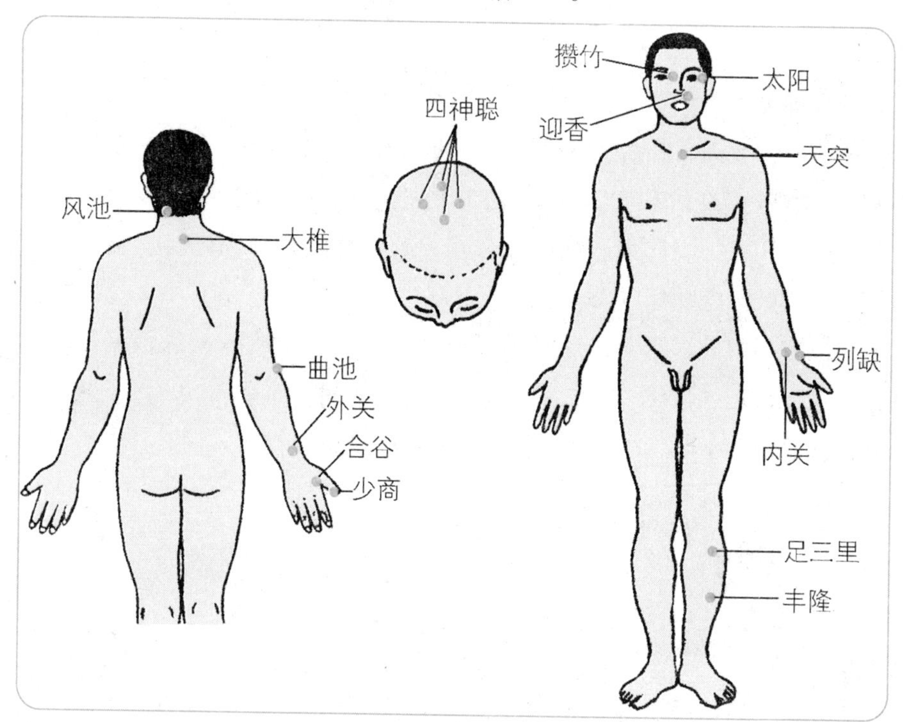

咳嗽

咳嗽是指外感或内伤等因素，导致肺失宣肃，肺气上逆，冲击气道，发生咳声或伴咳痰为主的一种病症。咳嗽分外感咳嗽、内伤咳嗽。外感咳嗽因为外感六淫之邪；内伤咳嗽因为饮食、情志等因素致脏腑功能失调，内生病邪。

外感咳嗽一般起病较急，病程较短，常伴有畏寒、发热、头痛等症状。内伤咳嗽一般起病较慢，往往有较长的咳嗽病史和其他脏腑失调证候。

按摩方法

（1）用拇指指腹或拳背，均匀地按压肺俞、阿是各 36 次，手法由轻到

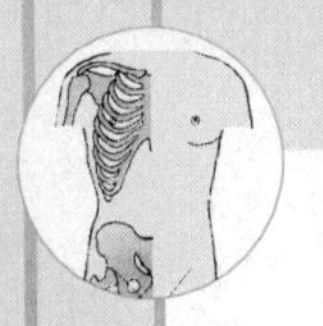

重，使背部有温热感为宜。

（2）用食指指腹上、下、左、右来回推揉左、右列缺各 36 次。

（3）用拇指指腹和食指对拿外关、合谷各 36 次，使有放射性酸胀感为宜。

针灸疗法

主穴宜用风门、肺俞、列缺。风寒型咳嗽发热、畏寒、鼻塞清涕，宜疏风散寒，宣肺止咳，治疗发热可以加刺大椎。

主穴宜用风门、肺俞、列缺、合谷。风热型咳嗽口渴咽痛、咳嗽不爽，宜清热宣肺，治疗咽痛可以加少商、商阳。

主穴宜用中脘、丰隆、尺泽、列缺。痰湿型咳嗽胸脘闷满、舌苔白腻，宜健脾燥湿，理气化痰。

主穴宜用肺俞、尺泽、阳陵泉、太冲。肝火型感冒痰黄稠黏、心烦口渴，宜平肝泄火，清肺降逆。

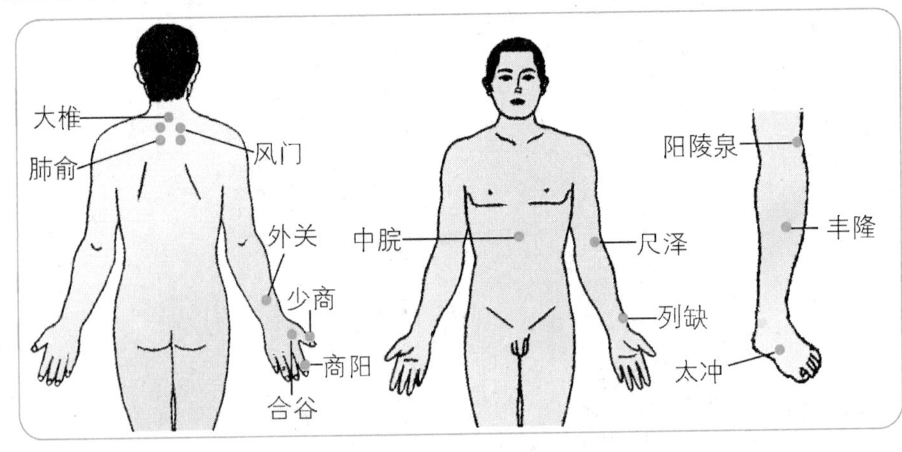

腹　泻

中医学认为，腹泻多由感受寒湿暑热之邪，或饮食所伤、情志失调、脾胃素弱、脾胃运化功能障碍，不能受纳水谷和运化精微，水谷停滞，清浊不分，混杂而下，遂成腹泻。

从症状上，腹泻分为急性腹泻和慢性腹泻。急性腹泻发病势急，病程短，

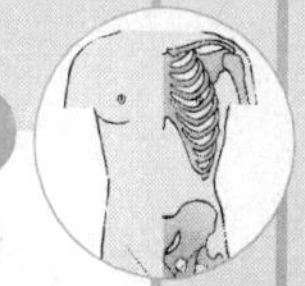

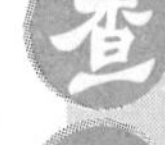

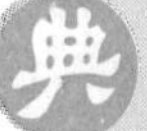

大便次数明显增多，小便减少；慢性腹泻，发病势缓，病程较长，多由急性演变而来，腹泻次数较少。

按摩方法

（1）双手交叠放于腹部，按逆时针方向旋转按摩腹部 108 次。用力要适度，动作宜柔和。

（2）仰卧，按摩者用食指、中指指尖分别按逆时针方向旋转按摩神阙、中脘、关元、天枢各 108 次。

（3）用拇指指端揉按双侧足三里各 108 次。

（4）俯卧，用拇指指尖揉按长强 108 次。

针灸疗法

主穴宜用气海、中脘、天枢、足三里、阴陵泉。

阴寒偏重则配灸治中脘、气海、天枢等穴。

湿偏重则加三阴交，或者针刺脾俞、胃俞、三焦俞、肾俞。

肝郁脾虚则腹痛急泄，宜疏肝止泻，加期门、内关，或加内关、太冲。

脾胃虚弱则加脾俞、胃俞针灸。

脾肾虚寒则泻便告急，泻后则安，宜温补脾肾，固肠止泻，配灸关元、气海。

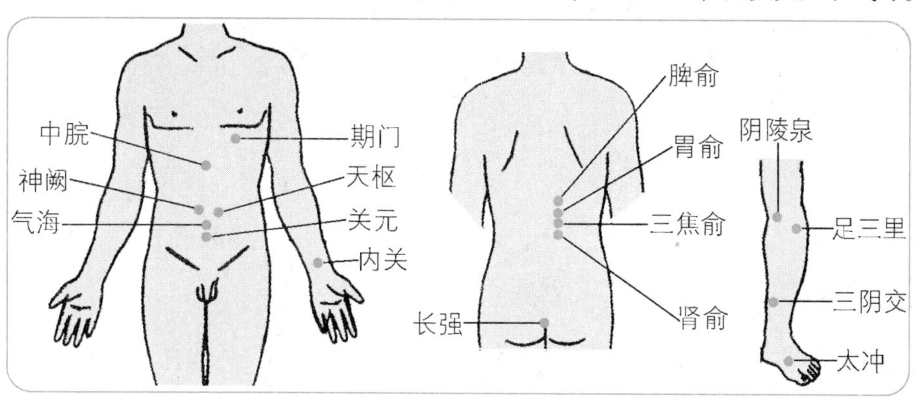

便　秘

中医学认为，便秘多是由过食辛辣厚味，胃肠积热，或热病之后，耗伤津液，肠道燥热，津液失于输布，不能下润而使大便难以排出。也有因年老

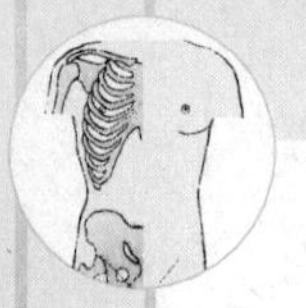

体弱、气血两亏，气虚则大肠传输无力；血虚、津少则不能滋润大肠所致。

症状为腹部胀满、腹痛、食欲不振、头痛头晕、睡眠不安等。

按摩方法

（1）按揉天枢，按顺时针方向揉动，令腹内有热感为宜。

（2）按揉下腹部气海 72 次，以有感到酸胀为宜。

（3）按摩曲池、天枢各 72 次，以酸胀感为宜。

（4）用拇指指腹按揉两手合谷，以有酸胀感为宜。

针灸疗法

主穴为大肠俞、天枢、上巨虚、支沟、阴陵泉。

热结型便秘大便干燥、硬结梗阻，加合谷、曲池。

气滞型便秘腹胀、有便意而排便不畅，加行间、中脘。

气血虚型便秘便干不硬、无力排便为气虚，而大便干燥难下为血虚型便秘，需加脾俞、胃俞。

寒盛型便秘多有腹痛而大便干涩，需用气海、神阙。实秘用泻法；虚秘用补法；冷秘加艾灸。

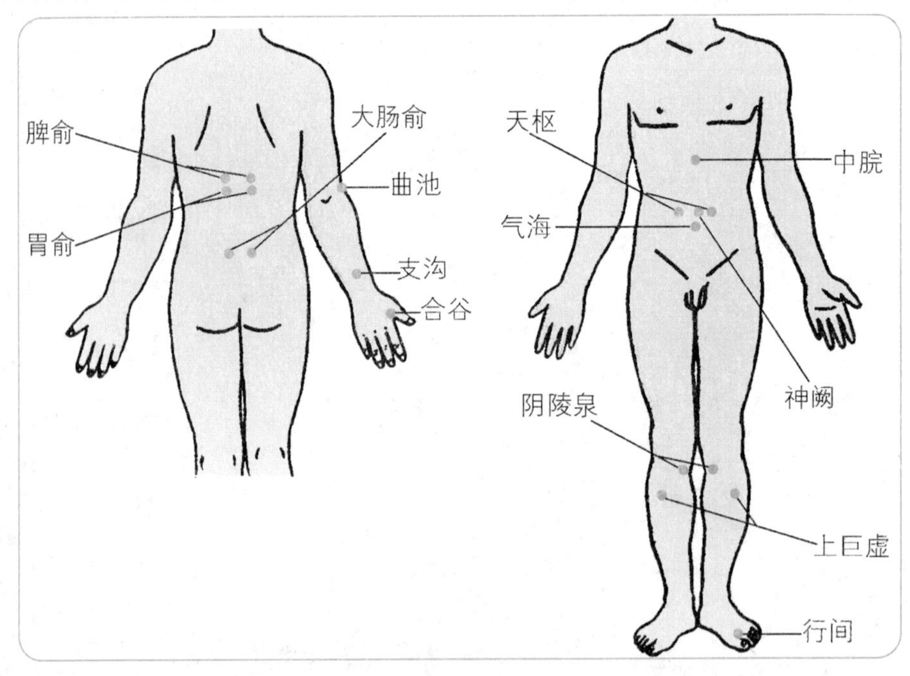

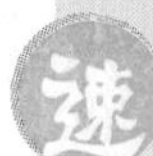
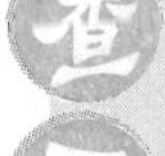
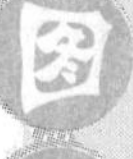
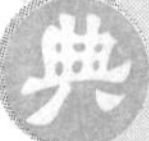

耳 鸣

耳鸣为耳科疾病中常见症状，患者自觉耳内或头部有声音，但其环境中并无相应的声源，而且愈是安静，感觉鸣音越大。耳鸣音常为单一的声音，如蝉鸣声、吱吱声、蒸汽机声、嘶嘶声、铃声、振动声等，有时也可为较复杂的声音，可以是间歇性，也可能为持续性，响度不一。一些响度较高的持续性耳鸣常常令人寝食难安。

引起耳鸣的原因较多。中医学认为耳鸣多为暴怒、惊恐、胆肝风火上逆，以至少阳经气闭阻所致，成因外感风邪，壅竭清窍，或肾气虚弱，精气不能上达于耳而成，有的耳鸣者还耳内作痛。

按摩方法

（1）双手十指形如篦状，由前发际梳向脑后，梳到后脑部时两掌心贴住耳郭后部，两手分别向左、右两侧抹耳郭至面颊为 1 次，连续梳抹 108 次。

（2）两手掌分别掩住左、右耳，用手指托住后脑部，食指压在中指上，使食指从中指上滑下，以此弹击后颈发际处，可听到“咚咚”声，如击天鼓。也叫做“鸣天鼓”。共弹击 108 次。

（3）双掌心分别捂紧双耳，再突然松开，听到“叭”的一声，起到震耳的作用，共 108 次。

（4）右臂弯曲过头顶，用右手拇指、食指和中指捏住左耳耳尖向上提拉，共 108 次。再换左手，以同样的动作提拉右耳耳尖，共 108 次。

（5）双手握空拳，用拇指、食指捏住耳垂向下牵拉。拇指在后，食指弯曲在前，共牵拉 108 次。然后将两手食指、中指分开，中指在前，食指在后搓耳根，一上一下为 1 次，共搓 108 次。

（6）用拇指或食指端按压听会，每侧各 72 次，用拇指和四指指端相对，捏拿双侧中渚各 72 次。

针灸疗法

耳鸣实证以听会、翳风、外关、中渚为主穴。

虚证以听会、翳风、太溪为主穴。

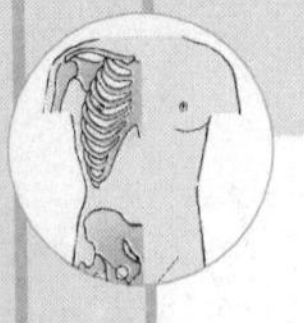

外感风热则鼻塞不通，宜疏风、宣肺、散热，加曲池、合谷。

肝火过旺则头痛目赤、尿赤便结，宜清热泻火，加丘墟、太冲。

肾虚则耳鸣持续如蝉鸣，宜滋阴潜阳，加肾俞、关元。

痰浊则眩晕、轻重无常，宜化痰清火，加膻中、中脘、足三里、丰隆。

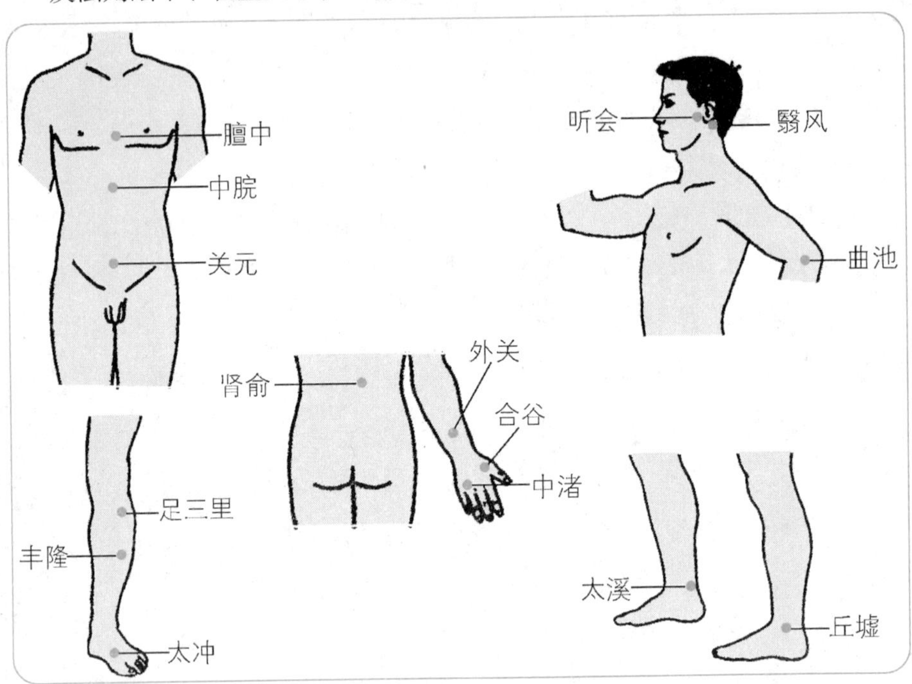

心　悸

心悸常与个人体质虚弱有很大关系，由于身体疲倦、忧思过度、劳伤心脾等，使心脏血液供应不足，心气怯弱。

心悸就是我们经常说的心慌，比如在稍微运动之后，或者久坐站起来时，感觉心脏跳动得特别快，还有胸闷等不适感，有时伴有失眠、健忘等症状，这就是心悸。

按摩方法

（1）按揉双臂内关、劳宫各 108 次，以有酸胀感为度。

（2）按郄门 108 次，以有酸胀感为度。

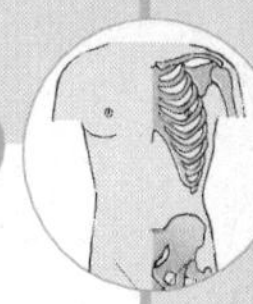

针灸疗法

主穴宜用神门、内关、三阴交。

心血虚者心悸可以加心俞、肝俞、脾俞、胃俞等。

阳虚水逆者心悸可以加中脘、丰隆、胃俞、三焦俞。

心胸闷痛者心悸可以加膻中。

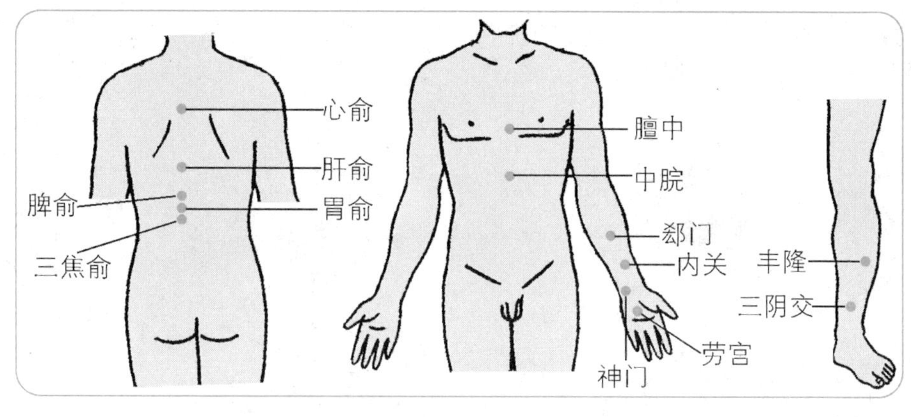

眩 晕

现代医学认为，眩晕是人体的空间平衡感觉障碍或定向感觉障碍，可见于多种疾病，最为常见的疾病为贫血、高血压病、动脉硬化、梅尼埃病等。中医学认为，本病虚者居多，气虚则清阳不升，阴虚则易肝风内动，血少则脑失所养，精亏则髓海不足，均易导致眩晕。

常见头晕旋转、两眼昏黑、泛泛欲吐，甚至有如坐船时昏眩欲扑状。

按摩方法

（1）用拇指指腹和中指指腹相对，揉捏左、右风池各 36 次。

（2）用拇指端和其余四指相对，交替地按揉左、右支正穴各 36 次，使上肢有放射性酸胀感为宜。

（3）用拇指端分别点按左、右申脉各 36 次，点按频率不要太快，使下肢和足部有放射性酸胀感为宜。

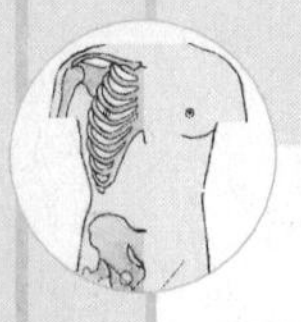

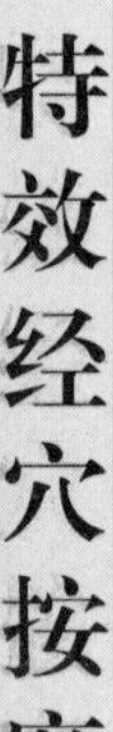

肝火上炎型眩晕，多为面红目赤，口苦咽干，宜养阴平逆。主穴宜用百会、合谷、太冲。

痰湿中阻型眩晕，多为胸膈满闷，舌苔白腻，宜燥湿化痰。主穴宜用风池、中脘、内关、丰隆。

气血亏虚型眩晕，多为面白食少，唇甲色淡，宜补益气血。主穴宜用百会、曲池、内关、合谷、阳陵泉。

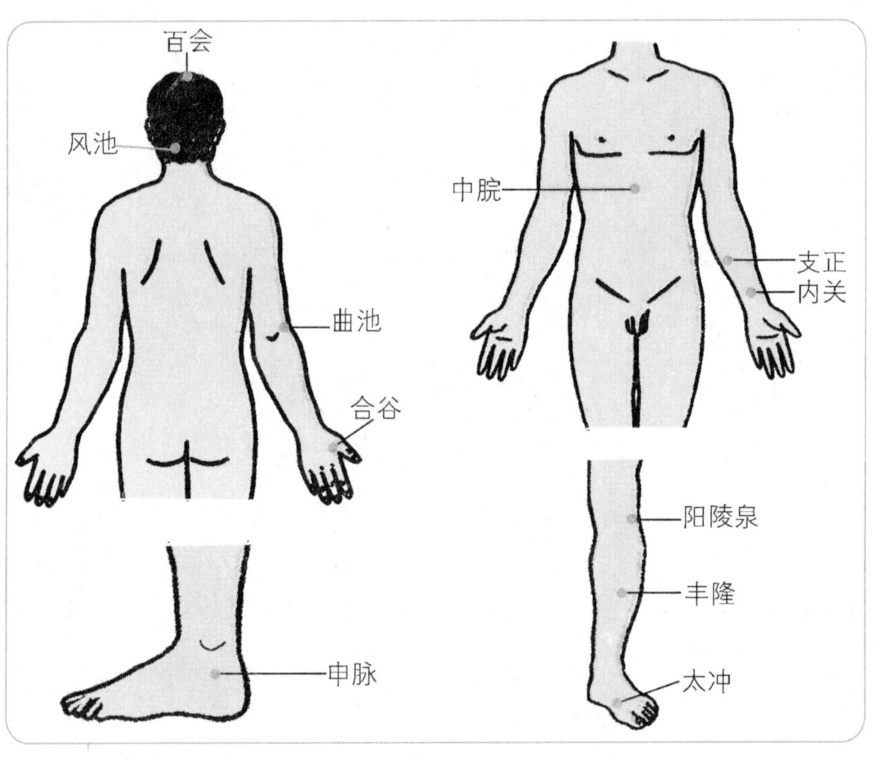

腰 痛

腰痛多与肾有密切关系，还与风、湿、寒等外邪侵袭，跌扑闪挫损伤，均可导致腰部经脉气滞血瘀，“不通则痛”，造成慢性腰痛。

本症多为隐痛，时轻时重，反复发作，休息后疼痛可减轻；病情还与天气有关，常在阴雨、寒冷季节病情加重。

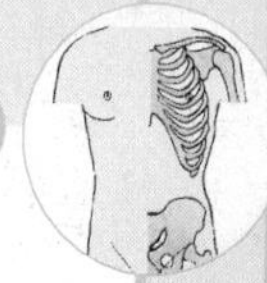

按摩方法

（1）先用力点按揉足底腰椎、肾反射区各 3 ~5 分钟，再按揉膀胱、输尿管、颈椎、胸椎、骶骨、尾骨及尾骨外侧反射区各 2 ~3 分钟，每日 1 ~2 次。

（2）用手指按压隐白、大敦各 5 ~10 分钟，每日 2 ~3 次。

（3）用力按压脚后跟 10 ~15 分钟，每日 1 ~2 次。

（4）每日按压昆仑 10 分钟，对腰痛很有效。

针灸疗法

主穴为肾俞、大肠俞、委中。

肾虚腰痛酸软加志室、太溪。

肾阳虚腰痛劳累加剧则灸关元、气海。

寒湿腰痛则灸肾俞、委中、腰夹脊、阿是。

腰痛急骤可取人中、委中或养老重刺。

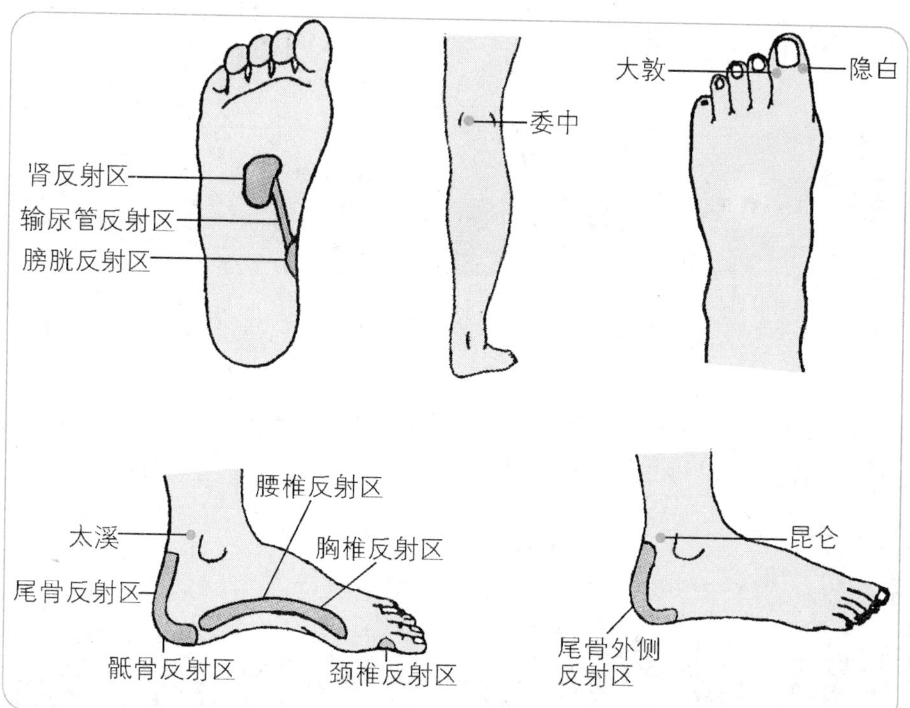

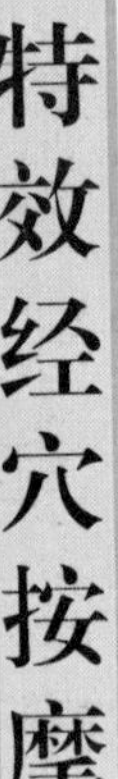
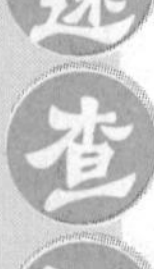
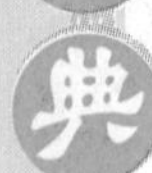

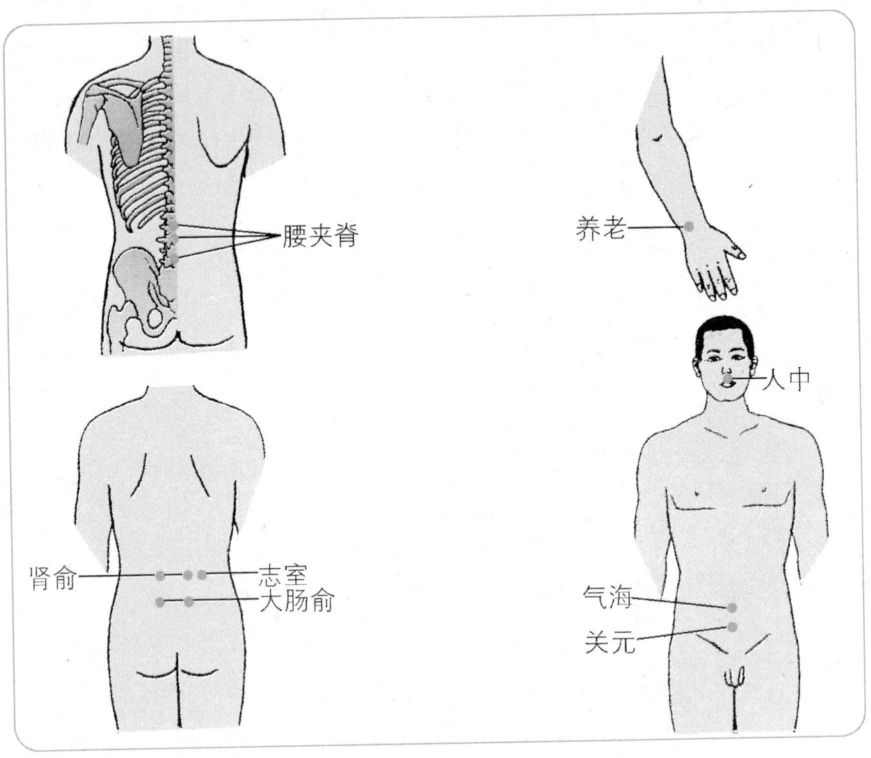

失 眠

中医学认为，失眠多由思虑伤脾、阴虚火旺、心肾不交、胃气不和等引起。

症状多为一般入睡时间不超过 30 分钟，夜间觉醒次数超过两次或凌晨早醒，睡眠质量差、多梦，总睡眠时间小于 6 小时，次日清晨感到头昏、乏力、嗜睡、精神不振等。

按摩方法

（1）用食指指端和中指指端点按睛明 108 次，再以一指或双拇指推法，自印堂向两侧沿眉弓、前额推至两太阳处，按摩 5 ~ 10 分钟。

（2）用双手拇指指端分别抵于两侧太阳，用余下四指指腹推擦风池至颈部两侧，重复 2 遍，再以双手拇指尖点按百会 18 次。

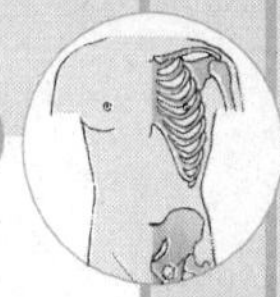

(3) 俯卧，在背部用滚法，操作 3 ~ 5 分钟。心脾亏损者，可多按揉心俞、脾俞；肾虚者，可多按揉肾俞、关元。

(4) 用拇指指端点按神门、足三里、三阴交。

针灸疗法

主穴宜用三阴交、神门。

心肾不交者如头晕、耳鸣、腰酸、梦遗者，可以加风池、心俞、肾俞、命门、太溪。

心脾不足者，可以加心俞、脾俞。

惊恐多梦者，可以加心俞、肝俞、魂门、隐白。

痰湿盛者，可以加四神聪、膻中、中脘。

食滞中阻者，可以加中脘、足三里。

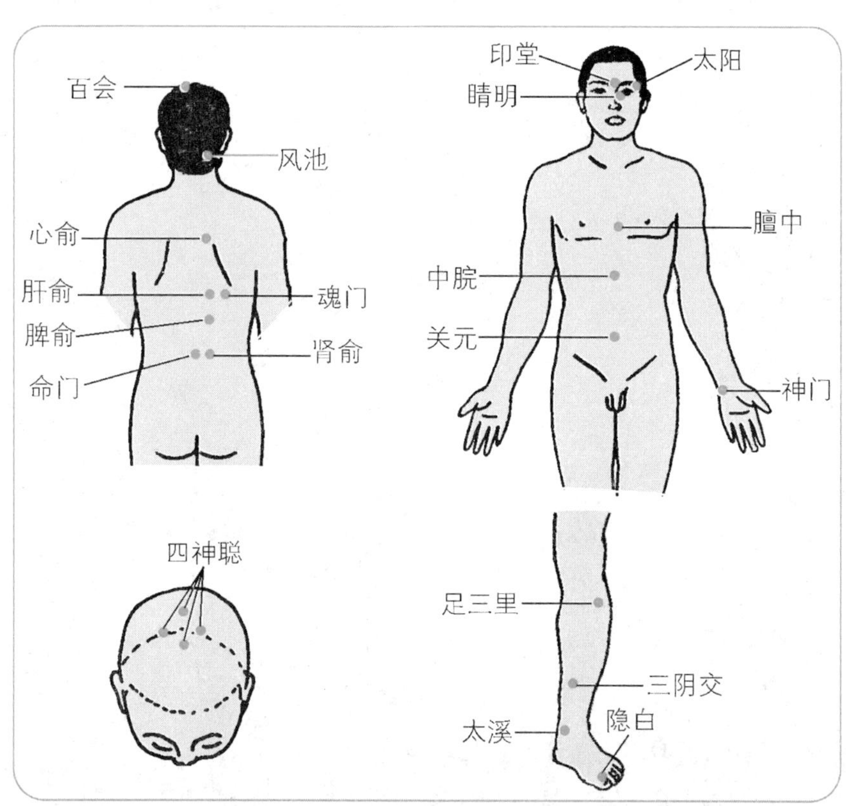

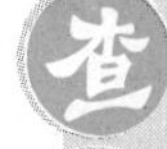

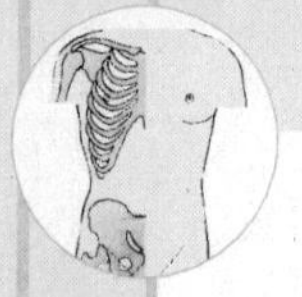

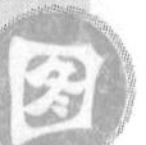

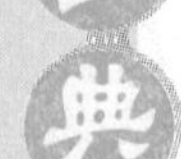

胃痛

胃痛又称胃脘痛，是以胃脘部疼痛为主的病症。引起胃痛的原因有两个：一是由忧思恼怒、肝气失调、横逆犯胃引起；二是由脾不健运、胃失和降引起。一般表现为疼痛、胀气、食胀、舌淡无味、口苦等。

按摩方法

（1）从鸠尾开始，沿任脉向下，经上脘、中脘推到神阙，在上脘、中脘着力揉按，往返3次，每次3分钟。

（2）分别用点法、揉法、掐法按摩双侧合谷、外关、阳陵泉、足三里各1分钟。

（3）用掌推法，沿脊椎两旁的足太阳膀胱经的脾俞、胃俞、三焦俞，推1分钟。

针灸疗法

主穴用中脘、足三里。

实证加内关、公孙。

虚证加脾俞、胃俞、章门、三阴交。

隔姜艾灸中脘、内关、足三里，有温中、散寒、止痛的功效。

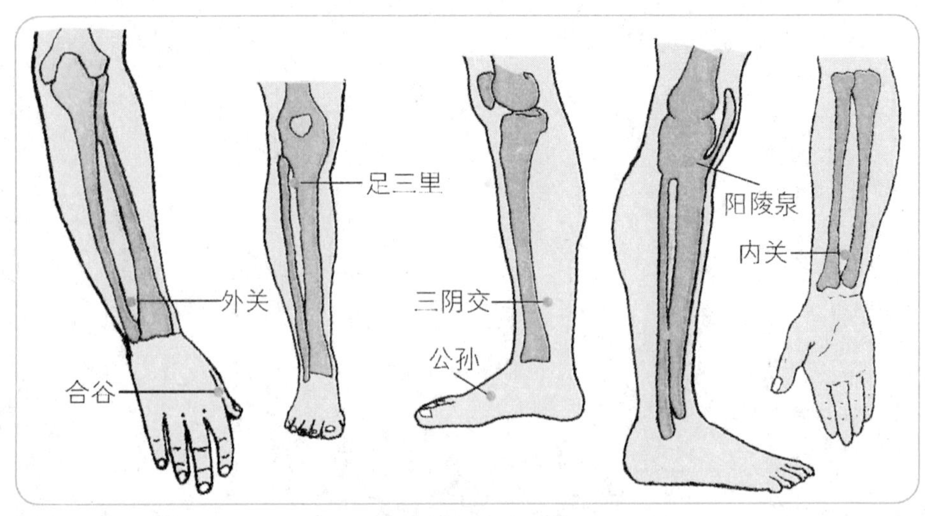

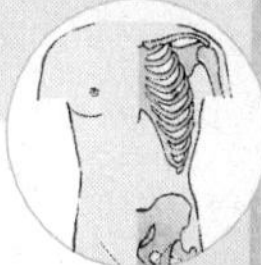

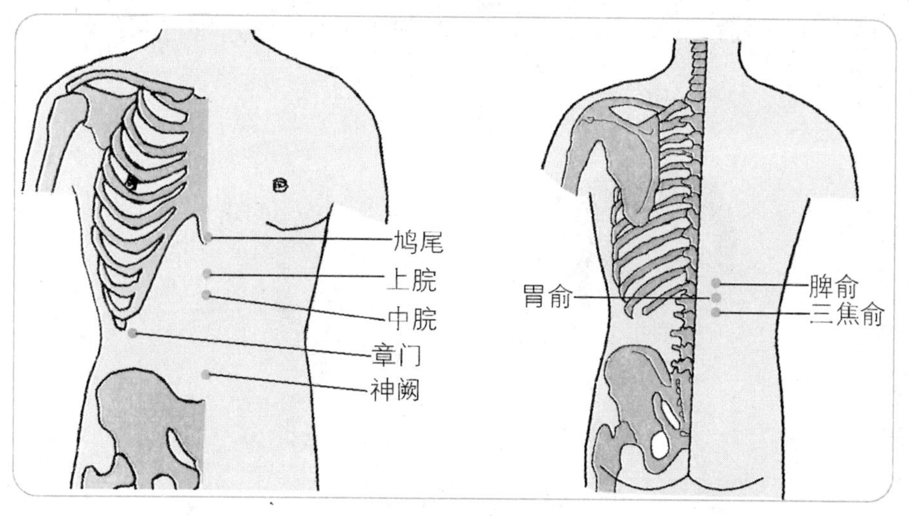

脱 发

脱发的病因尚不完全清楚，多认为与内分泌失调、精神刺激、雄性激素增多、血管功能紊乱、免疫功能异常、遗传因素等有密切关系。中医学认为，多由气血亏虚、肾精不足，不能润泽毛发，也与思虑过度、劳伤心脾、阴虚热盛、蕴湿积热、湿热上蒸而致发根不固、易脱落有关。

主要表现为梳头或洗头时容易掉头发。

按摩方法

（1）将双手五指分开，先从前发际开始，按揉头发至后发际，再均匀地按揉整个头部约 2 分钟，以头部有胀感为佳。

（2）按揉百会、头维、风池各 10 次，以有胀感为度。

（3）将双手四指并拢，拍打整个头部约 2 分钟。

（4）将双手手指分开，按于头部前发际，向后梳推至后发际，反复做 20 次。

针灸疗法

主穴取百会、风池、膈俞、足三里、三阴交。

头晕加上星，失眠加内关、神门。

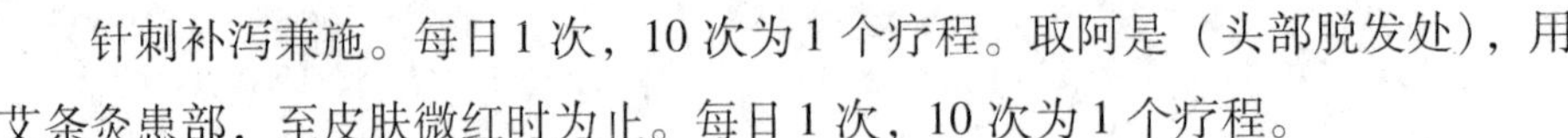
针刺补泻兼施。每日1次，10次为1个疗程。取阿是（头部脱发处），用艾条灸患部，至皮肤微红时为止。每日1次，10次为1个疗程。

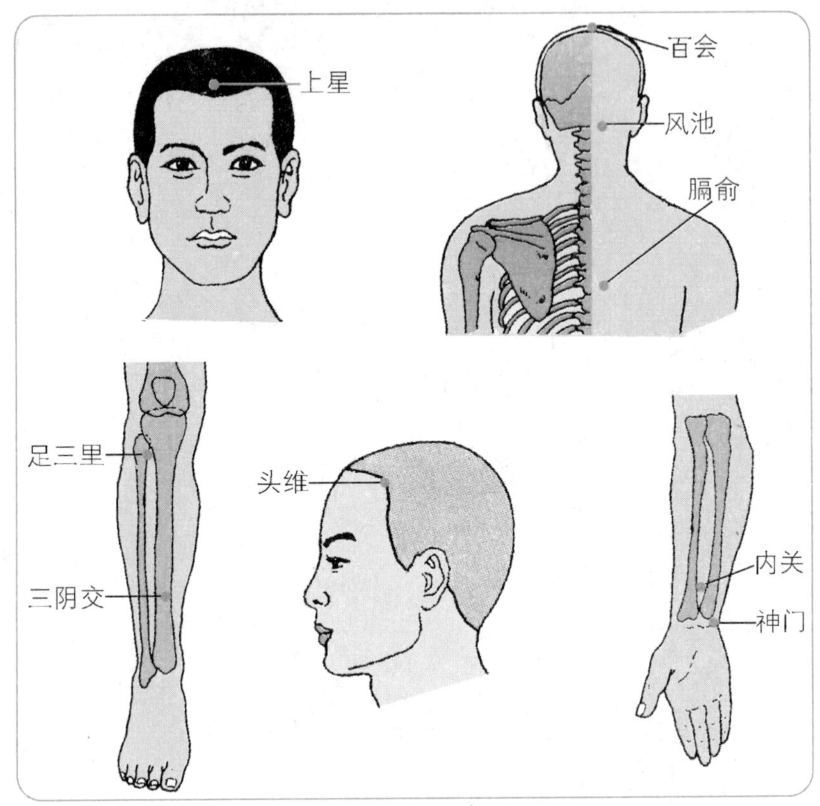

近 视

现代医学认为，近视是由遗传因素、环境因素、眼球形状异常所致。中医学称近视为“能近怯远症”，认为主要是先天禀赋不足，肝血虚、肾精亏，不能贯注于目，导致光华不能发越。远处的物体、字迹模糊不清，难以辨认，近视时间久了，会出现眼胀、视力疲劳、头痛等症状。

按摩方法

（1）用双手拇指轻轻揉按天应。

（2）用一只手的拇指轻轻揉按睛明，先向下按，然后向上挤。

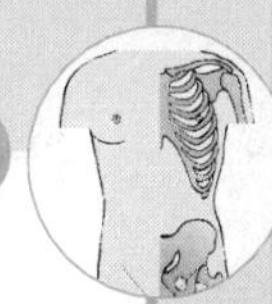

（3）用食指轻轻揉按四白。

（4）先用拇指按压太阳，然后用弯曲的食指第二节内侧面轻刮眼眶一圈，使眼眶周围的攒竹、鱼腰、丝竹空、瞳子髎、球后、承泣等穴位得到按摩。

针灸疗法

主穴取劳宫，用艾灸7～10分钟至皮肤发红。5～7日为1个疗程，间隔3～5日进行第二个疗程，一般需要4个疗程。取睛明、攒竹、球后、承泣。

目筋挛急配四白、太阳、瞳子髎、风池、太冲、太溪。

气虚神伤配关元、足三里、百会、神门。

肝肾亏虚配太溪、太冲、肝俞、肾俞。

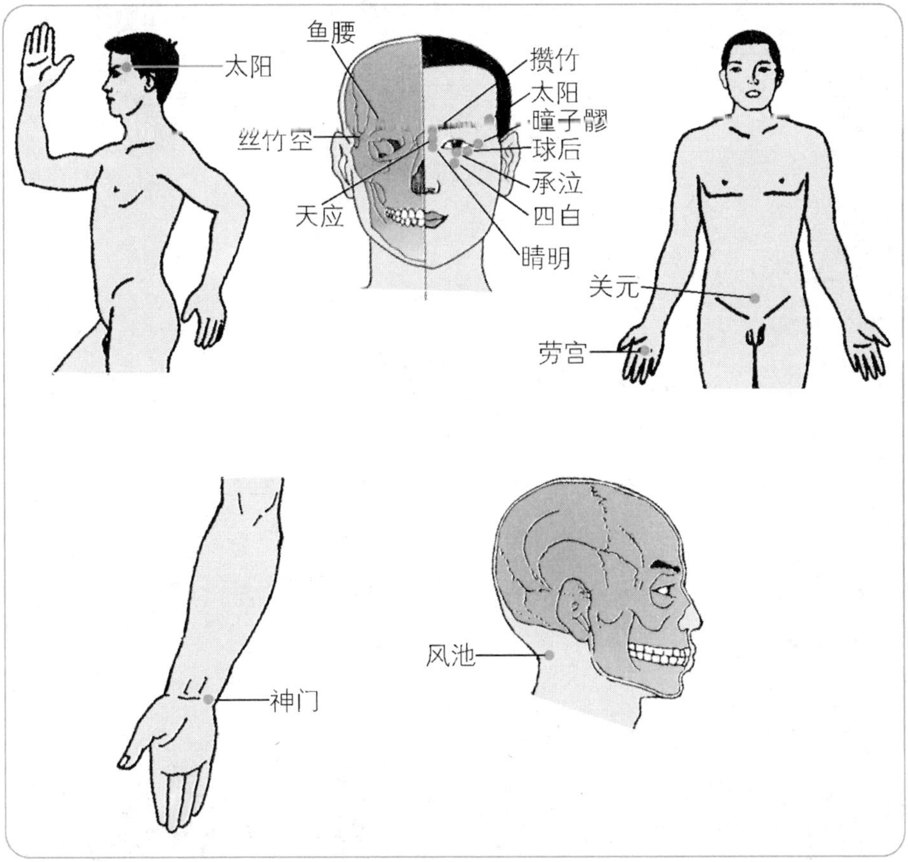

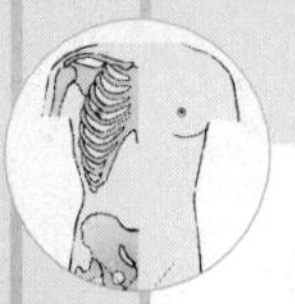

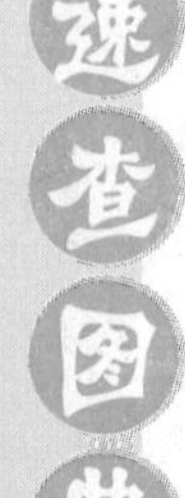

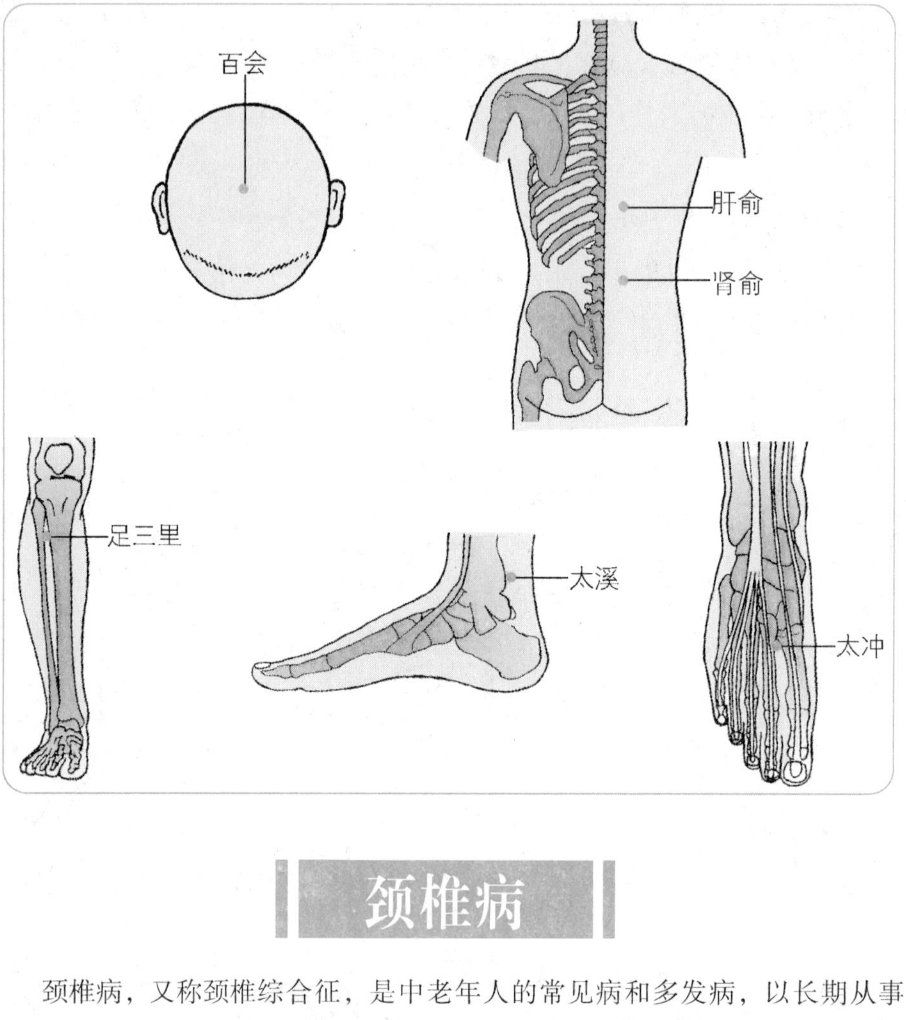

百会

肝俞

肾俞

足三里

太溪

太冲

颈椎病

颈椎病，又称颈椎综合征，是中老年人的常见病和多发病，以长期从事低头伏案工作的文职人员多见，常为职业病。近年来临床发病显示低龄化趋势。随着年龄的增长，颈椎及其周围韧带、肌腱、关节囊、椎间盘等软组织可发生退行性变化或损伤，压迫和刺激颈部的神经根、椎动脉、交感神经和脊髓等而出现一系列临床症状。颈椎病可分为颈型颈椎病、神经根型颈椎病、脊髓型颈椎病、椎动脉型颈椎病、交感神经型颈椎病，不同类型的颈椎病会有不同症状。

颈椎病患者轻者头、颈项、肩、臂疼痛，麻木，肌肉萎缩等；重者疼痛难忍，转头、俯仰不能，甚至瘫痪等。

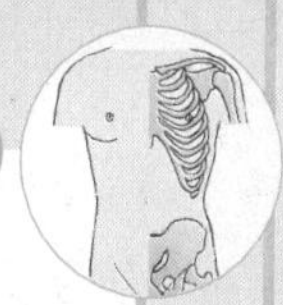

按摩方法

（1）用拇指端点按印堂36次，然后用拇指指腹和中指指腹按揉率谷、太阳各36次。

（2）俯卧，用拇指和食指相对揉捏风池、肩井各36次，然后用鱼际重按轻揉大椎36次。

（3）用拇指指端顺手臂外侧依次点揉天井、曲池、手三里、外关、后溪、合谷各36次，以手臂有放射性酸胀感传至肩部为宜。

（4）坐位，用左、右手从上而下反复按揉其颈部及两侧肩背部斜方肌3遍，然后用拇指指端点按其悬钟、跗阳各36次。

针灸疗法

主穴取夹脊、阿是、风池、天宗，肩痛加肩井。

上臂痛加臂臑、肩髃，前臂痛加曲池、手三里。

手指麻加八邪。

平补平泻法，留针30分钟，每10分钟行针1次，每日1次，或隔日1次，10次为1个疗程。

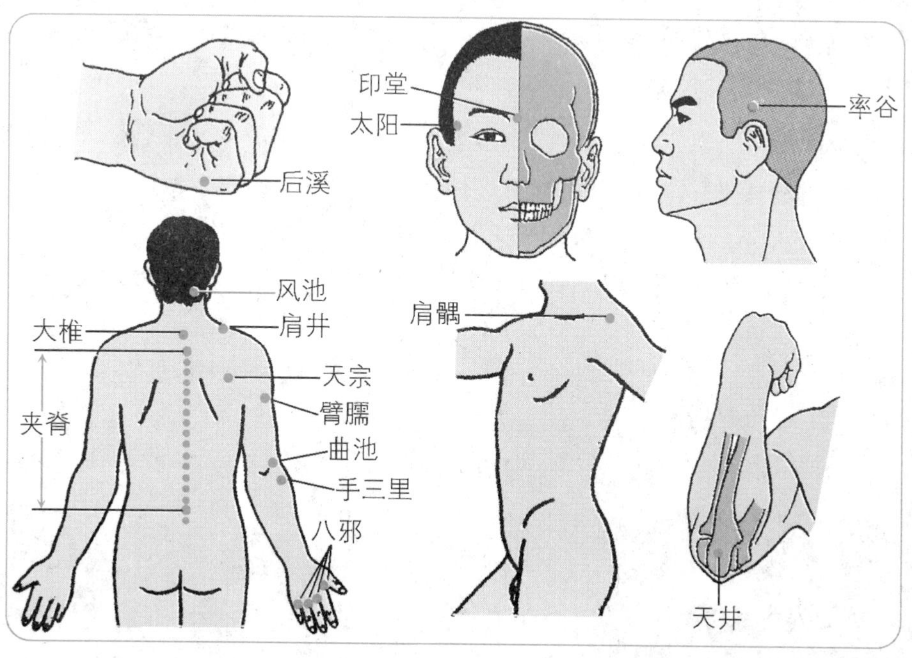

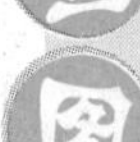
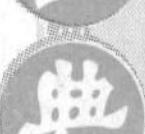

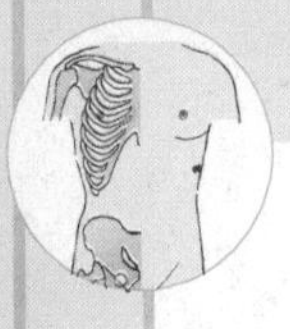

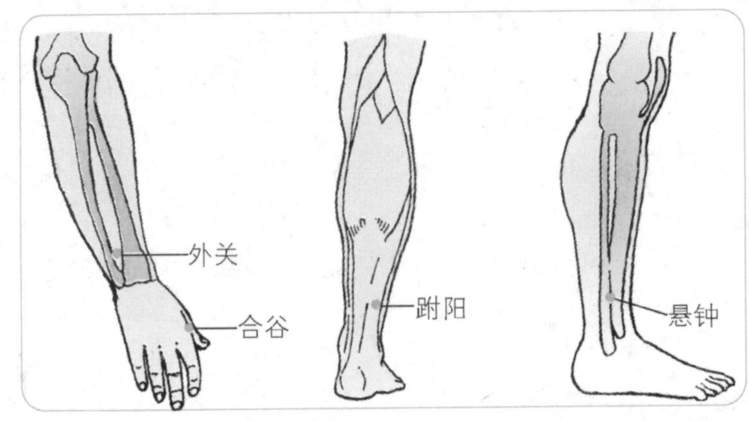

肩周炎

肩周炎多由年老肝肾亏损、气血虚弱、血不荣筋，或痰浊瘀阻、外伤后遗症、复感风寒湿邪，使气血凝滞不畅、筋脉拘挛引起。

肩周炎早期肩关节呈阵发性疼痛，常因天气变化和劳累诱发，以后发展为持续性疼痛且逐渐加重，白天较轻，黑夜加重，夜不能寐，不能朝疼痛侧侧卧，肩关节运动障碍日渐加重。另外，肩部被牵拉时，会引起剧烈疼痛，肩部肌肉还有痉挛或萎缩。

按摩方法

（1）取俯卧位，按摩者用双手按住肩胛骨，用拇指同时按压双侧天宗，配用其余手指抵压腋下的极泉，按揉3～5分钟，能缓解疼痛。

（2）一手握住手腕，另一手拇指着力，用掐法，点按肩井3分钟，能缓解疼痛。

（3）分别按揉肩髎、肩井、肩髃、肩贞各1分钟，其中肩井、肩贞可以手握空拳，以拳背关节按揉，用力要重一些。

（4）取阳谷、后溪、液门、中渚、太渊、神门手部诸穴和小臂的曲池、外关，各按揉1分钟。

针灸疗法

主穴取肩髃、肩髎、巨骨、曲池等，并可用“以痛为腧法”取穴，留针20分钟，每日1次，或加用艾灸。

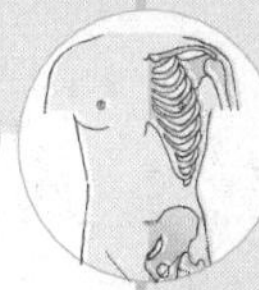

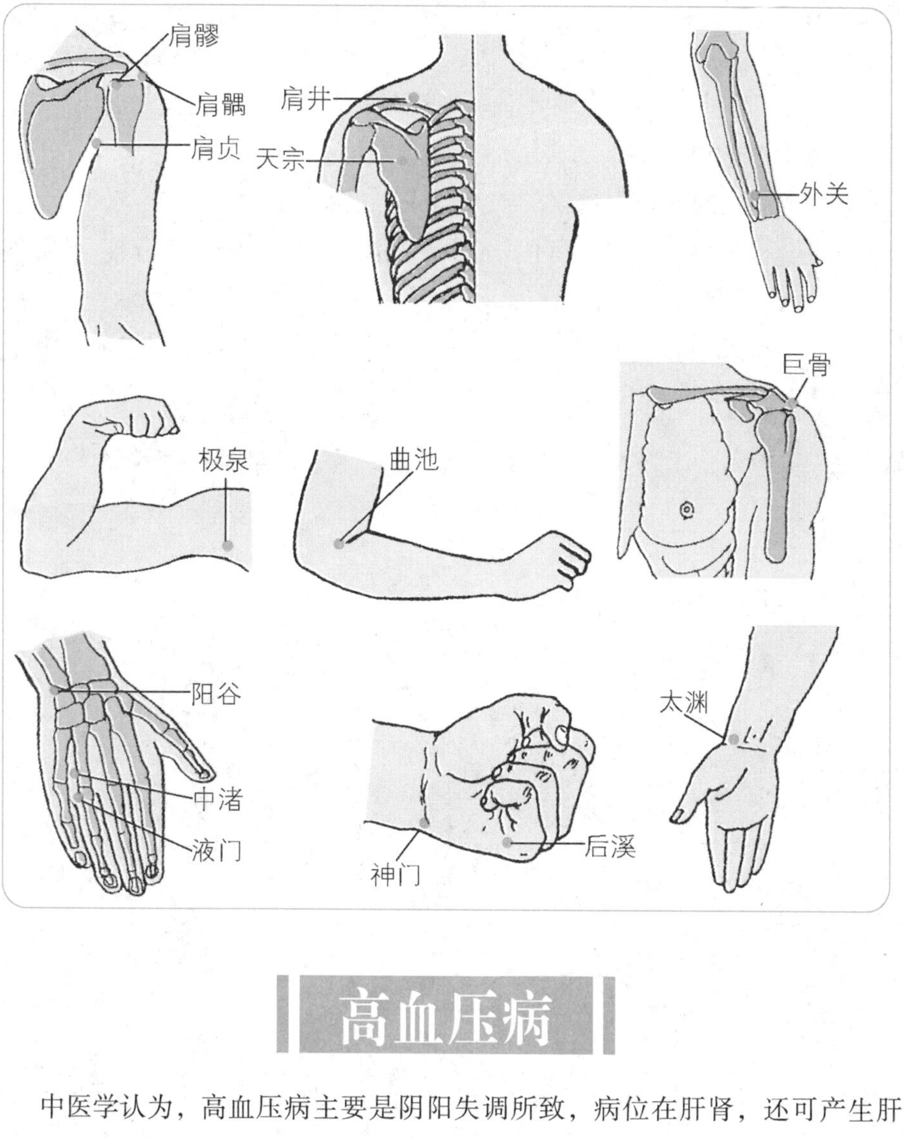

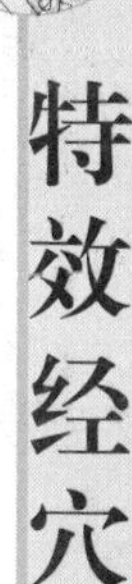

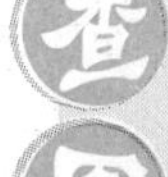

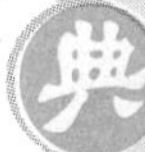

肩髎
肩髃
肩贞
肩井
天宗
外关
巨骨
极泉
曲池
阳谷
中渚
液门
太渊
后溪
神门

高血压病

中医学认为，高血压病主要是阴阳失调所致，病位在肝肾，还可产生肝风、痰浊、瘀血，临床上以虚实夹杂较多见。

高血压病多发生于中年以上人群，早期无明显症状，随着病情的进展，可出现头晕头痛、耳鸣眼花、心烦心悸、失眠等，甚至出现肢体麻木。病情晚期并发心、脑、肾病变。

按摩方法

（1）从头顶百会沿脑后正中线轻推至颈后大椎，按摩 3 ~5 分钟，以有舒适感为度。

（2）按揉风府、风池、天柱、大椎，每穴2~3分钟，以有酸胀感为度。

（3）由双眉向两侧分推到太阳2~3分钟，以有温灼感为宜。双手同时按摩两侧太阳，按揉2分钟，以有酸胀感为度。

（4）摩揉小腹，按顺时针方向摩揉3~4分钟，手法宜缓慢、沉稳。

（5）点揉环跳、殷门、委中、承山、太溪、昆仑，每穴2分钟，用力稍重，以有酸胀感为度。

针灸疗法

主穴取复溜、太溪、足三里、太冲。相互配伍，起滋水降火、平肝潜阳的作用，收控制血压之功效。艾灸足三里、悬钟、涌泉或石门等穴，也有一定的降压效果。

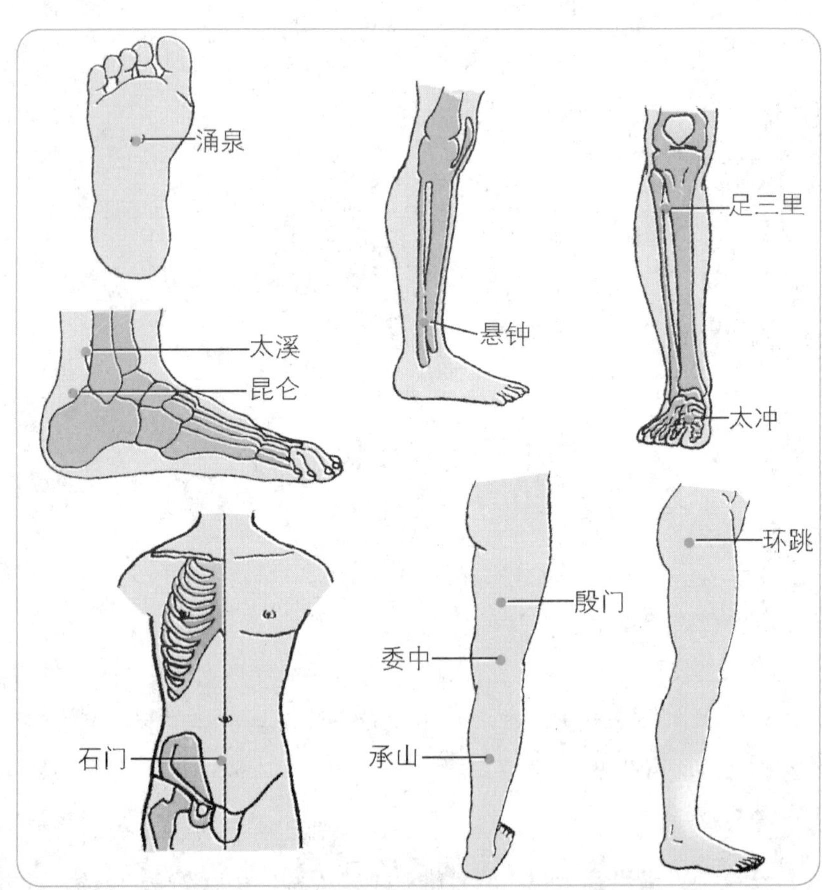

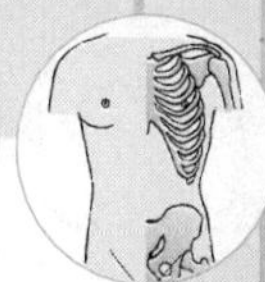

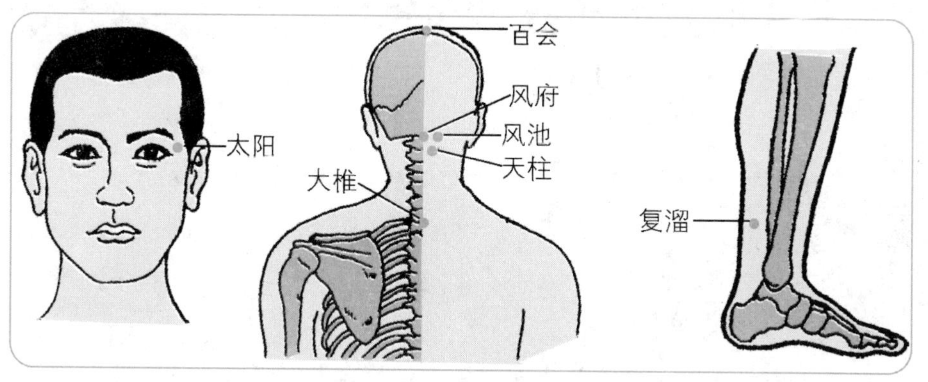

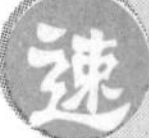

糖尿病

初期的糖尿病患者会觉得口渴，需要大量的水分，所以尿量和次数均会增多，且极易饥饿，特别想吃甜食。稍微有病症发生后，就会变瘦、容易疲劳。继续恶化，则会减弱对疾病的抵抗力，引起血管或视力障碍等并发症。

糖尿病是因为胰腺分泌的胰岛素不足，产生糖分代谢异常所致。因此必须接受专科医生的治疗。不过，糖尿病不能仅以药物治疗，生活方式对病情也有极大影响。最重要的是接受医生指导，摄取定量的热能并控制血糖。另外，亦需注意充足睡眠，力求消除疲劳，避免紧张。

按摩方法

（1）用两手掌心置于腰部肾俞，先上下加压揉按肾区各 36 次，再采用顺时针旋转、逆时针旋转揉按各 36 次。以局部有温热感为度。

（2）先将掌心置于下腹部，以脐为中心，手掌绕脐按顺时针方向按摩 36 圈，再按逆时针方向按摩 36 圈。按摩的范围由小到大、由内到外，可上至肋弓，下至耻骨联合。按摩的力量由轻到重，以能耐受、自我感觉舒适为度。

（3）以按摩大肠经、心经为主，在手三里、外关、桡骨、内关、合谷各按揉 3 分钟。

（4）以按摩脾经、肾经为主，在足三里、阳陵泉、阴陵泉、三阴交各按揉 3 分钟。

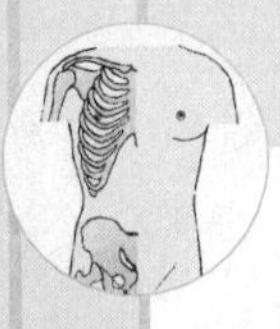

（5）用拇指指腹按揉劳宫，左、右手交叉进行，各做36次。

（6）用拇指按揉涌泉，左、右脚交叉进行，各做36次，早、晚按摩。

针灸疗法

上消以多饮为主症，以足三里、三阴交、太溪、肺俞、脾俞、胰俞、肾俞、意舍、承浆为主穴。口干重者，加膈俞、鱼际。多食善饥消瘦者，加胃俞、中脘。多尿者，加关元、水道。针刺时，缓慢捻转，得气即可。每日1次，10日为1个疗程。

中消以多食易饥为主症。主穴用关元、脾俞、膈俞、水道、胃俞。烦躁者加肺俞、承浆。乏力、懒言、腹胀者，加胃俞、三阴交、阳陵泉、足三里。针刺时，左右提插捻转，得气为度。每日1次，10日为1个疗程。

百会
天柱
风池
肺俞
心俞
膈俞
胰俞
肝俞
胃俞
意舍
脾俞
肾俞
外关
合谷
委中
太阳
承浆
中脘
手三里
气海
水道
关元
鱼际
劳宫
内关
曲泉
涌泉
阴陵泉
阳陵泉
足三里
三阴交
复溜
太溪
太冲

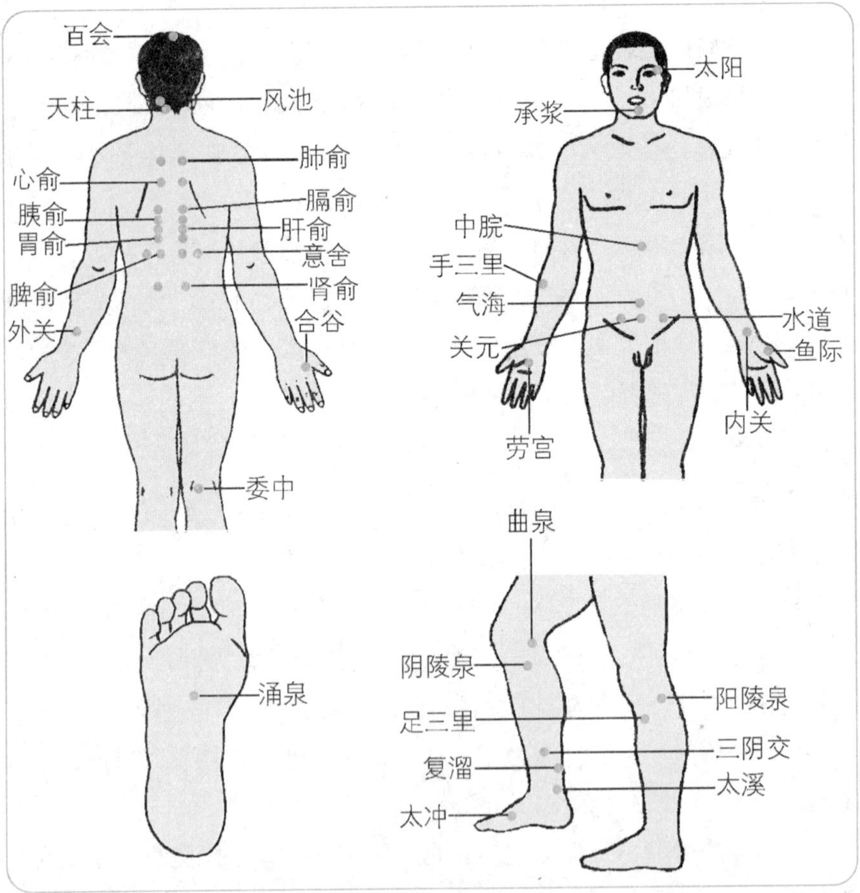

下消以多尿为主症。主穴用三阴交、太溪、肾俞、胰俞、肝俞、太冲。多食、消瘦者，加胃俞、足三里。口干口渴者，加复溜、承浆、合谷。针刺时，轻轻捻转，得气为度。每日1次，10日为1个疗程。

糖尿病容易引起并发症。腰酸、腹痛者，加委中。头晕、眼花者，加太阳、风池、天柱。头晕、头痛者，加百会、太阳。心悸、气短者，加心俞、内关。下肢疼痛者，加太阳、曲泉、足三里、阴陵泉、阳陵泉。遗精、阳痿者，加关元。

痛经

中医学认为，痛经多由情志郁结、寒凝胞宫，或气血不足、气血运行不畅，不通则痛。痛经多表现为乳房胀痛、胸闷烦躁、悲伤易怒、恶心呕吐、面色苍白、四肢冰凉、倦怠乏力、肛门坠胀、心惊失眠等症状。

按摩方法

（1）按顺时针方向摩揉小腹3~4分钟，速度要慢，力度适中，以摩揉部位皮肤有温热感为度。

（2）用指腹按揉气海、关元、中极、天枢，各1分钟，以穴位处有酸胀感为度。

（3）用双掌掌侧缘，横擦中极一线腹部，以有透热感为度。

（4）用掌推法，从中脘到中极推5~6次。

（5）双手拇指相对，反复拨、揉阴交到中极一段和两侧冲脉沿线，用力宜先轻后重，按摩3~4分钟。

针灸疗法

主穴宜用大椎、肩井、大杼、膏肓。

肝郁型痛经者加太冲。

腰痛重者加足三里、命门。

血虚型痛经者加肾俞。

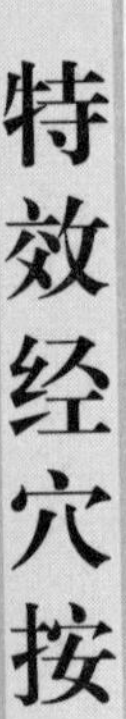

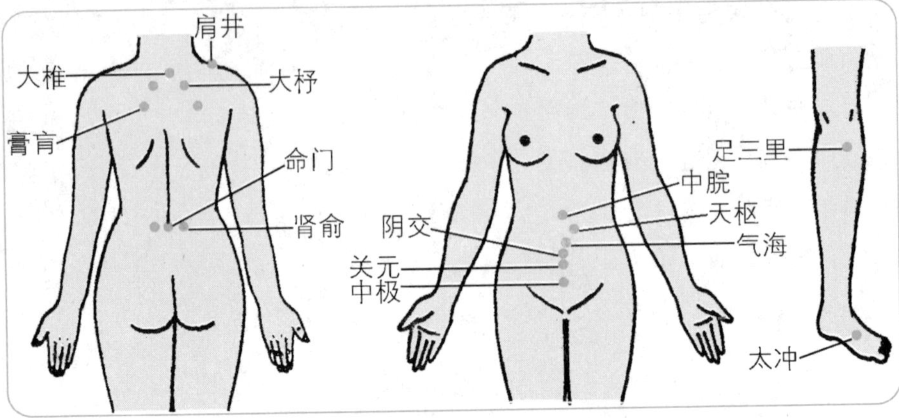

不 孕

不孕是指夫妇同居 2 年以上，有正常性生活、未避孕者，或曾有生育或流产，又连续 2 年以上不孕者。

现代医学认为，不孕多是由卵巢功能失调、子宫病变、输卵管不通，以及其他慢性病如甲状腺功能低下、结核病等引起。中医学认为，不孕是禀赋虚弱、肾气不足、冲任亏损、气血失调，又遇风寒侵袭，或痰闭胞宫或瘀阻胞络所致。

按摩方法

（1）用揉法、推法按揉督脉、足太阳膀胱经穴位，包括膈俞、肝俞、脾俞、肾俞、膀胱俞，重点按揉胞肓，反复按揉 1～2 分钟，力度稍重，以穴位处有酸胀感为度。

（2）从胸部气户开始，依次按揉关元、中极、气海、气冲、子宫，每穴反复按揉 2～3 分钟。

（3）沿身体前正中线上的督脉做摩揉，以皮肤有温热感为度。

（4）按揉足三里、三阴交、丰隆、血海、太冲，每穴 2～3 分钟，以有酸胀感为度。

针灸疗法

主穴宜用子宫、中极。

肾虚型不孕加肾俞、命门、关元、气海、然谷、三阴交、血海、照海。

肝郁型不孕加三阴交、照海、血海、太冲。

痰湿型不孕加脾俞、胞肓、曲骨、商丘、丰隆、关元、足三里、中脘。

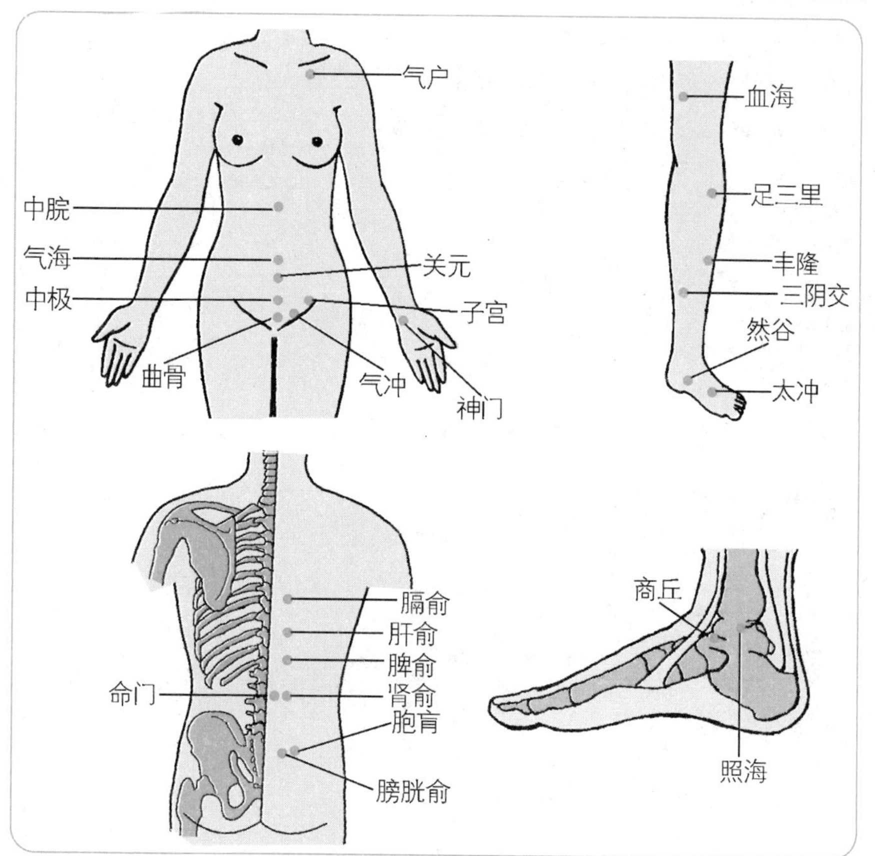

月经失调

由于环境饮食因素、过度精神刺激或疾病的影响，以及月经期不注意卫生、流产、产育过多等原因，造成人体脏腑受损，肝、脾、肾功能失常，气血失调，以致冲任经脉损伤，导致月经不调。

主要表现为不规则子宫出血、功能性子宫出血、绝经后阴道出血、闭经。

按摩方法

（1）将手掌于整个腹部，按顺时针方向摩揉5分钟。

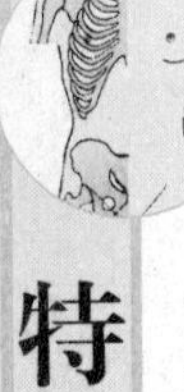

（2）以小腹为主要区域，按顺时针方向按揉4分钟，力度比摩揉整个腹部稍重。

（3）用拇指指端按揉中脘、气海、关元各1分钟。

（4）用拇指指端按揉八髎、肾俞、命门，各2分钟。

（5）用擦法横擦腰部肾俞、八髎，以有透热感为度。

（6）用捏法，沿脊柱线从上往下捏脊5次。

针灸疗法

主穴宜用关元、三阴交。

虚寒型月经失调加脾俞、命门。

气滞血瘀型月经失调加血海、行间。

气虚型月经失调加脾俞、足三里。

肝郁型月经失调加肝俞、太冲、内关。

先期有热型月经失调加太冲、太溪。

月经后期型月经失调加足三里、公孙。

肾虚型月经失调，月经先后无定期加肾俞、交信。

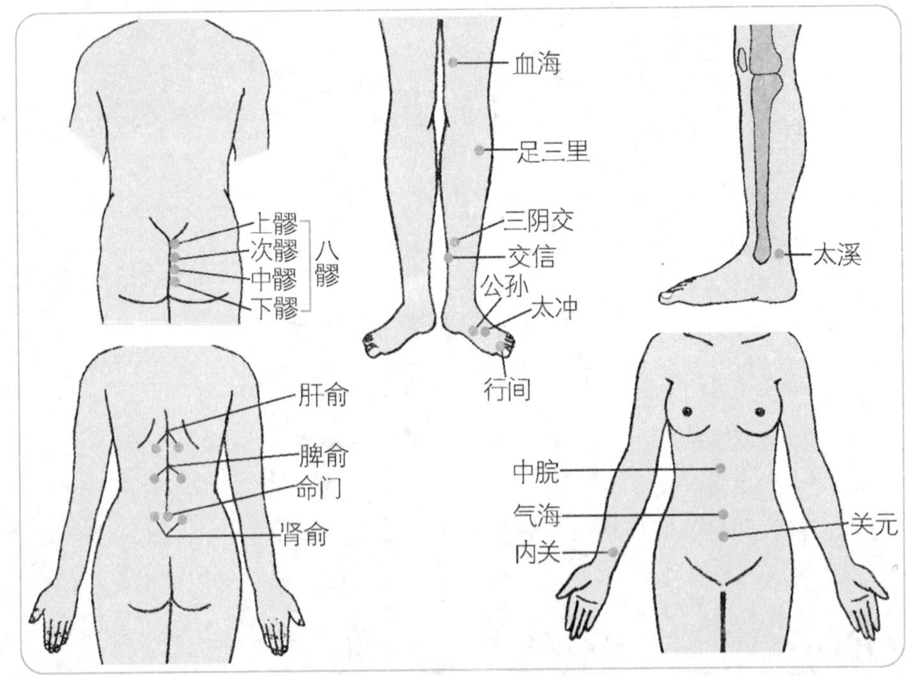

落枕

颈项劳损是落枕的根本原因，睡眠时枕头不当、受寒是落枕的诱因。为防止落枕，除了改变枕头的高低和舒适度、不随意睡卧、避免寒凉之外，注意避免颈项劳损非常重要。一般落枕只是单纯性颈肩肌肉痉挛，如果经常发作，则可能是颈椎病。

落枕是指睡眠后出现的急性颈肩肌肉痉挛、强直、酸胀、疼痛、转头不灵便等症状。疼痛可向头部、肩部、上肢放射，严重者会延续几周。

按摩方法

（1）先用拇指指端偏峰交替点揉后溪各36次，于点揉同时左右转动头颈，然后用拇指指腹推揉落枕压痛点，轻重次数，视落枕程度而定。

（2）先用拇指指端与食指偏峰相对掐捏中渚各36次，然后用拇指指腹推揉阿是，轻重次数，视落枕程度而定。

（3）先用拇指和食指指腹推拿悬钟各36次，再用拇指分别推拿阿是36次，然后用拇指指腹按揉落枕穴，轻重次数，视落枕程度而定。

针灸疗法

取穴为阿是（疼痛最明显的部位）、大椎、外关、列缺、悬钟、落枕。用艾条灸。选3～5个穴位，每穴每次灸10～15分钟，每日1次，5次为1个疗程。

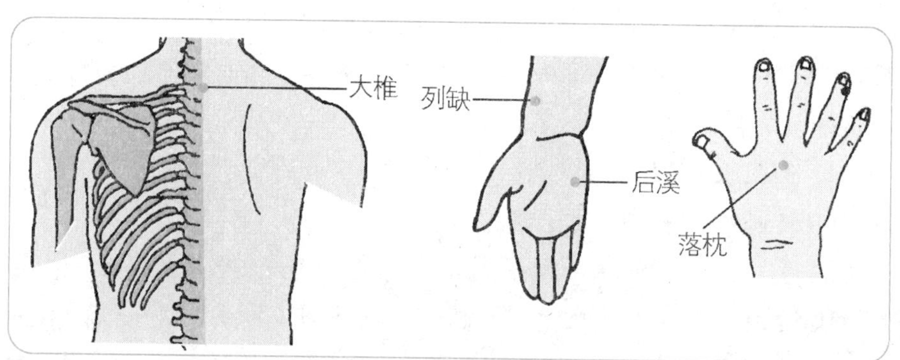

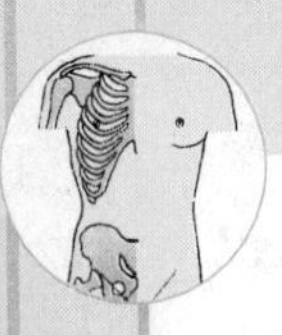

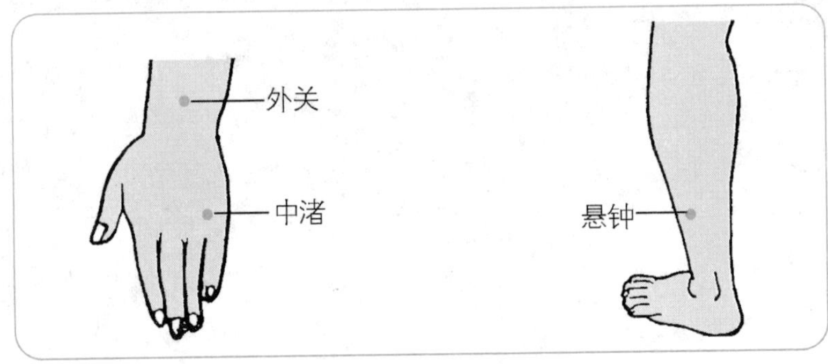

腰椎间盘突出

腰椎间盘突出是常见病，易发于青壮年。由于腰椎间盘变性，纤维环失去弹性、破裂，在外力作用下，髓核经破裂的纤维环脱出，压迫神经根，发生腰、腿痛。

腰椎间盘突出临床表现分为两期。早期症状多为腰痛，经休息数日或数周后，腰痛可减轻，一旦劳动或工作，腰痛反复发作，并有加重趋势。数月或数年后，多有一侧（少数情况下亦可双侧）下肢窜痛，并伴有大腿、小腿及足部感觉异常。疼痛可轻可重，轻者仅为腰部酸胀不适，重者犹如刀割或针刺，行走1~2千米，疼痛不能坚持，必须坐下休息片刻后才能再行走。腰痛及下肢放射痛可同时存在，亦可单独发生。

按摩方法

（1）取侧卧位，一手枕于头下，靠近床面的下肢伸直，另一下肢屈膝，身体自然放松，按摩者站其侧面，右肘放在其臀部，左手放在其肩部，肘和手同时向反方向用力，缓慢活动其腰部。

（2）腰腿肌肉放松后，突然向反方向用力，可听到“喀嚓”一声响，让被按摩者转到另一侧，施以同样手法。

（3）仰卧，双下肢伸直，身体充分放松，按摩者两手握住其脚腕，使其屈膝，稍加活动后，突然用力拔伸，反复3次，再用同样手法拔伸另一侧下肢。

（4）点揉承扶、承山、殷门、委中、昆仑，以及环跳、风市、阳陵泉，每穴2~3分钟，以有酸胀感为度。

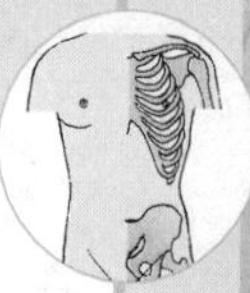

针灸疗法

取穴为相应病变节段的夹脊、大肠俞。每次艾炷灸 1 ~2 壮，约 30 分钟，以有热感深入腰部肌肉、腰椎为佳。急性期每日 1 次，慢性期隔日 1 次。

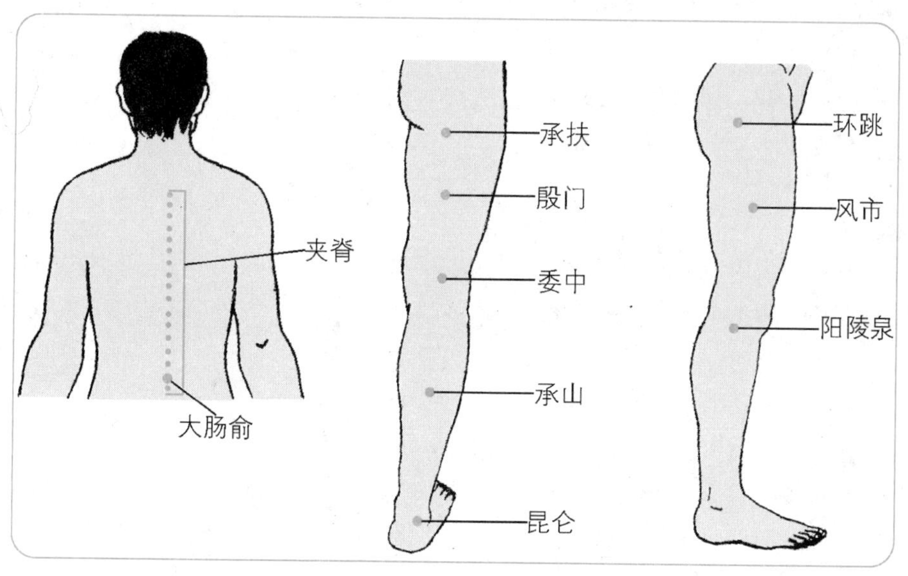

痔疮

俗话说“十人九痔”。痔疮是成年人极为常见的疾病，其发病率会随着年龄的增长而增高。痔疮是在肛门或肛门附近因为压力而伸出隆起的血管，这些由于扩大、曲张所形成的柔软静脉团，类似腿部的静脉曲张，但痔疮常常会产生出血、栓塞或团块脱出。

中医认为，痔疮的发生主要是由于饮食不节，燥热内生，下迫大肠，以及久坐、负重、远行等，致血行不利，而血液瘀积，热与血相搏，则气血纵横，筋脉交错，结滞不散而形成痔疮。

按摩方法

（1）用力点按头顶百会，以有酸胀感为度。

（2）按揉背部大椎，以有酸胀感为度。

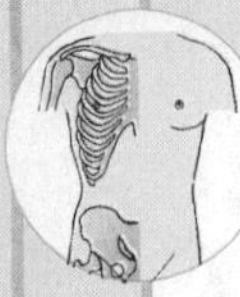

（3）用按揉法和推法、擦法，沿脊柱两侧三焦俞和肾俞操作，以穴位有发热感为度。

（4）将双手叉置腰部，拇指在后侧，以食指按压腹部天枢，以腹部脂肪向内侧凹陷为佳。分别用揉法、捏法刺激双侧孔最，可以缓解痔疮疼痛。

（5）按压双侧三阴交，用拿捏法按双侧太溪，用按捏法按双侧足三里，以有酸胀感为度。

针灸疗法

取穴为承山、关元俞、会阳、命门。温和灸。每穴每次灸 10 分钟，每日 1 次，10 次为 1 个疗程，各疗程之间休息 1 日。

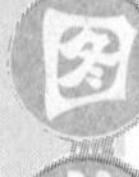

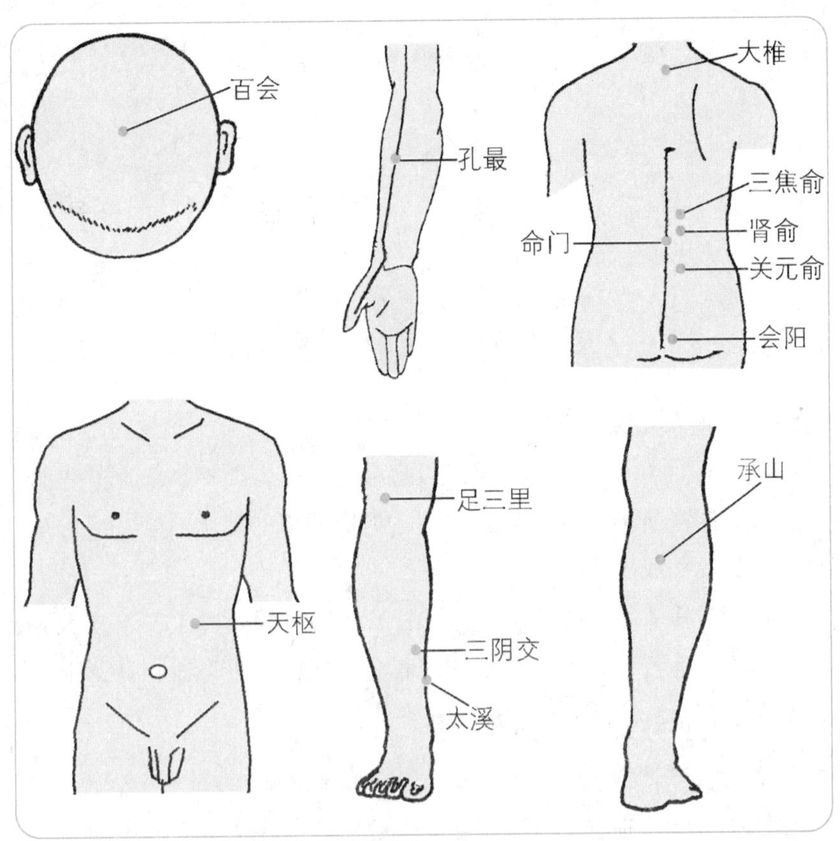

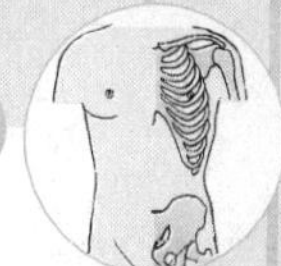

心绞痛

心绞痛是冠心病的临床表现之一。常因情绪因素如发怒、兴奋、焦虑等，或体力劳动、登山、饱食、吸烟等诱发。

本病常突然发作，很少在发作前有先兆，在发作间歇期可表现正常。疼痛部位常为胸骨上、中段及胸骨后稍偏左，有时波及心前区，少数患者为胸骨下段或上腹部疼痛。疼痛放射到左肩、左臂前内侧到无名指、小指，有时放射到颈、咽、下颌、牙齿、左肩胛、上腹部。疼痛呈压榨性、憋闷性或窒息性，常迫使患者停止活动，疼痛严重时伴出冷汗。一般持续1~5分钟，休息后可逐渐缓解，舌下含服硝酸甘油可在1~2分钟内缓解。心绞痛时可伴面色苍白、出冷汗、极度疲乏、心悸、胸闷、头晕，甚至昏厥、呼吸困难等。

按摩方法

（1）取1枚1角硬币（或边缘光滑的硬板），用右手食指、拇指夹持，以硬币（或硬板）的横缘抵住至阳，给予重压，以局部有酸胀感为度。一般在按压至阳1分钟之内心绞痛即可缓解，按压4分钟以上，可维持作用时间达20分钟，与舌下含服硝酸甘油的作用相仿。

（2）用大拇指指端点压至阳，先按顺时针方向稍用力按揉36次，然后按逆时针方向按揉36次。动作缓慢、沉稳。

（3）先用右手拇指指端点按左内关30~50次，再用左手拇指指端点按右内关30~50次。

（4）取站立姿势，全身放松，用小腹自然呼吸，两臂向前、后缓慢抡臂15次。

针灸疗法

取穴为大陵、太冲、巨阙、膻中。

或取穴为神门、太溪、心俞、厥阴俞。

采用回旋灸。两组穴位交替使用。点燃艾条，悬于穴位上方或左右，距离为2~3厘米，以穴位局部皮肤红润、温热感能耐受为度。每日1次，5次为1个疗程。各疗程之间可休息1日。适用于心绞痛稳定期。

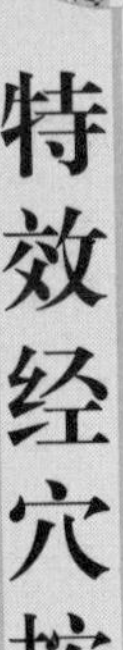

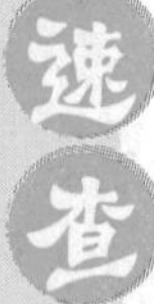
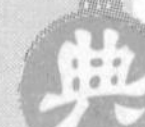

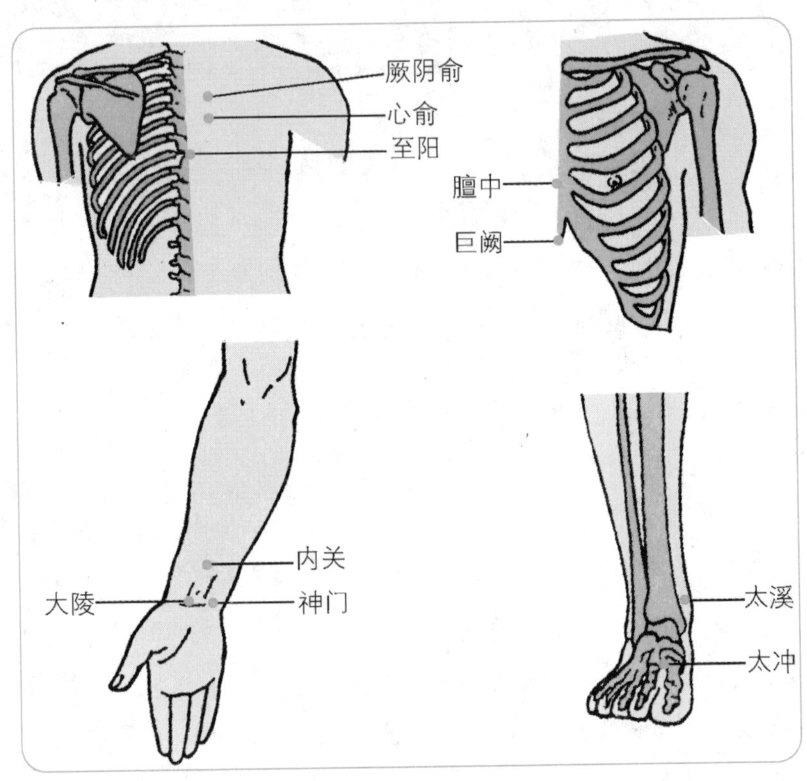

皮肤瘙痒

皮肤瘙痒是一种自觉瘙痒而没有原发性损害的皮肤病。瘙痒而皮肤干燥多见于老年人或久病之人，瘙痒而继发湿疹样变多见于青壮年。本病若长期不愈，往往易引起失眠、神经衰弱等。本病属于中医学“痒风”、“风瘙痒”、“血风疮”等范畴。

皮肤阵发性瘙痒感，程度轻重不一，持续时间不等。可泛发全身，也可局限于某一部位，如肛门、会阴等处。本病初起时并无皮肤损害，由于瘙痒剧烈，难以忍耐，反复抓挠，可引起各种继发性皮损，如抓痕、潮红、浮肿、血痂、色素沉着、苔藓样变或湿疹样变等。有时可继发感染。

按摩方法

(1) 用拇指指端分别推揉左、右曲池各 36 次，以小臂有明显放射性酸胀感为度。

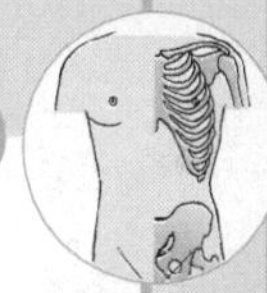

（2）用拇指指端分别推揉左、右血海各 36 次，以有明显放射性酸胀感传导至膝盖处为度。

针灸疗法

取穴为列缺、风门、肺俞、脾俞、膈俞。

或取穴为血海、曲池、中府、章门、风市。

采用回旋灸。每次选取一组穴位。点燃艾条，悬于穴位上方或左右，距离为 2～3 厘米，以穴位局部皮肤红润、温热感能耐受为度。每日 1 次，10 次为 1 个疗程。各疗程之间休息 1 日。

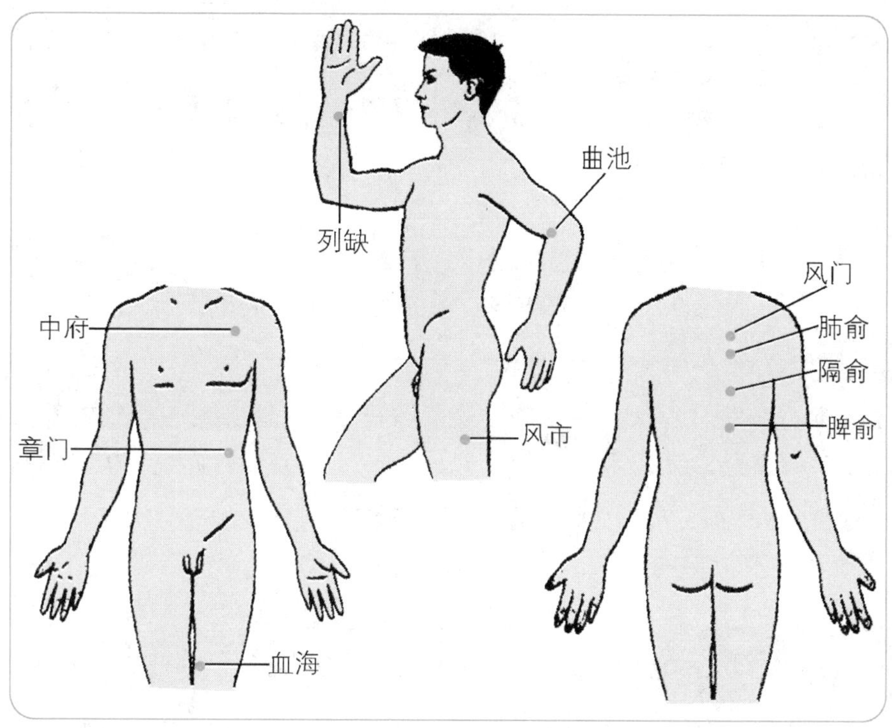

低血压

现代医学认为，低血压由内分泌系统失调及遗传因素所致。中医学认为，因脾肾两亏、气血不足、血不上荣、清阳不升、髓海空虚所致。治疗以补肾益精、补益气血为原则。

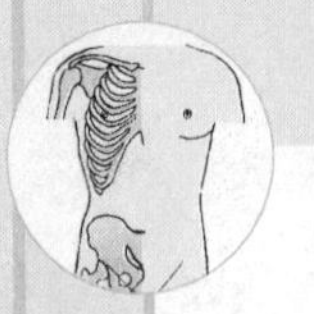

特效经穴按摩速查图典

低血压患者多数没有症状，不需治疗。若有头晕、目眩、耳鸣、疲倦、四肢酸软无力、足冷、自汗盗汗等症状，以及突然起立时眼前发黑、头晕欲倒，则需及时就医。

按摩方法

（1）用力按揉百会穴，能改善血压异常引起的眩晕、头痛、头重等症状，也能消除全身的不适感。

（2）双手食指置于脑枕部，用拇指按揉颈部的天柱穴，能改善颈部酸痛、困乏感，促进血液循环。从天柱按揉到肩井穴，能消除头重和肩部酸痛感。

（3）用点按或揉按法，分别按揉背部厥阴俞、心俞、膈俞、脾俞、肾俞穴，用力稍重，反复按揉3～5分钟。

（4）按揉胸腹部从上往下的穴位，膻中、期门、中脘、肓俞穴，手法以食指、中指、无名指并拢，中指为中心按压穴位，力度稍重，各穴各按揉1分钟。

（5）取上肢的神门、郄门、合谷穴，下肢的阴陵泉、三阴交、照海穴，分别以指点按压15～30次。最后揉涌泉穴，并轻轻拍打足底和足心10～15分钟。

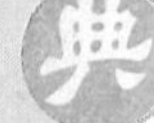

针灸疗法

取穴为百会、关元、气海、足三里。温和灸。点燃艾条，悬于穴位上方或左右，距离为2～3厘米，以穴位局部皮肤红润、温热感能耐受为度。每日1次，5次为1个疗程。各疗程之间休息1日。

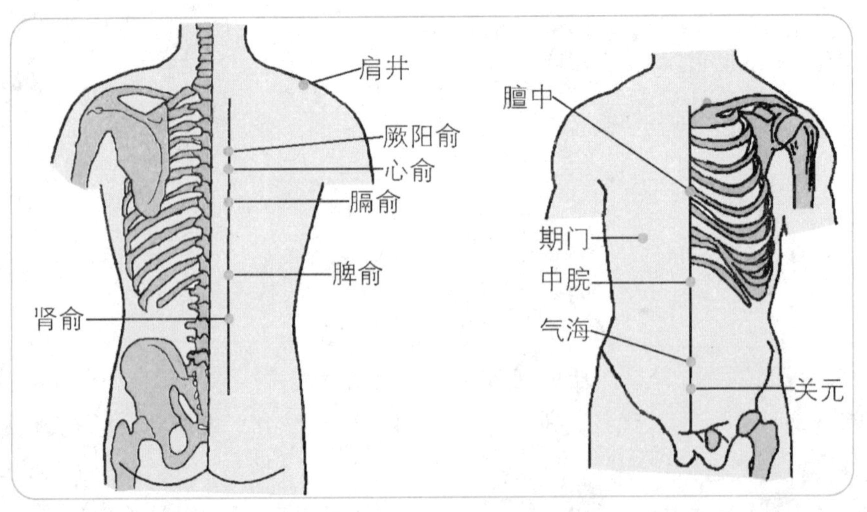

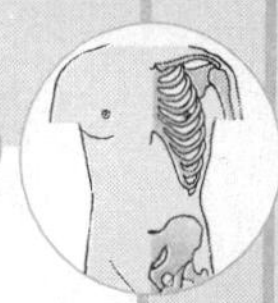
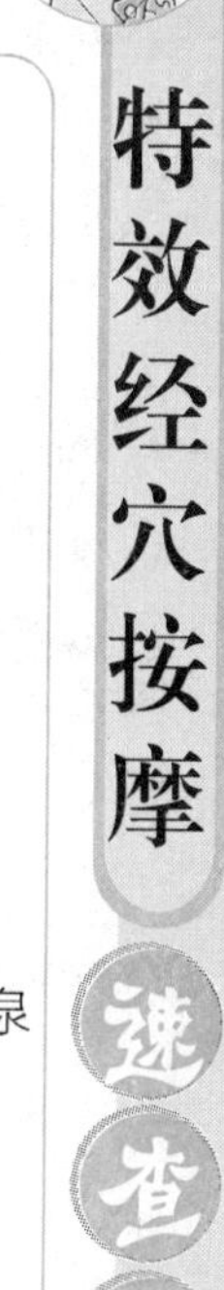

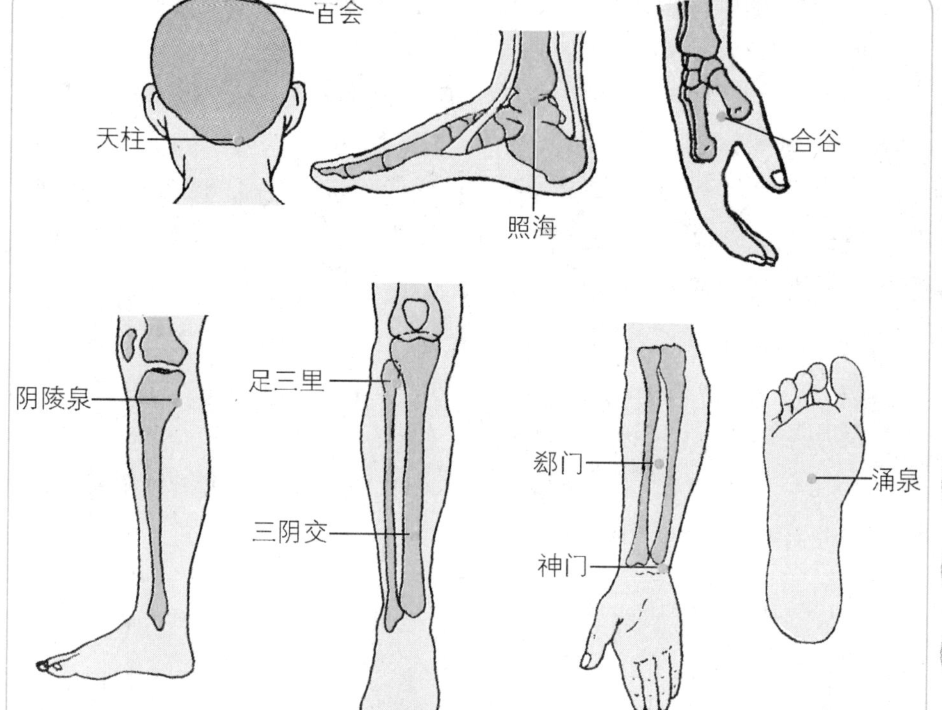

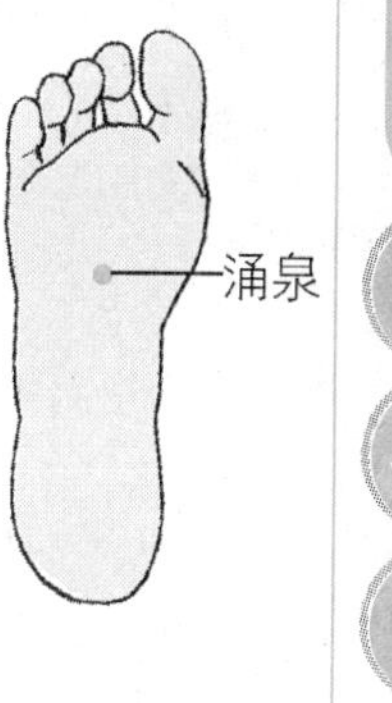

坐骨神经痛

坐骨神经痛多由坐骨神经通路中遭受邻近组织病变引起，如腰椎间盘突出、腰椎部骨质增生、脊椎肿瘤、结核、骨盆内病变及腰部软组织劳损等。

其症状是多为一侧腰腿部阵发性或持续性疼痛，多表现为臀部、大腿后侧、小腿的踝关节后外侧疼痛，以至足部发生酸痛，如弯曲腰腿行走时有不同程度的烧灼样或针刺样疼痛，腰椎旁有压痛及叩击痛，严重者疼痛如刀割。多因行动时疼痛加重，下肢有放射性疼痛，出现水肿等。

按摩方法

（1）用力按揉脊柱两侧的肾俞、大肠俞。患者亦可用自助方式，按揉患侧腰臀部肌肉后，然后取患侧卧位，按揉健侧腰臀部肌肉，并按揉肾俞、大肠俞。

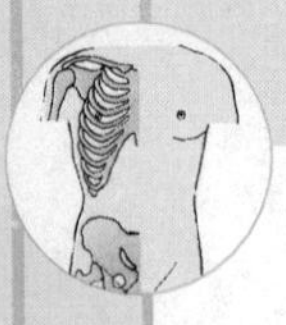

（2）用掌侧横向推擦腰骶下方八髎，用力稍重，以有温热感为度。

（3）用掐法，按揉骶部秩边，稍力透穴位，以有酸胀感为度。

（4）用点法，按摩者以肘尖用力点压患者的环跳，待穴位有酸胀感后，用肘尖弹拨臀部梨状肌。

（5）按揉委中、风市、阳陵泉、三阴交、承筋、承山，每穴 3～5 分钟，用力稍重，透达穴位，以有酸或胀、麻、痛感为度。

针灸疗法

取穴为肾俞、命门、环跳、风市、承扶。

温和灸。每次选用 3～5 个穴位，每穴每次灸 10～15 分钟，每日或隔日 1 次，7 次为 1 个疗程。各疗程之间休息 1 日。

隔姜灸。每次选用 3～5 个穴位，每穴每次灸 3～5 壮，每日或隔日 1 次，7 次为 1 个疗程。各疗程之间休息 1 日。

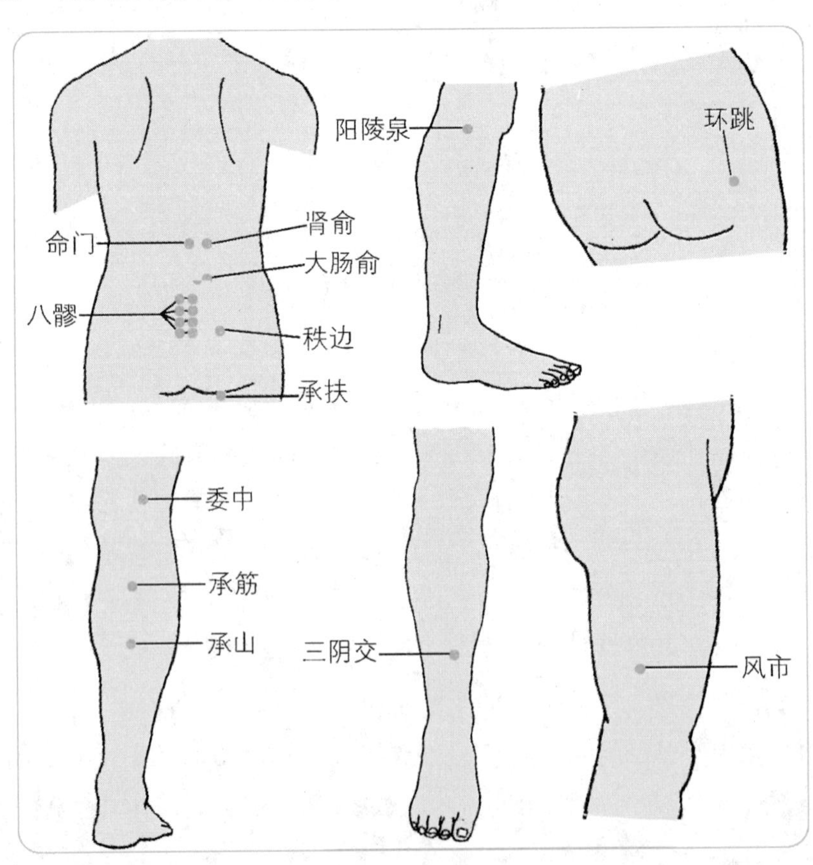

神经衰弱

神经衰弱属中医学“不寐”范畴，多由心脾不足、心虚胆怯、阴虚火旺和胃重不和引起。

主要症状表现为脑力不足、精神倦怠，对内、外环境刺激敏感，情绪波动、易烦易怒、缺乏忍耐性，紧张性头痛，失眠、多梦，心理或生理性障碍。

按摩方法

（1）用拇指指腹或指端按压头顶百会 36 次，接着换手，用同样的方法再按压百会 36 次。

（2）用拇指指腹和中指指腹相对，向喉结下边的天突方向，拿捏两旁人迎 36 次，拿捏 6 遍，指力应从上往下，由轻渐重。

（3）用拇指指端按揉双侧内踝、复溜各 36 次，以足部有放射性酸胀感为度。

针灸疗法

取穴为巨阙、关元。选用麦粒大小的艾炷施灸，每穴每次灸 5～7 壮，隔日 1 次，10 次为 1 个疗程。适用于精神萎靡、昏昏欲睡者。

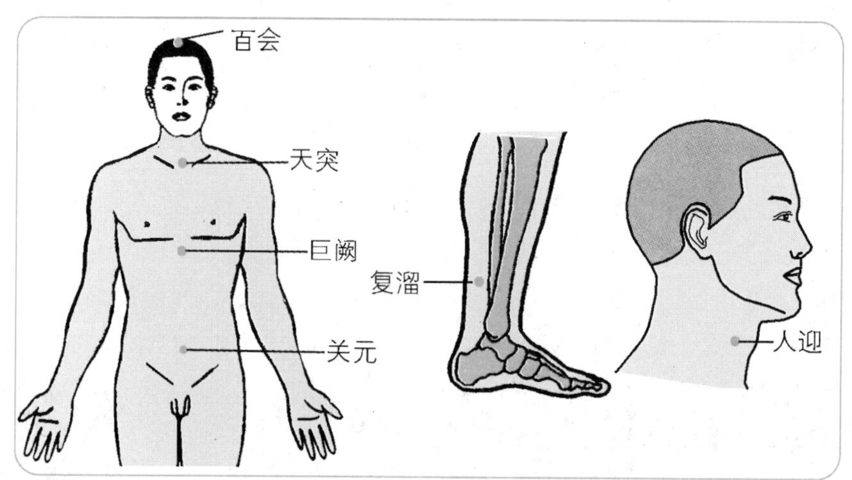

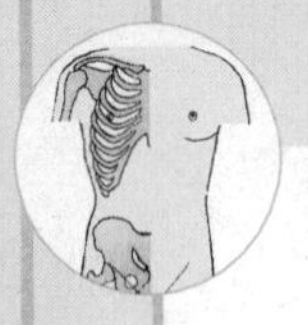

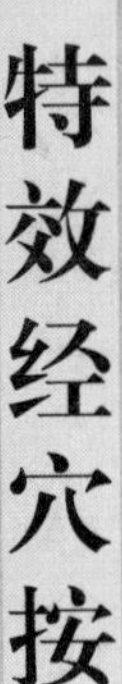

胃下垂

胃下垂即胃的位置下降，现代医学认为，患者长期劳累，大脑过度疲劳，精神受到严重刺激和情绪波动不断作用于大脑皮层，使大脑皮质和皮质上中枢功能失调，导致自主神经功能紊乱，遂使胃紧张力减弱、蠕动缓慢、功能减退。

具体症状为患者食欲不振、嗳气嘈杂，每次进食10分钟后出现顽固性腹胀，不能多吃，左下腹有下坠感和压迫感，且食后或行走时加重，平卧时减轻；有时便秘，有时腹泻；胃部经常闷痛、隐隐痛；食欲明显降低，并有时厌食；逐渐消瘦、全身无力、头痛、眩晕、失眠、多梦；直立时上腹凹陷，下腹膨胀。

按摩方法

（1）用右手拇指指腹按揉中脘72次。

（2）将左手掌心叠放在右手背上，将右手掌根放在上腹部，适当用力做顺时针环形摩揉72次，以腹部发热为度。

（3）用两手拇指指腹与其余四指相对，拿捏上腹正中线两侧肌肉，从上腹拿捏到下腹部，反复36次。

（4）双手握拳，拳摩脾俞、胃俞各36次。

（5）两手叉腰，分别用拇指指端点按肾俞72次。

（6）身体前倾，按摩者用拇指指腹按揉足三里72次。

针灸疗法

取穴为足三里、中脘、章门。

或取穴为三阴交、胃俞、脾俞。采用温和灸或回旋灸。每次选用1组穴位，将艾条一端点燃，距离皮肤2～3厘米，施回旋灸，以穴位局部有温热感或灼热感，皮肤红润为度。每日1次，10次为1个疗程。治疗2～3个疗程，若症状消失，可进行钡餐透视检查，若痊愈，再治疗1个疗程，以巩固疗效；若未痊愈，可继续治疗2～3个疗程。

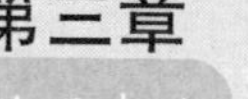
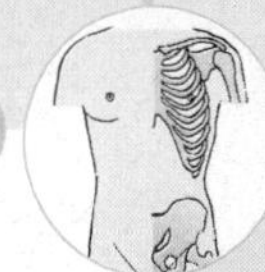
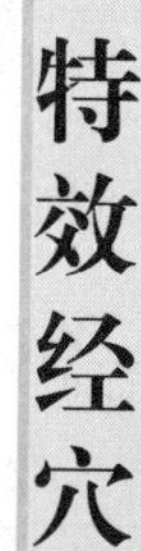

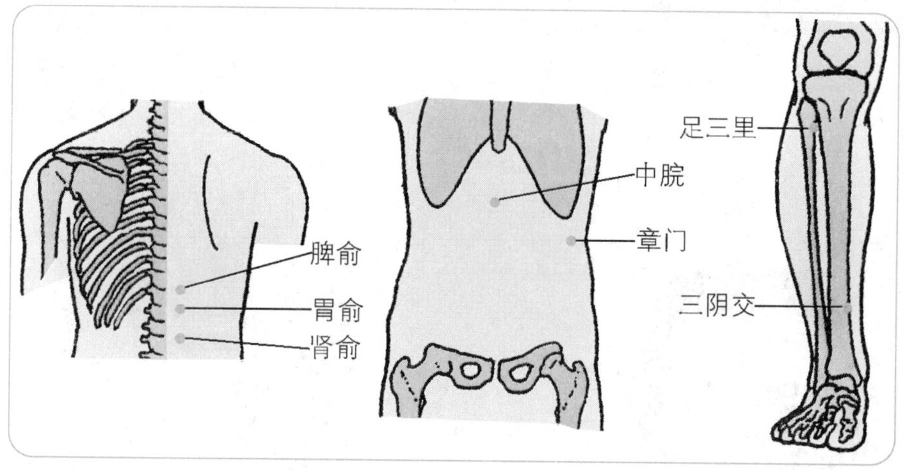

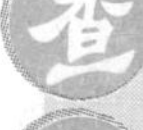

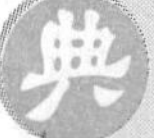

脱　肛

脱肛是指肛管、直肠甚至乙状结肠下端向外翻出，脱垂于肛门外，多见于老年人、儿童和妇女。现代医学认为，肠源性疾病、局部解剖结构缺陷或功能不全是造成脱肛的重要原因。

本病初起时肛门有坠胀感，大便时有肿物脱出，能自行回纳；继则脱出后不能自然回纳，需借助外力才能回纳；渐至运动、咳嗽等增加腹内压力的动作也可使肿物脱出。脱出的肿物表面附着大量黏性分泌物，反复脱出则出现充血、水肿、糜烂、出血疼痛、继发感染。

按摩方法

（1）用拇指、食指指端由轻渐重点按百会 36 次。

（2）用拇指端与食指指腹相对，捏拿二白各 36 次。

（3）俯卧，用鱼际或拇指指腹揉长强 36 次，用力轻柔、有节奏。

针灸疗法

取穴为百会。

隔姜灸。患者取坐位，将姜片置于头顶百会（女性患者应将头发向周围捋顺，显露百会），选中等大小的艾炷施灸。每日 1 次，每次 4 ~5 壮，连续 7

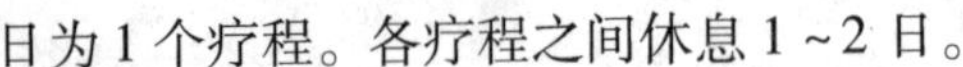

日为 1 个疗程。各疗程之间休息 1 ~2 日。

温和灸。点燃艾条，悬于穴位上方，距离为 2 ~3 厘米，以穴位局部皮肤温热感、能耐受为度。每次灸 20 ~30 分钟，每日 1 次，10 次为 1 个疗程，各疗程之间休息 2 ~3 日。施灸的同时，嘱患者做提肛动作。

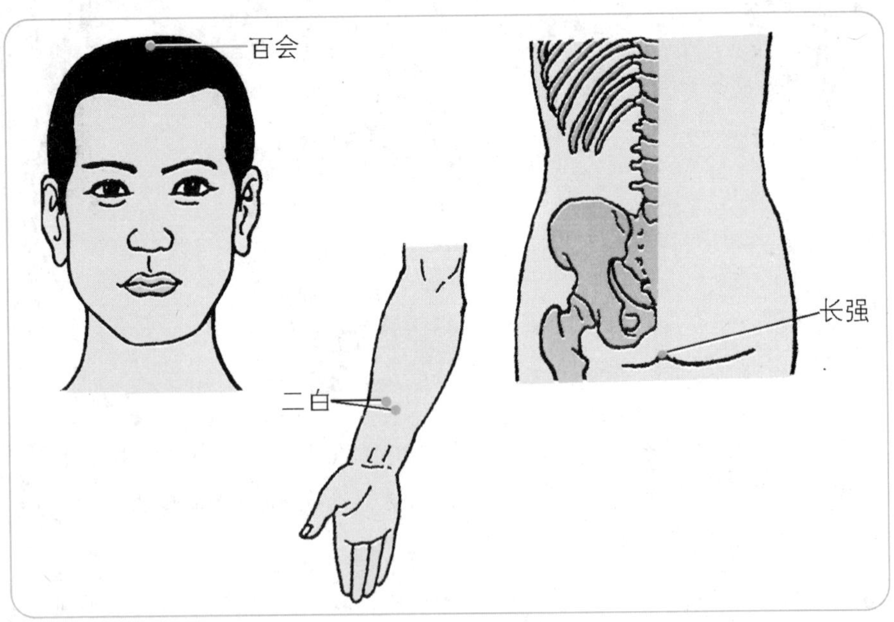

支气管哮喘

现代医学认为，本病与过敏反应有关。支气管哮喘患者中约 50% 有过敏性疾病家族史。外源性哮喘的致敏源来自于体外，常见吸入性抗原种类非常多，如花粉、屋尘、尘螨、动物毛屑、有机粉尘等，也有因进食某种食物过敏而引发者。内源性哮喘致敏源来自于体内，为细菌、病毒的代谢产物。

主要表现为呼吸困难，有喘息声。支气管哮喘是一种常见过敏性疾病，常反复发作，迁延难愈，常引发慢性支气管炎、慢性阻塞性肺气肿、慢性肺源性心脏病等。

按摩方法

（1）仰卧，用拇指指腹推揉云门、中府各36次，再用掌根按揉膻中，按顺、逆时针方向各36次。

（2）用拇指和其余四指推拿孔最、合谷，左、右各36次。

（3）用掌根或鱼际按揉大椎、肺俞，各36次。

（4）用拇指指腹推揉左、右丰隆，各36次，指力适度、沉稳。

针灸疗法

实喘，主穴宜用天突、膻中、尺泽、列缺。风寒型实喘可以加风门、肺俞，痰浊型实喘可以加中脘、丰隆。

虚喘，主穴宜用肺俞、心俞、肾俞、脾俞。肾虚型虚喘精力不支、腰膝酸软，宜温肾纳气，可以加膻中、中脘、丰隆；阴虚型虚喘可以加天突、气海、关元、足三里。

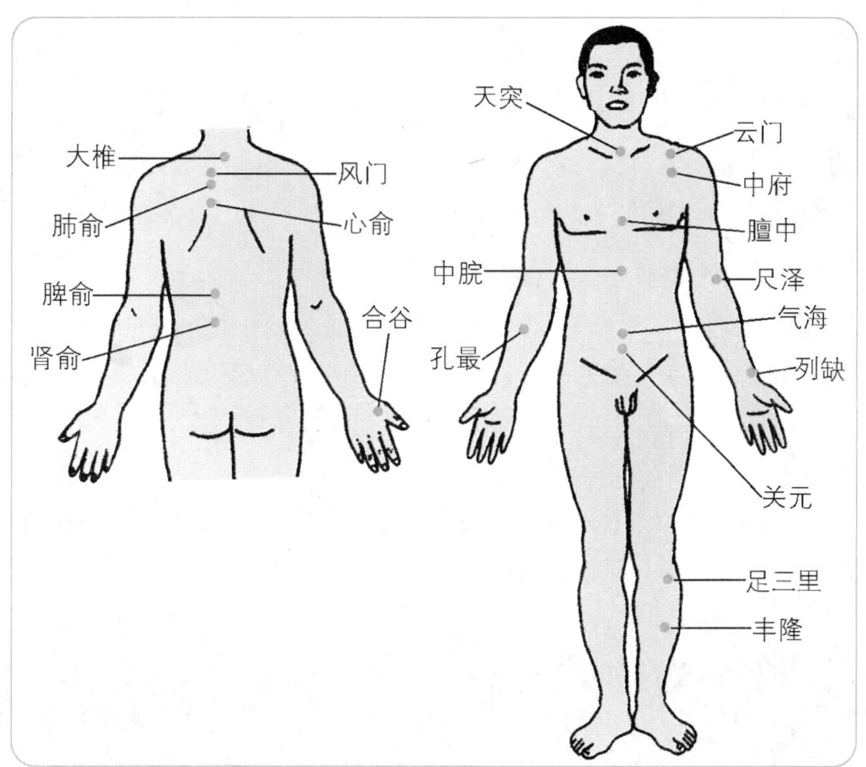

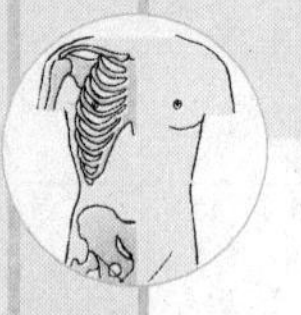

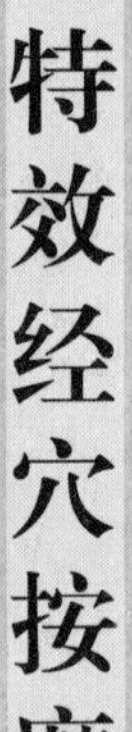

第2节 美容保健按摩法

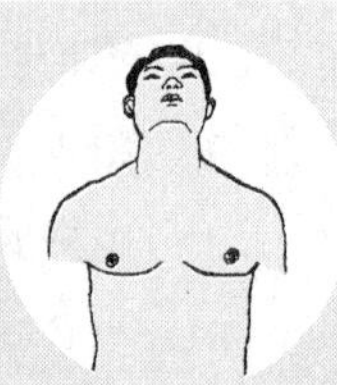

醒脑

睡眠是人们休息、恢复体能的重要生理活动，人的一生中有1/3的时间都在睡眠中度过。当人们在睡眠状态时，组织器官代谢缓慢，大脑皮质处于抑制状态，神经功能的兴奋性降低，可造成醒来后暂时的机体痿软乏力和头脑昏沉。如果调整不好，容易引发精神不振，此时适当采用保健按摩，则可使人精神焕发，全身轻松愉快。

按摩方法

（1）醒来后不必急于睁开双眼，可先舒张十指，一握一放。手是人体最灵活的部位，又是自我按摩的唯一工具，故应先活动双手，使人体血流加速。

（2）用双手轻轻在面部做上下推擦洗脸状，顺序为：口角→鼻旁→前额→太阳→面颊→口角。如此反复10次。

（3）两手掌相互摩擦，搓热后将两手掌心放置于两眼上，使两眼球有温热舒适感，并轻轻按压眼球。如此反复3次。

（4）以中指指端依次点揉下列穴位：攒竹、迎香、太阳、下关、颊车。每穴大约20秒，以局部有酸胀感为佳。

（5）牙齿咬紧，单掌掌心在头顶百会穴，做有节奏的轻重适宜的拍击10次。

（6）以左手在右前胸从上到下横擦5遍，然后用右手在左前胸同样操作。

（7）以双手相叠，以神阙穴为中心，顺时针方向摩腹20圈。

（8）以双手掌上下擦热两侧腰部。

（9）以对侧手掌小鱼际擦热足底涌泉穴。

（10）双手十指微屈，以指端或指腹自前发际向后发际做梳理头发的动作。如此反复15次，最后叩齿起床。

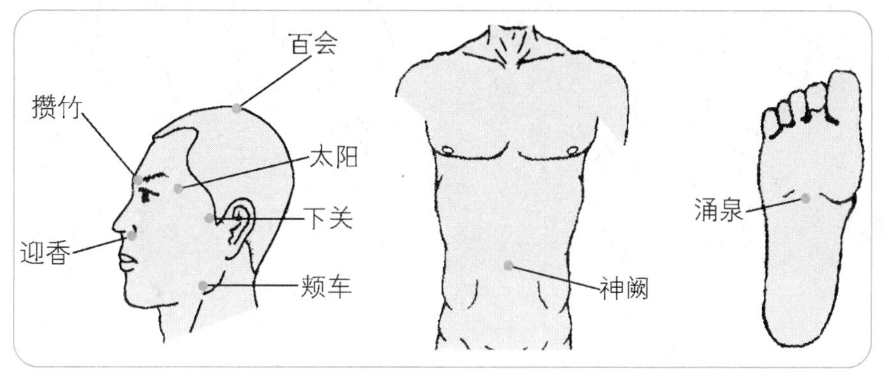

催眠

睡眠的重要性人所共知，由于各种原因引起的睡眠障碍，久而久之会造成神经衰弱和某些生理功能的失调，重者导致疾病或早衰。因此在睡前做一些自我按摩，可使紧张和亢奋的神经得到松弛和安抚，促进入睡和熟睡。

按摩方法

（1）中指揉印堂穴2分钟。

（2）中指揉太阳穴2分钟。

（3）屈食指，紧贴印堂，由眉间向前额两侧抹动40次。

（4）食中指按揉百会穴30次。

（5）两拇指按风池穴30次。

（6）揉神门穴1分钟。

（7）摩中脘穴2分钟。

（8）以两手紧贴肚旁做上下往返擦热小腹。

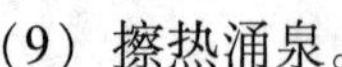

(9) 擦热涌泉。

(10) 闭目，用两手中指分别横置于两眼球上缘，无名指横置于眼球下缘，然后自内向外轻揉至眼角处，如此反复20次。

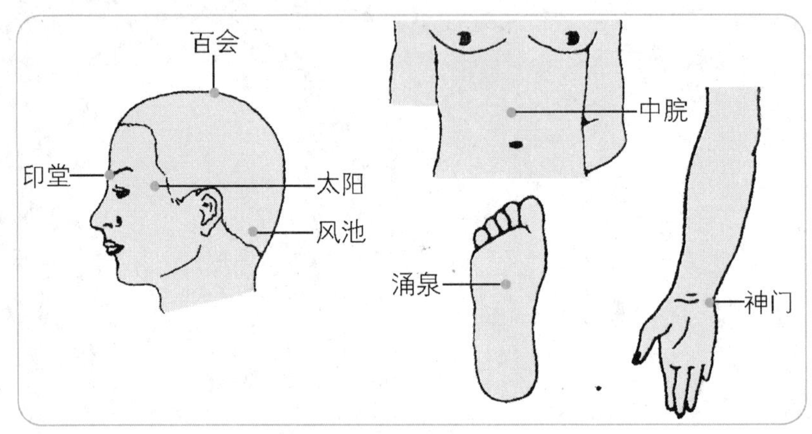

促进消化

食欲旺盛很重要，但饮食过量，或吃了难以消化的食物，或吃饭过快，咀嚼不充分，致使唾液分泌得不够，增加胃的负担，也会影响正常的功能。因此，饭后适当做些促消化自我按摩，也有助于身体健康。此按摩宜在饭后40分钟做。

按摩方法

(1) 顺时针揉中脘穴300次。

(2) 点按中脘穴，直至能听到胃中微微蠕动声。

(3) 两中指分别点揉两侧天枢穴各100次。

(4) 两手分别从膻中穴向两旁分推，反复50次。

(5) 点按内关穴5次。

(6) 点揉脾俞、胃俞穴各100次。

(7) 双手掌擦热腰骶部。

(8) 按揉足三里穴2分钟。

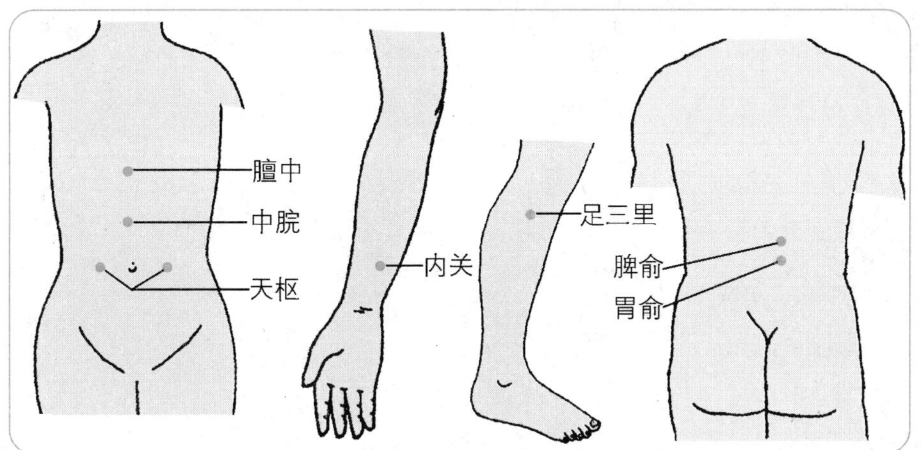

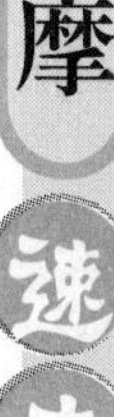

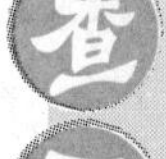

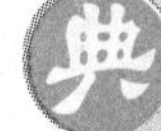

缓解压力

现代社会各种竞争非常激烈，就业、升学、工作、生活等，人们所承受的压力也越来越多，所以每天神经就像绷紧的弦，久而久之影响到人们的健康。现代医学也更加强调精神、情绪对疾病的发生、发展和治疗的影响。通过按摩能调整人们的情绪，适当放松紧张的神经，有益于健康。

按摩方法

（1）以搓热的双手分置于面部两侧，上下来回搓热，然后从前发际向后发际梳理头发20次。

（2）以双手中指重叩百会穴20次，然后以五指从中央向两侧耳际轻叩5遍。

（3）揉内关穴2分钟。

（4）从乳中间向两侧分推膻中穴20次。

（5）从前正中线的胸骨柄处直擦到心窝处。

（6）以双手小鱼际沿同侧小腹部向下斜擦20次。

（7）擦热涌泉。

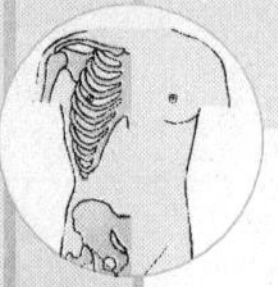

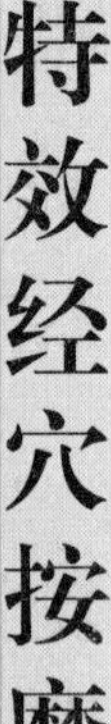

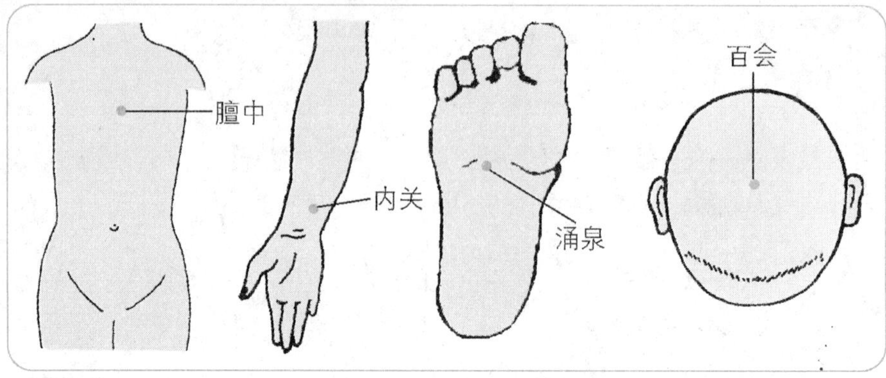

促进食欲

食欲，是有关消化机能调节的神经中枢的活动，作用于大脑所产生的一种愉快感觉。中医学认为“脾胃为后天之本”，脾胃功能的强健与否，关系到五脏六腑功能的盛衰，而“脾气通于口”，因此，食欲的旺盛，是保持身体健康的重要条件。此按摩宜在饭前30分钟做。

按摩方法

（1）揉中脘穴2分钟。

（2）以双手相叠，以神阙为中心，顺时针方向摩腹2分钟。

（3）以两手紧贴两侧胁部，做前后往返擦热为止。

（4）双拇指分揉血海穴1分钟。

（5）按揉足三里穴1分钟。

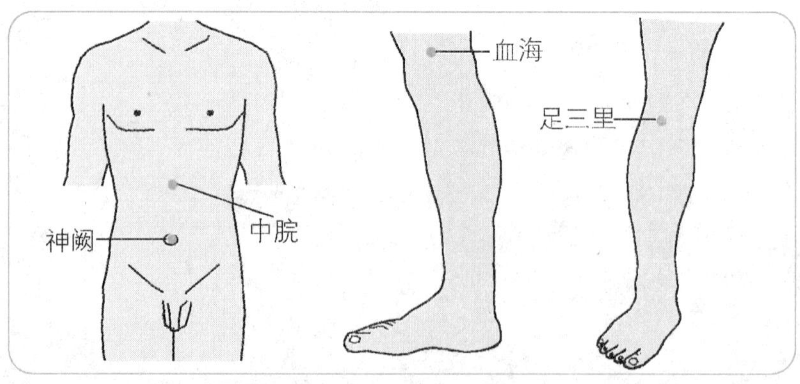

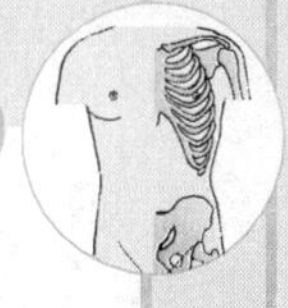

美发

乌黑光亮、润泽柔软、富有弹性，是头发健康的重要标志。按摩能刺激头皮的血管和囊，促进头发的生长和黑色素的形成，调节内分泌功能。对白发、脱发、头发干燥均有良好的预防和治疗作用。长期按摩可有美发、护发效果。

按摩方法

（1）两手五指分开，从前发际开始逐次按揉头发至后发际，均匀地按揉整个头部约 2 分钟，以头部有胀感为佳。

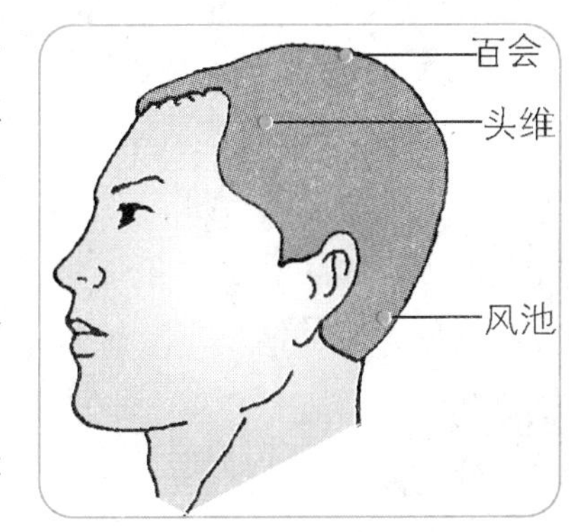

（2）以食、中、无名指及小指，在头部从前至后，反复搓揉发根部约 1 分钟。再以五指尖部逐次如雨点般叩击整个头部，约 1 分钟，以头部有轻松感为佳。

（3）按揉百会穴、头维穴、风池穴各 10 次，以胀为度。

（4）两手抓满头发，不使滑脱，轻轻用力向上提拉，直至全部头发都提拉 1 遍。

（5）双手四指并拢，拍打整个头部约 2 分钟。

（6）两手五指分开按于头部前发际，向后梳推至后发际，如梳头状。反复操作 20 次。

保养肌肤

美的肌肤应是润泽的，能适度保持皮肤所分泌的皮脂和汗液，使皮肤显得光润。同时皮脂和汗液，是由内脏的神经来调节其分泌的，因此能保持这些器官的正常，肌肤才会自然美丽。

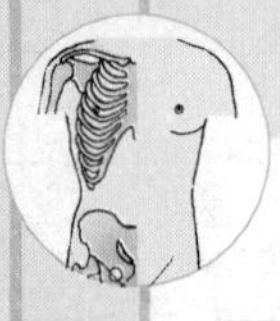

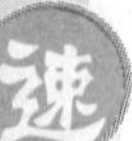

按摩方法

（1）以缓和、顺时针的揉法进行摩腹。时间宜长一些，10～15 分钟为宜。

（2）取背部脾俞、肝俞、肾俞等穴为重点，用平稳着实的按揉法，每次 1 分钟左右。

（3）自长强穴至大椎穴按揉 5～7 遍，在脾俞、肝俞、肾俞等穴上各按揉 50 次。

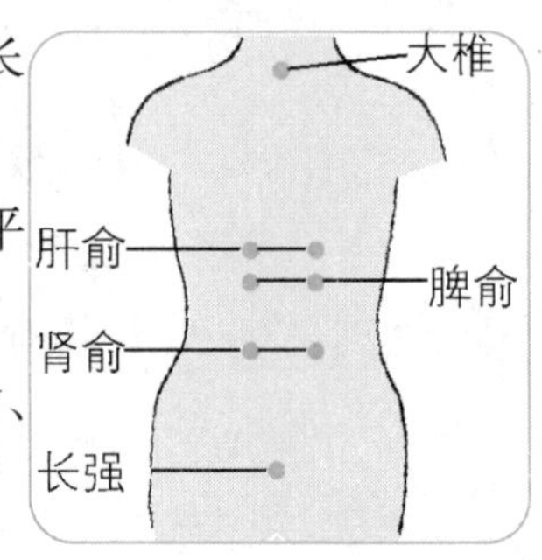

除皱

“人老先从皮肤老”，说明人体衰老最明显的部位在皮肤，尤其是面部皮肤最能反映衰老的程度，老化的皮肤干燥无光泽，缺乏弹性，起皱纹。随着年龄增大，皮肤衰老现象逐年明显。要皮肤过早衰老、面部皱纹过早出现，除了保持起居有序、劳逸结合、营养合理、睡眠充足、运动适度、纠正有碍面容的不良习惯等，按摩就是治疗皱纹简便实用的方法，是各美容按摩诊所不可缺少的。

按摩方法

（1）两手食、中指并拢，以指腹按于两眉之间，手指向上推摩至发际，重复 10 次；然后两手食、中指按于额部中央，向两边做小圆圈形的旋转按摩，至太阳穴时轻轻按压一下，再还原至额部中央。往返 1 遍为 1 次，共做 10 次。

（2）两手中指按揉攒竹穴 10 次，两手的食指按丝竹空穴、中指按瞳子髎，闭上眼睛，同时按揉两穴 20 次。仍按住此两穴，向外上方轻推，直至眼睛倾斜，随后放松作为 1 次，重复 10 次。食指屈曲如弓状，以食指桡侧缘轮刮上、下眼眶各 10 次。

（3）两手中指按于听宫穴，食指按于翳风穴，同时按揉两穴 30 次；再按揉两侧颊车穴 30 次；然后，以两手掌由下而上圆形按摩面部，犹如洗脸状，共 20 次。

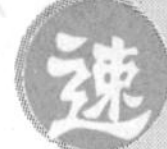
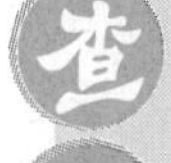
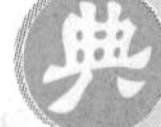

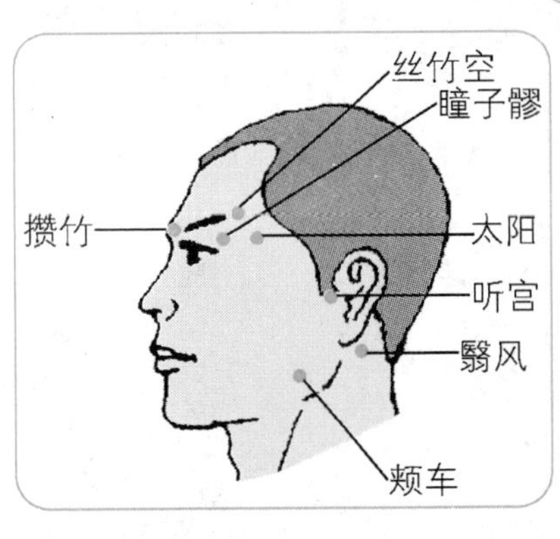

（4）两手食、中指沿鼻梁及两侧，由上而下做小圆形揉摩，共做5次。

（5）两唇紧闭成一直线，两手食、中指分别从上、下唇中点向左右分抹至嘴角，上、下各10次；然后在唇周围做小圆形旋转按揉5次。

（6）两手食、中指并拢，按于下颌尖部，向两边斜上方分抹10次。

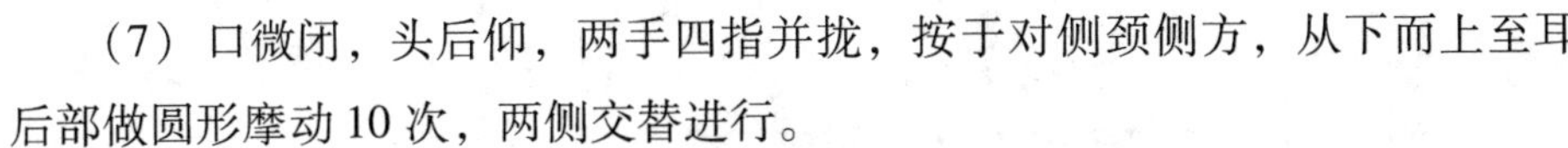
（7）口微闭，头后仰，两手四指并拢，按于对侧颈侧方，从下而上至耳后部做圆形摩动10次，两侧交替进行。

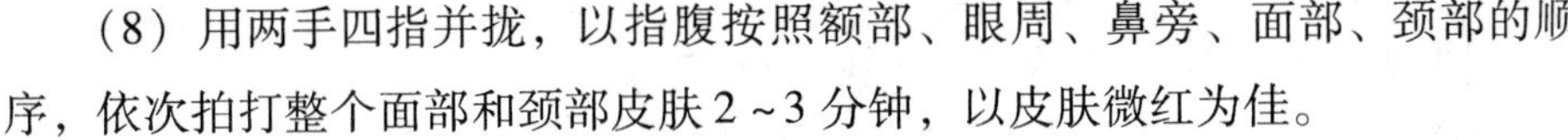
（8）用两手四指并拢，以指腹按照额部、眼周、鼻旁、面部、颈部的顺序，依次拍打整个面部和颈部皮肤2～3分钟，以皮肤微红为佳。

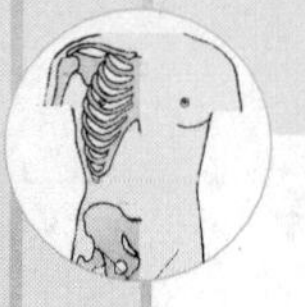
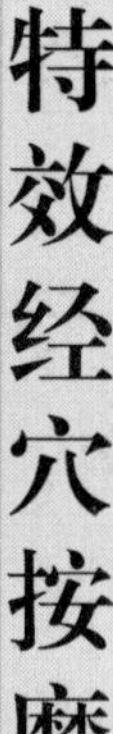

附　录

按摩治病的宜与忌

（1）按摩可以治哪些病

穴位按摩可以治很多疾病，主要有：

①内科病症：感冒、咳喘、高血压、冠心病、胃痛、胃下垂、胃及十二指肠溃疡、呃逆、便秘、腹泻、头痛、失眠、偏瘫等。

②外科病症：颈椎病、落枕、肩周炎、急性腰扭伤、慢性腰肌劳损、腰椎间盘突出症、小腿抽筋、踝关节扭伤、关节脱位、扭伤等。

③妇科病症：痛经、闭经、月经不调、经前期紧张症、子宫脱垂、带下、更年期综合征、产前与产后腹痛、缺乳等。

④儿科病症：感冒、发热、惊风、口疮、呕吐、腹泻、便秘、遗尿、夜啼、疳积、肌性斜颈、脑性瘫痪、近视、关节脱位等。

（2）按摩不宜治哪些病

穴位按摩虽然可以治疗很多病，但有些疾病不能使用按摩治疗，应及时到医院诊治，切忌盲目从事，否则会引起严重后果。这些病症有：

①各种皮肤溃疡、烧伤、烫伤禁止按摩。

②各种化脓性感染及结核性关节炎不能按摩。

③各种急性传染病不能按摩，如非典型肺炎、鼠疫、霍乱、伤寒、流脑、肝炎等。

④各种恶性肿瘤禁止按摩。

⑤各种血液病，如血小板减少、白血病不能按摩。

⑥各种骨折及关节全脱位不宜按摩。

⑦各种急腹症，如胃肠道急性穿孔、急性阑尾炎等均不宜按摩。

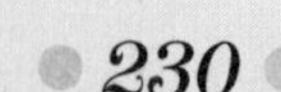

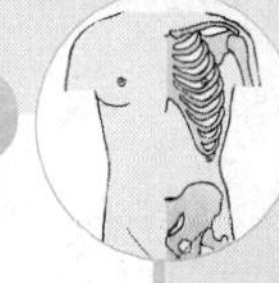

⑧月经期、妊娠期腹部禁忌按摩。

⑨严重心肺功能不全不能按摩。

⑩年老体弱、危重病人，经受不住按摩者也不能按摩。

如何处理按摩中出现的不良反应

在穴位按摩治疗中，有时会出现一些不良反应，如晕厥、疼痛加重等，当出现这些症状时应采取相应的措施。

（1）晕厥

有的患者患病日久，体质过于虚弱，对痛感特别敏感，或者过于饥饱，按摩时精神过度紧张，加之在按摩时手法过重，易出现一时性的晕厥。在治疗过程中，若出现头晕眼花、心慌气短的感觉时，应立即停止按摩，让患者卧床休息，同时用大拇指轻按内关穴。对于饥饿所致者，应给予甜食；对于已经出现晕厥者、可采取急救措施，用手指捏掐人中、并在胸部用手掌轻揉，以利血液循环。

为防止晕厥的发生，对体质虚弱、神经衰弱的患者，治疗时手法宜轻柔；对精神紧张的患者，应消除其思想顾虑；对饥饿的患者，应先进食或喝些糖水。

（2）疼痛加重

对腰痛、腿痛、背痛等症状，如果按摩手法过重，或第一次按摩，有可能使疼痛加重，一般情况下，痛感会在两天后消失，原来的病症也有可能一起消失。当然，手法应轻柔和缓，以患者不感到痛苦为宜，特别是在腰的肾脏解剖部位，切忌用蛮力按摩。

（3）岔气与肌肉损伤

患者的体位不舒适、按摩用力过猛、患者的肌肉紧张也可能造成肌肉损伤或岔气。当出现岔气时，要配合患者的呼吸做牵拉上肢、推压后背等运动，以减轻痛感。对肌肉皮肤损伤，用红花油轻涂血瘀处一两次即可。